ネットに奪われる子どもたち

～スマホ社会とメディア依存への対応～

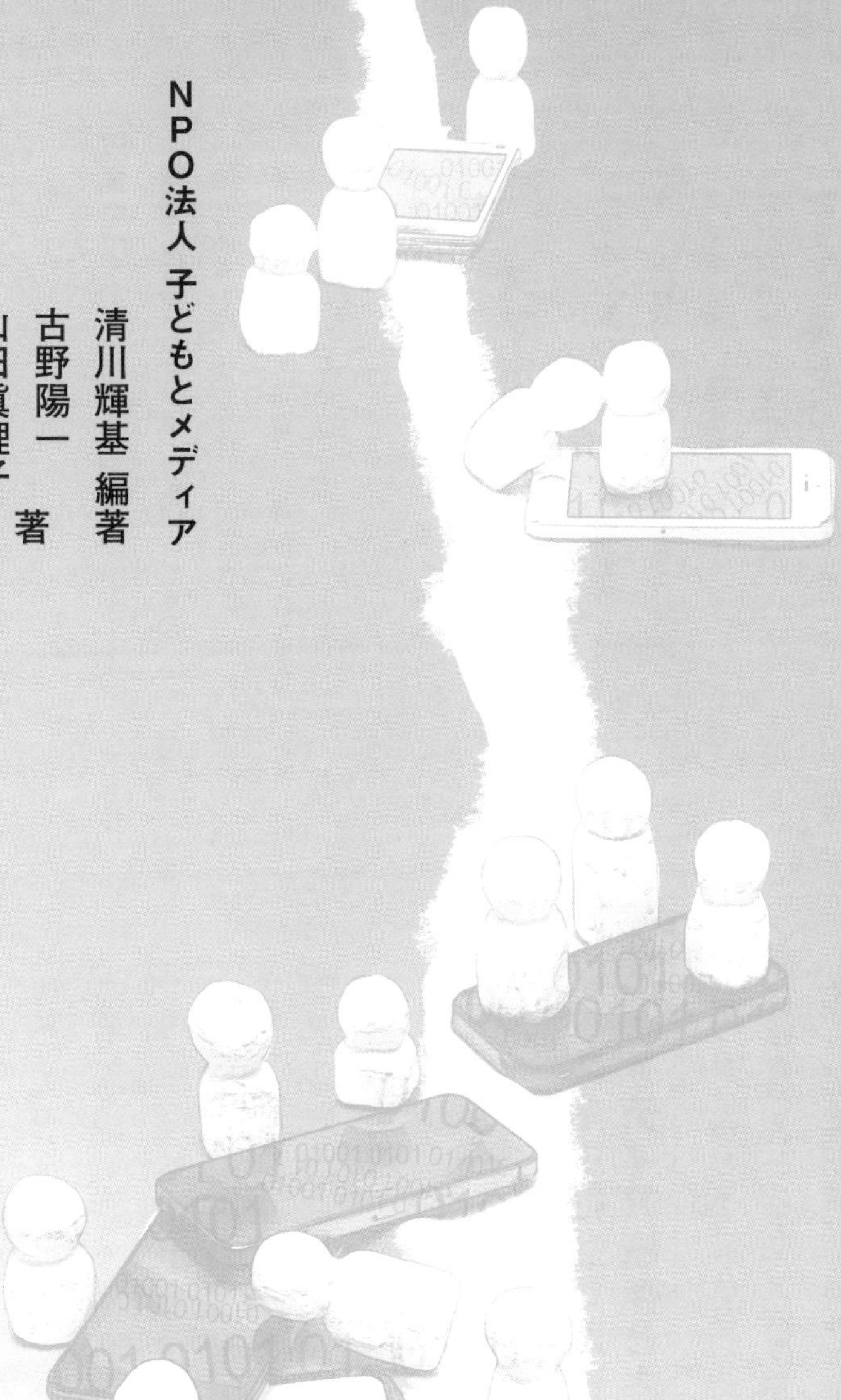

NPO法人 子どもとメディア

清川輝基 編著

古野陽一
山田眞理子 著

少年写真新聞社

目次

第5章 ネット中毒対策先進国「韓国」に学ぶ

取材協力／資料提供　韓国情報化振興院（NIA）
ネット中毒対応センター長　コ・ヨンサム

第6章 社会がネットに奪われる前に ～ネット社会とどう向き合うか～

序章

戦場に行って本当に人を殺してみたい

「もうずーっとパソコンに向かってゲームなんです。それも人を殺すゲームばっかり…。本当は、中学3年生なんですけど、学校には行っていません。中学1年生の夏休みに、宿題のことで友だちから何か言われたようで、部活にも学校にも行かなくなっちゃって…。それからネットゲームにハマって1日中、深夜までなんです。毎日毎日…。

最近では食事もちゃんととらずにゲームしていることも多くて…。痩せてきているのが心配です。やり過ぎだって注意すると、母親の私に殴る蹴るの暴力で…。

〝ゲームで人を殺すだけではつまらないから、どこか戦場に行って本当に人を殺してみたいなぁ。〟なんて言うので怖くなってしまって…」

これは、この15年ほど、子どもの育ちと電子映像メディア接触の関係について活動を続けている私が、最近出会ったある母親の涙ながらの言葉です。

こうした例のように、不登校やひきこもりの子どもや若者の大半が今、何らかのネット依存状態に陥っています。しかし、その実態は、文部科学省、厚生労働省はもちろん、警察庁でも全く把握していません。

そして、ここ数年、携帯型多機能端末・スマートフォン（以下「スマホ」）が、中高生や若い母親たちに爆発的に広がり始めています。スマホだけでなく、インターネット接続が可能な携帯ゲーム機、デジタル音楽プレーヤー、タブレット端末の普及も急激に進み、ネット環境は劇的に変貌しつつあります。子どもや若者のネット依存の「危険可能性」が飛躍的に高まってきたのです。

初のフォーラム、そして提言へ

その〝ネット依存（症）〟対策に関して世界のトップレベルにあるのがお隣の韓国です。韓国では２００２年から、国を挙げて子ども・若者のネット依存の予防啓発、治療などの対策に取り組んできています（詳しくは本編 第5章参照）。

こうした韓国の対策を学ぶために私たちＮＰＯ法人子どもとメディアでは、２０１０年から5回にわたって、調査・視察を実施してきました。政府の責任者や精神医学分野のリーダーに話を聞くことはもちろんですが、ソウル市の対策の現場や「インターネットＲＥＳ《レス》ＣＵＥ《キュー》スクール」と呼ばれる治療キャンプの現場にも足を運びました。そして10年にわたり国を挙げて取り組んできたという本格的な対策を目の当たりにして、わが国でもネット依存（症）対策が緊急の課題だと確信したのです。

私たちが主催し、日本小児科医会が共催して、韓国政府のネット依存対策の責任者、医療面をリードしてきた大学教授、ソウル市の予防啓発活動の中心人物、レスキュースクールの参加者親子など7名を招聘《しょうへい》して、わが国初のネット依存に関する国際フォーラム「メディア中毒からの脱出」を開催したのは2012年2月のことでした。このフォーラムの目的は、わが国の医療、教育などに関係する人々に、まだメディアでもほとんど取り上げられていなかった〝ネット依存〟についての認識を広げてその対策の必要性を広く啓発することでした。

全国から参加した300名ほどの人々は、韓国と日本、彼我の対策の落差に強い衝撃を受け、フォーラム参加者の総意として日本政府・関係機関に緊急に「提言」を行うことが決議されたのです。

提言とその後

フォーラムの後、提言をより具体的なものとするために、NPO内で検討を重ね、厚生労働省と文部科学省に対して次ページのような、別々の提言書を作成し、直接大臣に提出することとしました。

提言書を提出したのは2012年6月30日。小宮山洋子厚生労働大臣（当時）、高井美穂文部科学副大臣（当時）にそれぞれ面会して直接手渡しながらネット依存対策の緊急性を訴えました。そして両省とも提言から1か月を待たずに具体的な動きが始まりました。

子ども・若者の「ネット依存（メディア中毒）対策」についての提言

2012年６月30日

日本でも、スマートフォンを含む「ケータイ」、「ゲーム」、「パソコン」などの電子メディアに長時間“はまって”しまう子どもや若者が増えています。そして、そうした子どもや若者の一部は、「ケータイ依存」「ゲーム依存」「ネット依存」に陥り、不登校や引きこもりにつながったり、家族の中でそうした依存状態をめぐって深刻なトラブルを引き起こしたりしています。

しかし、日本では子どもや若者の「ネット依存（メディア中毒）」に対する政策的な取り組みは全く実施されておらず、調査のための調査診断基準もありませんから、実情を把握する実態調査さえ行われたことがありません。当然のことながら治療や予防の対策も手つかずの状態です。

こうした状況に危機感を持った私たちＮＰＯ法人子どもとメディアと一般社団法人日本小児科医会は、本年２月ネット依存症対策の先進国である韓国から７名の専門家などを招聘して、日韓共同フォーラム「メディア中毒からの脱出」を開催しました。このフォーラムに参加した医療、教育、行政などの関係者の多くが、韓国のネット依存症対策が国を挙げて取り組まれていることに衝撃を受け、わが国でもネット依存問題への取り組みが急務であることを痛感しました。

ここにフォーラム参加者の総意として、関係省庁である厚生労働省および文部科学省に対し、わが国でも「ネット依存（メディア中毒）対策」に早急に着手することを強く要望し、具体的に以下の課題を提言します。

厚生労働省への具体的提言

（1）全国統一のネット依存調査診断尺度の作成を

韓国の対策が「K尺度」作りから始まったように、日本でもメディア接触の実情に合わせた年齢毎の（児童・生徒用、成人用など）調査診断尺度作りが急務です。

（2）早急に全国的な実態調査を

（1）で開発された調査診断尺度を使って、全国の子ども・若者のネット依存の実態を把握することが対策の第一歩です。

文部科学省への具体的な提言

（1）児童・生徒の不登校、引きこもりとネット依存との関連性に関する実態調査を

ネット依存と不登校、引きこもりについては、原因であったり結果であったりという強い関連が疑われています。対策を進める上で関連性についての実態調査が緊急に必要です。

（2）ネットリテラシー教育の充実を

ネット依存の予防のためにはもちろん、ネットを使った人権侵害の加害者、被害者になることを予防するためにも、義務教育段階でのネットリテラシー教育の充実は喫緊の課題です。

まず、文部科学省では、7月12日、生涯学習政策局情報政策室長を中心に、スポーツ青少年局学校健康教育課、初等中等教育局児童生徒課などのメンバーが出席して提言についてのヒアリングの場が設けられ、文部科学省としてどんなことから始めるのか、といった話し合いになりました。

一方、厚生労働省では、私たちの提言を受けて早速「ネット依存問題に関する省内ワーキングチーム（WT）」が組織されました。メンバーは、社会・援護局精神・障害保健課の依存症対策専門官（精神科医）を中心に児童家庭局母子保健課、健康局地域保健対策室、心の健康支援室、保健局医療課など10人ほどで、ほとんどが医師の資格を持っている方々です。そしてその第1回会合として提言へのヒアリングがあったのは7月19日。今後もネット依存についての勉強会を継続したいというのがその日の結論でした。

フォーラムをきっかけにした私たちの提言は、国の施策の歯車を、ゆっくりではありますが確実に回したのです。

ネット依存の中高生、51万8000人

そして1年、2013年8月に厚生労働省の研究班は、中高生を対象に初めて実施したネット依存症に関する実態調査の結果を発表しました。それによれば、わが国の中高生の8.1％、51万8000人がネット依存だと推計されるというのです。調査の方法は八項目で

二択法という少々乱暴な方法ではありますが、実態を反映した数字といってよさそうです。

この発表で各種メディアのネット依存に対する関心は一気に爆発しました。新聞各紙は相次いでシリーズ企画を組み、テレビ・ラジオなども様々な放送枠で特集企画を組んでいます。ＮＰＯ法人子どもとメディアの事務局にも連日、「ネット依存に苦しんでいる家族を紹介してほしい」「ネット依存から立ち直った若者を教えて」といった電話がかかってきました。そして、こうした電話をかけてくる記者たちの多くがネット依存という言葉や表面的な現象の知識はあっても、ネット依存を生み出す家庭的背景や社会的背景にまで思いが及んでいることはほとんどありません。まして、予防啓発や相談治療の体制づくりへの長期的な視野や洞察などを望む方が無理なのでしょう。

書店の棚にも今、多種多様なネット依存関連の書籍が並び始めています。しかし、それらの本にも前記のような視点や視野を感じさせるものは、あまりないように思われます。

この本のねらい

本書では、まずネット社会やスマホの爆発的な普及が子育てのあり方や子どもの発達環境をどう変え始めているのかを検証し、その結果子どもたちの育ちにどんな影響が生じるのかを考えてみることとします。その上で、ネット依存を含む広義のメディア依存やネット社会のトラブル、落とし穴に子どもや若者が落ち込んだり巻き込まれたりすることをどうすれば防ぐことができるのか、そのための家庭のあり方や社会的対応についても考察します。

日本では、ネット依存を含むメディア依存に関する相談治療体制は極めてお寒い状態です。そしてそれ以前に、ネットトラブルを防ぎ、ネット依存を防止するための体系的なネットリテラシー教育にいたっては全く手つかずと言ってもいいでしょう。子どもや若者がこれからのネット社会にどう向き合えばいいのか、トラブルや依存を防ぐための予防啓発活動は誰がどこで担うのか、本書ではこうした点についても私たちなりの見解を示すことにしました。

本書を手に取られた皆さんが、それぞれの立場でネット社会、スマホ社会のトラブルや課題に直面された際に、本書の問題提起や提言が議論や具体的対応のお役に立てば幸いです。そしてさらに、政府をはじめとする行政機関や自治体、議会などで子どもに関する政策決定に関わっている皆さんが、一刻も早くわが国のネット依存対策に本格的に取り組んでいただくために本書が少しでも役立つことを心から期待しています。

著者を代表して

清川 輝基

第1章

スマホパンデミック

1 スマホで変わる人々の日常生活

ネット社会の変化 ～自由から無法へ～

インターネットは、20世紀の終わりから21世紀にかけて急速に普及し、今や私たちの生活の隅々に浸透してきています。ネット上では、電子メール、ホームページの閲覧から始まり、情報検索、ショッピング、オークション、掲示板、ブログ、SNS（ソーシャルネットワーキングサービス）、音楽・画像・動画の配信、ゲームなど多種多様なサービスが次々と生まれ、今も日々増え続けています。

しかし、ネット社会の広がりは人々の欲望を刺激し、現実社会の法を犯すような行為が、ネット上で横行するようにもなりました。ネット社会の自由は、社会に大きな変化を生み出したと同時に無法地帯をも作り出したのです。

ここ4～5年に世界各国で爆発的な広がり（パンデミック）を見せているのが、スマートフォン（スマホ）に代表される携帯型ネット端末です。パソコン並みの性能と機能、誰にでも使える高い操作性を兼ね備えています。スマホの広がりは若者から始まり、世界中の大人、そして子どもにも爆発的に普及が進んでいます。「持ち歩くネット端末」は、24

時間どこにいるときでもネット社会の利益を人々の生活にもたらし、わが国も含めた世界中で社会のありようや暮らしを大きく変え始めています。もちろん、ネットが生み出した無法地帯も、スマホを経由して24時間人々につながっています。

スマホに吸い込まれる日常

東京で電車に乗ると、視野に入る乗客の少なくとも7〜8割がスマホなどの携帯ネット端末を手にしています。

全く日常的な風景になっていますが、改めて距離を置いて見てみると異様です。彼らは皆うつむき無表情です。「四角い板」を凝視して身動《みじろ》ぎもせず、指先だけが素早く滑るように動いています。彼らの魂はここにはなく、「四角い板」に吸い込まれてしまっているかのようです。

もちろん電車の中だけではありません。講義中の学生、授業参観中の保護者、レストランで食事中の家族、駅のホームにたたずむ人、道路を歩きながら…。場所の制約も時間の制約もなくあらゆる場面で、人々は画面の向こうのネットの世界にハマっています。まさに、スマホパンデミックです。

歩きスマホでホームから転落する、自転車と衝突するといった物理的な危険はもちろんですが、目の前の現実よりネットの世界を優先してしまう感覚、ネットの世界とのつながりを切り離せなくなる精神状態、これらはもうすっかり日常的なこととなりました。

スマホで変わる子育て

スマホは子育て中の若い親たちにも急速に広がり、子育ての様相が大きく変わり始めています。子育て中の親から、こんな声が聞こえてきます。

「子どもをあやすなら定番アプリの『いないいないばあ』。赤ちゃんがタッチすれば、いろいろな動物が〝いないいないばぁ〜〟してくれます。うちの子、まだ8か月だけど1人で大人しく上手に遊びます。賢いでしょ。大助かり」

「言うことを聞かない。なかなか寝ない。そんな、しつけが必要な場面は『鬼から電話』の出番。怖い鬼やお化けがスマホに電話してきて子どもを脅してくれます。すごく効きます。もちろん脅すだけじゃなく、ほめるバージョンもあるのでほめるしつけもばっちり」

「子育てで困ったときにはネットの『質問箱』。24時間誰かが答えてくれます。いろいろな答えの中に自分の気持ちにぴったりの答えが見つかって、すごく安心できました」

「SNSでママ友がたくさんできました。ずっと1人で家の中にいるけど、寂しくありません」

「話題の育児便利グッズは、ちゃんと価格サイトで評価と値段を確かめてから購入します。それでもはずれがあるから、そういうときはオークションで売ります」

「もちろん買い物はネット通販です。生鮮食品や日用品も買えますよ。赤ちゃんを外に連れ出さなくてよいから安心です」

「あら、もうお昼…起きてからずっと私はスマホ、子どもはタブレット。子どもと2人でゆっくり過ごした午前中でした」

赤ちゃんにもパンデミック！

激変する友だちづくり

高校入学の日、隣に座った知らない誰かに、ちょっとどきどきしながら声を掛け、お互いを探り合いながら仲良くなっていく。これがネットもスマホもない時代の友だちづくりでした。面と向かって話さないことには友だちになりようがなく、現実の時間を一緒に過ごすことでしか関係を深める方法はありませんでした。

ケータイとメールが高校生の必需品となると、メールアドレスを交換することから友だちづくりは始まりました。メール交換の数が多いほど関係が深まり、返事を早く返すほど相手を大切にしていると感じていました。メールの着信音は、友だちとの関係を試される合図でした。
スマホとＬＩＮＥの現代、様相はさらに変わりました。合格発表後数日もすると新１年生のＬＩＮＥグループができます。招待されてグループに入ると、これから高校生活を共にする人たちが「知り合いかも？」に何十人も出てきます。当然のように友だち登録し、24時間いつでも付き合える友だちになります。毎晩続くグループトークですっかり打ち解け、友だちも増え続けて１００人を超しています。入学の日にはＬＩＮＥのプロフィールを頼りに本人を確認する作業から始まります。何十時間も言葉を交わし合った友だちですが会ってみると別人のようだし、何より人数が多いので、どう付き合えばよいのか悩んでしまいます。

ＬＩＮＥとは
トークと呼ばれるメッセージ交換（チャット）、インターネット経由で携帯通話料のかからない通話、アドレス帳を元にした友だちリスト、多数の人と情報共有するグループなどメッセンジャー機能を中心にしたＳＮＳ。サービス開始からわずか2年半の２０１３年11月に会員数３億人を突破した。個性的なスタンプや仲間と点数を競い合うゲームが人気。

スマホ
パンデミック

ネット百態 その1

電車の中での様子

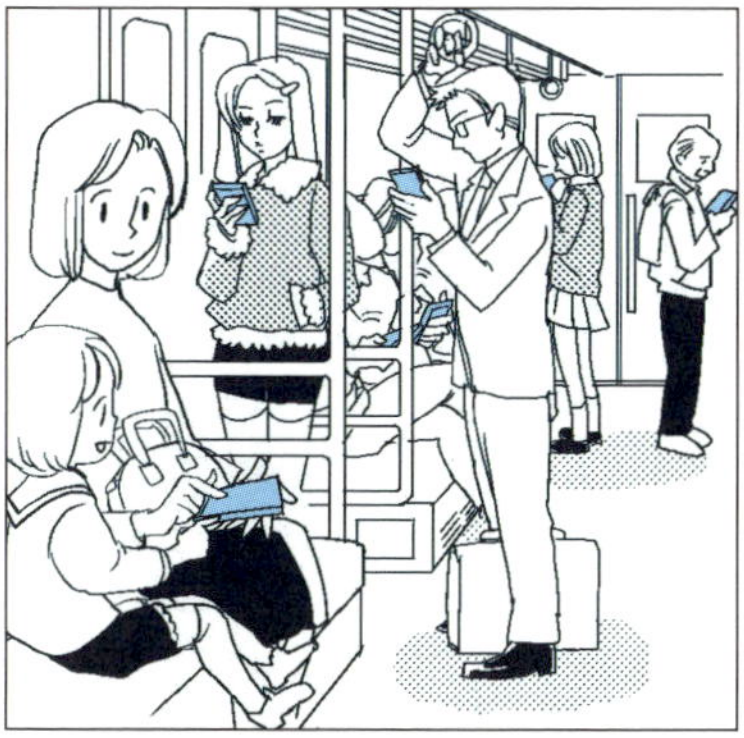

電車の中は異様に静か。乗客の7～8割がスマホやタブレットにくぎづけ。

歩きスマホ

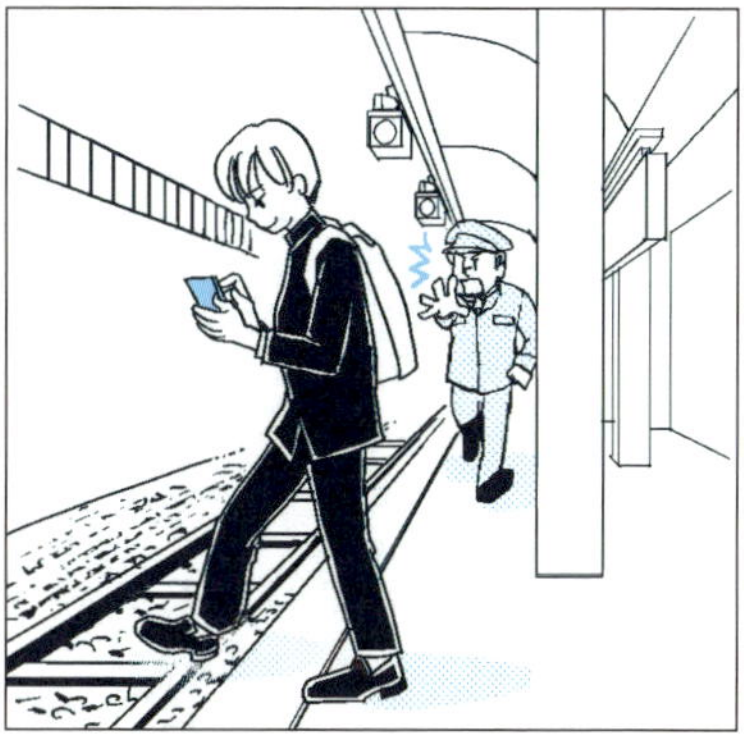

ホームでも、道路でも、スマホに夢中。歩きスマホで事故続発。

大学の講義中もスマホ

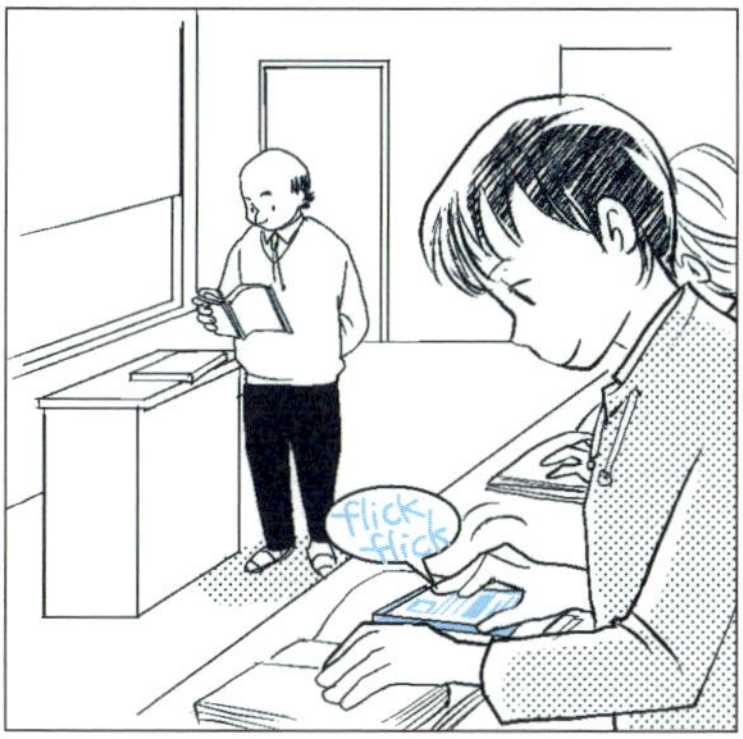

私語はなくなり静かな教室。しかし目線はスマホやタブレットに。

女子高生の集まり

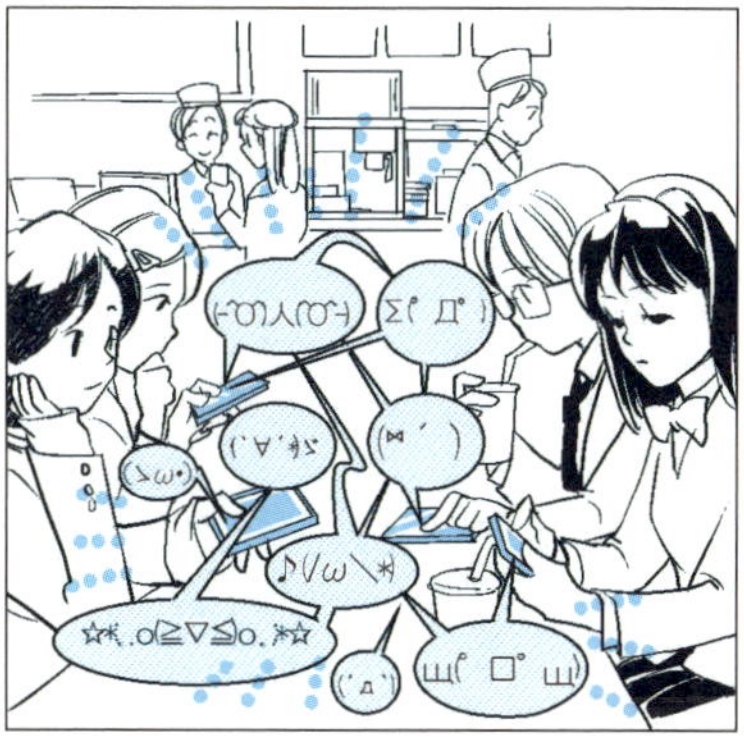

目の前の友だちとも、ここにいない友だちとも“無言で”おしゃべり中。

便利が加速するスマホ社会

ショッピング、交通機関やホテルの予約、映画やコンサートチケットの購入、銀行取引、税金の申告まで、様々なサービスがネット上で利用できるようになっています。高齢者や公共交通機関の不便な地域の人々にとって大きな福音です。

さらに、スマホの普及で誰もがこれらの恩恵を受けられるようになり、利用者が増えるのでますますサービスが充実するという循環が生まれ、便利が加速しています。

書籍流通では革命的な変化が起きました。欲しい本を求めて書店に足を運んでも在庫がなく、注文すると10日もかかると言われて驚いた人は多いでしょう。〝Ａｍａｚｏｎ（アマゾン）〟などの本のネットショップは、このような書籍流通を劇的に変えてしまいました。午前中に注文した本が早ければ夕方には届いています。これは、膨大な取引データの高度な分析に基づいた需要予測と物流システムの連携で実現されています。また古書店までネットワーク化し、流通している書籍であればおよそ手に入らないものはありません。本好きにはたまらない便利さです。この便利さに街の小さな書店が太刀打ちできるはずもなく、次々と姿を消しています。

音楽配信、イベントチケット販売、旅行予約などでも同様の変化が起きています。今後、もっと多様な分野で劇的な変化が起きていくでしょう。

スマホ パンデミック ネット百態 その2

増え続ける友だち

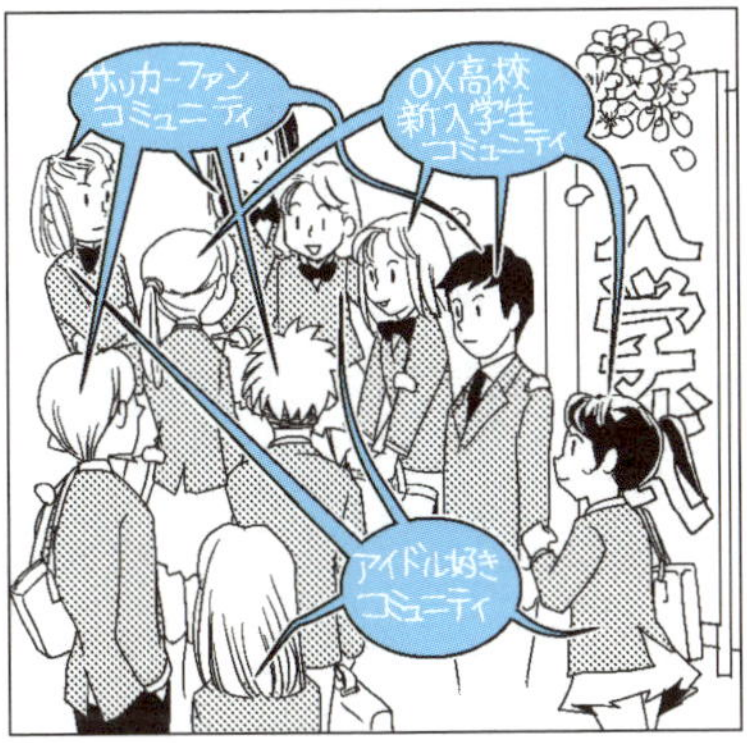

ネットでの「友だち」づくり。入学式にはもう100人できています。

ネットショッピング

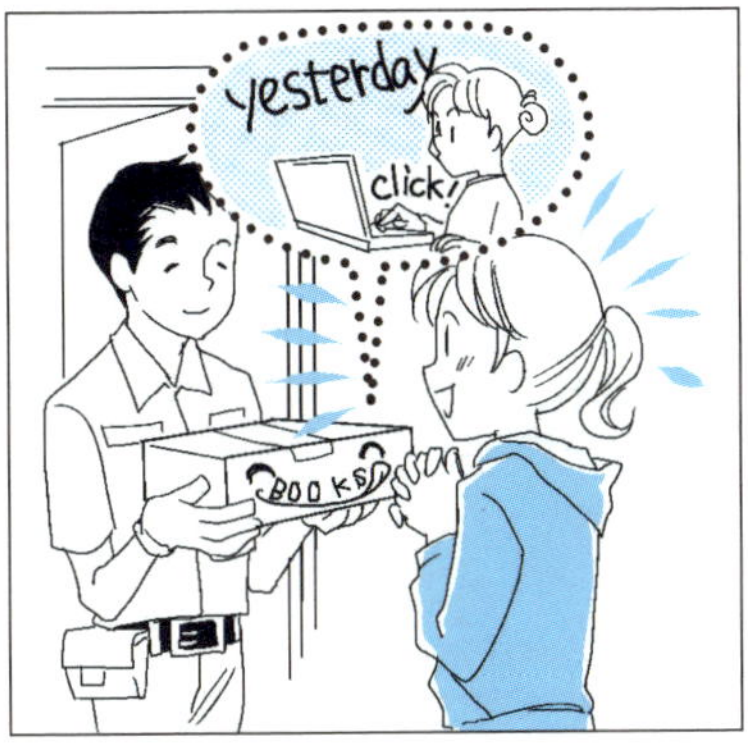

本でも、洋服でも、食品でも、ネットショップは早くて便利。

就活のエントリー

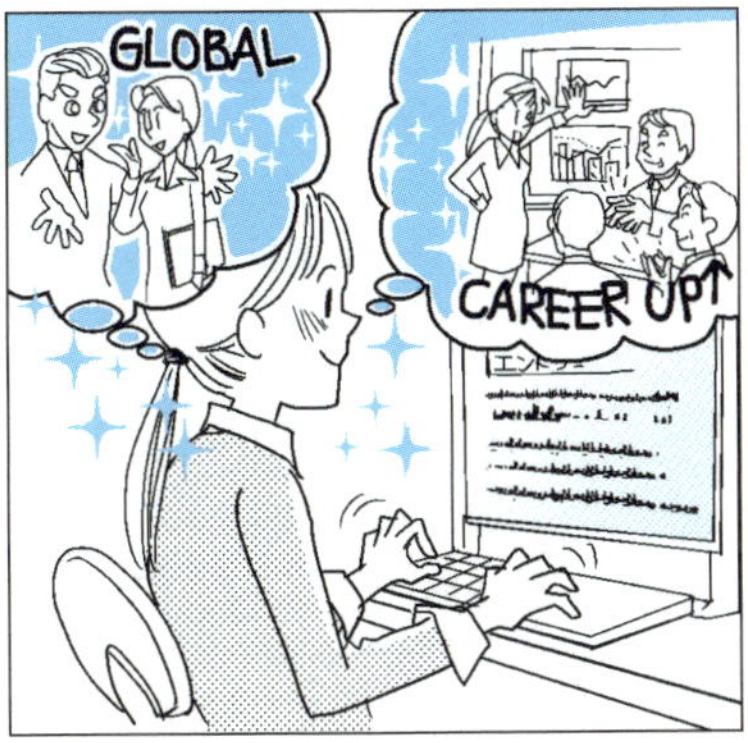

ネットでのエントリーは簡単。50社を超えるエントリーもラクラク。

ニュースはもっぱらネット

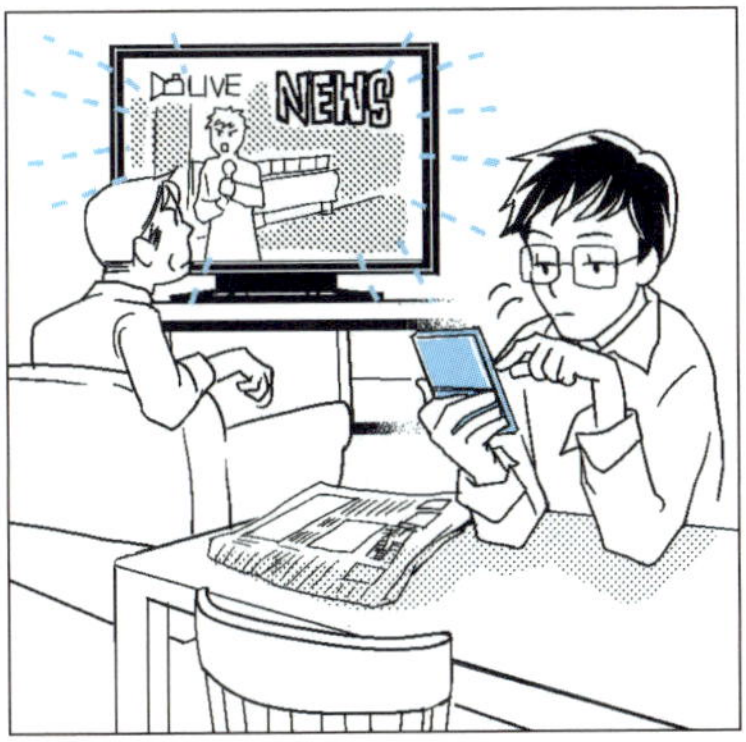

新聞を読まず、テレビを見ず。情報源の全てがネット。

じぃじとばぁばのネットライフ

足腰が弱って遠出がつらい、視力が落ちて細かい字が読みづらい、そんな高齢者にとって、画面の大きいタブレット型ネット端末は、思いがけない幸せな時間をもたらす道具になりました。

遠く離れた孫が写真や動画を送ってきてくれます。ネットでテレビ電話ができるスカイプを使って、毎日でも顔を見ながら話をすることもできます。

文字を拡大して読むことができますから、縁遠くなっていた本を再び楽しめるようになりました。近所の高齢者と公民館に集まり、タブレット端末を持ち寄って読書会も開いています。

住み慣れた家で一人暮らしをしている高齢者を心配している家族は多いでしょう。高齢者に持たせるスマホに安否確認アプリを入れておけば、定刻にアラームが鳴り家族と連絡をとり合えるようになっています。万が一倒れて動けなくなったときには、その状態を感知して自動的に家族に緊急メールを送ります。高齢者の一人暮らしがずいぶんと安心できるものになります。

Ｓｋｙｐｅ（スカイプ）とは
国内だけでなく、海外へも無料で電話やテレビ電話ができるソフト。

スマホ パンデミック

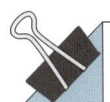

ネット百態 その3

老人たちの読書会

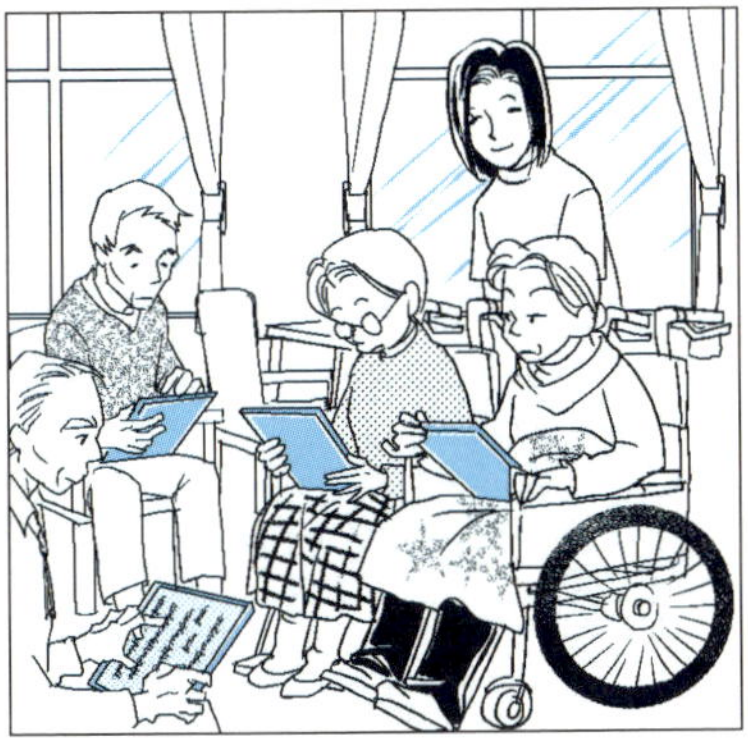

文字が拡大できるタブレットで、シニア読書会を開催。

孫の様子がネットで

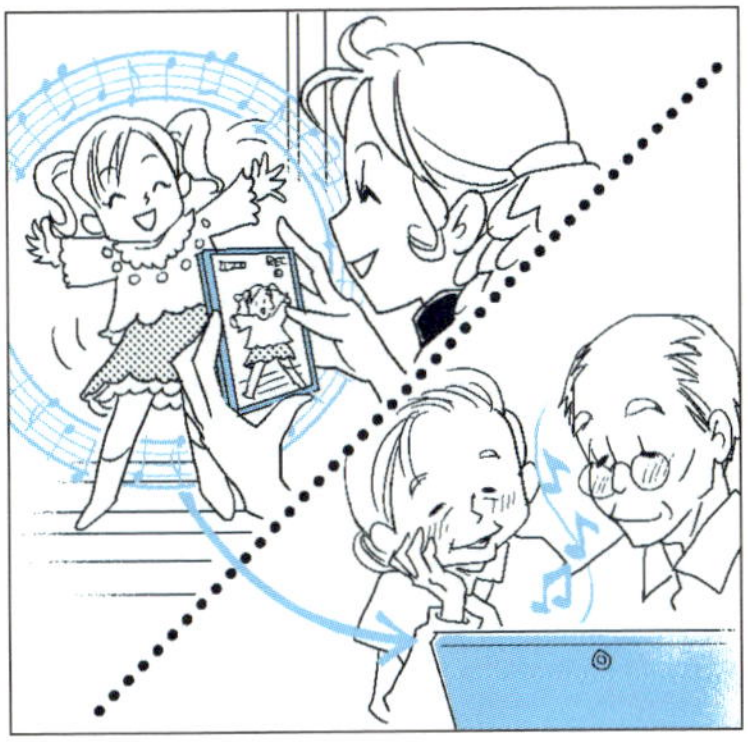

毎日、孫とテレビ電話。寂しさが紛れます。

台風で停電、ネットでSOS

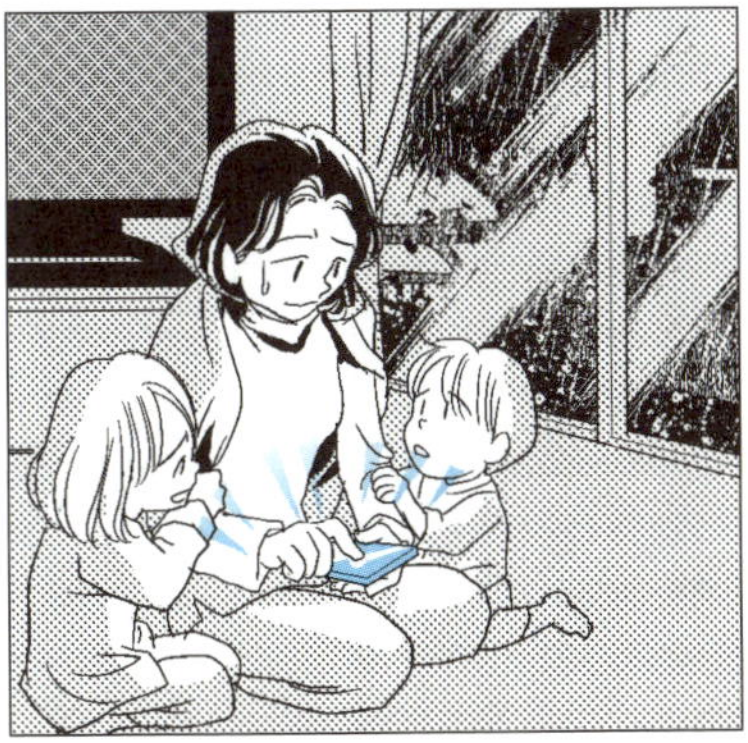

災害時、スマホは心強い味方。安否確認、緊急連絡に大活躍。

PTA、学校からの連絡

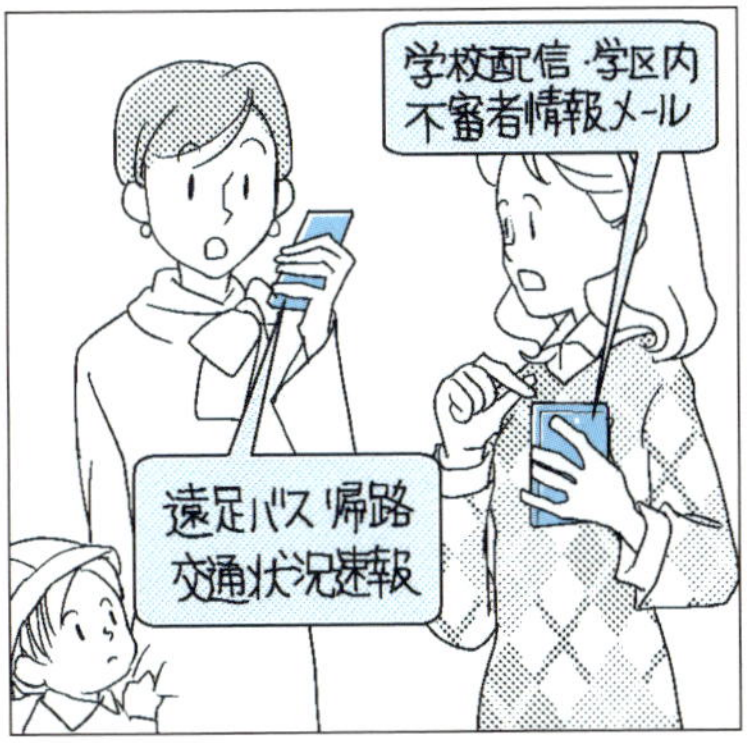
学校配信・学区内
不審者情報メール
遠足バス帰路
交通状況速報

ＰＴＡ、部活、そして学校から。電話連絡網が一斉メールに。

医療や災害時に有効性発揮

ネットの利用がこれまでになかった大きな効果を上げ始めているのが、医療と非常災害時の情報伝達です。遠く離れた病院の医師へ病人やけが人の状態をネットで伝えて診断や指示を仰ぐといったことが可能になって、救急医療や医療過疎地域には大きな福音になりました。

また東日本大震災や各地の豪雨災害の時には、停電や電話の不通が相次ぐ中でネットでの情報連絡が多くの人々の救助に役立つことが実証されました。被災後の復興においても、被災地からの直接の情報発信が草の根的な支援活動につながって、細やかなニーズにマッチした支援が行われました。

ネットはお猿さんの火遊び

「ネットも上手に使えばいいものを、火を使い始めたばかりのお猿さんと同じで、まだ使い方がようわかってないんですな。」

ある高名な落語の師匠の喝破です。

火が何なのか、その熱さも怖さも知らないお猿さんが、火種のついた木の枝を振り回してそこら中が炎上し、終《しま》いには自分も大やけどをする。その様は、確かにネット上で無邪気な情報発信を繰り返す人々の姿と重なります。

人に対する誹謗《ひぼう》中傷の言葉、ふざけて撮った裸の画像、ウケを狙った集団暴行の動画、このような火種をばらまけば、社会的な問題として燃え上がり、自分自身だけでなく関係する人たちにも大やけどを負わせてしまうのです。

今まで社会的な発言の場など一度も経験したこともなく、意見を求められたことすらない人々が、突然、日本中、いや世界中に情報という「火種」をばらまくことができる魔法の小箱を手にしたのです。日常会話のままつぶやいた一言、ふざけて撮った画像に「いいね！」と評価が返ってくれば有頂天にもなるでしょう。もっとたくさん「いいね！」が欲しいと、ウケを狙った発言や画像を発信してしまうのも無理ないでしょう。

こうした人々は、情報発信が社会に及ぼす影響と危険性、人権侵害や差別に対する考え方、肖像権や著作権の知識など、およそ情報発信のために必要な教育を全く受けていないと思わざるを得ません。さらに、自分の考えや気持ちをじっくり考える時間もなく、豊かな語彙を培う読書もせず、人と真剣に話し合う機会すら持ってこなかったのでしょう。自分の考えや気持ちをまとめて言葉にする力は、ほとんど養われていません。これらは、子ども・若者に限らず、多くの大人にも当てはまることです。

「お猿さんの火遊び」をどうやって克服すればよいのでしょうか。

2 ネットで社会は変質する？

情報の入力が単線に

日本の子どもたちの電子メディア接触時間が世界一長く、コミック以外の本を読む冊数は国際的に最も少ないグループに属する、という国際調査（ＩＥＡ・国際教育到達度評価学会２００３年、２００７年、ＰＩＳＡ２００９年）の結果は以前から明らかにされていますが、子ども・若者にスマホやタブレット端末が広がるにつれて、情報の取り入れ方に関して新たな懸念が出されています。それは、ネットを使ってゲームをしたりコミュニケーションをとったりする時間が増えるにつれて、本を読むことはもちろん、新聞も読まない、テレビも見ないという子ども・若者が多くなっているということです。

子どもたちが世の中への向き合い方を決めたり、人生観や仕事についての考え方を形成していくためには、若い時期にできるだけ多様な人や情報に接することが極めて重要なのは言うまでもありません。その意味でテレビの「総合性」という特性や新聞の「一覧性」という特性は、取り入れる情報の多様さを担保する上で大きな役割を果たしていました。本もろくに読まず、新聞も読まず、テレビも見ないでひたすらネットの世界に浸り、ネットだけを情報源にすることは、その多様性を捨て去ることを意味します。そしてそのネットの世界の中では、自分の好みの情報だけを選んでアクセスする仕組みが主流です。ネットに向き合う時間が長くなればなるほど、子ども・若者たちが視野狭窄《きょうさく》に陥り単細胞化していくメカニズムです。

しかも、ネットの情報は、その発信源の不確かさ、内容の真偽の危うさが常に付きまとっています。情報入力をネットに単線化することはその点でも危険なのです。

「日々のニュースはネットでチェックしてますから世の中のことはわかっています」と話す若者たちも少なからずいます。しかし、ここにも落とし穴があります。ネットにハマっている人々が自分の好みの情報に偏ったアクセスをする傾向があることについては、先に触れましたが、ネットのニュースオーダーはアクセス数の多い順にランキングされる仕組みが多いのです。つまり、人々の面白可笑《おか》しい興味関心を集めたニュースほど上位にランクされ、国民の生活や世界平和に大きく影響を及ぼすニュースが必ずしも重視されるわけではないのです。ネットのニュースだけに頼っていると、バイアスのかかった歪《ゆが》んだ社会像、世界認識を抱いてしまう危険性もまた高くなってしまうのです。

「筆舌」から「指動」へ ～コミュニケーションが変わる～

自分の気持ちや考えを他者に丁寧に伝える場合、私たち人類は文字を作り出して以来、音声言語（言葉）と文章という2つの表現手段を使いこなしてきました〝筆舌に尽くす〟ことは人間にとってまさにコミュニケーションの正道でした。

しかし、ネット社会といわれるようになった今、コミュニケーションのありようは革命的な変化を遂げようとしています。言葉を選び、文字を書き連ねる代わりに、人々はひたすら画面を指で撫《な》で触り、キーを指で押し続けるようになりました。「筆舌」から「指動」へとコミュニケーション手段が大きく変わろうとしているのです。スタンプや顔文字に感情移入は単純化、矮小化され、本来他人に向けて発するものではなかった〝つぶやき〟がネット上で世界中に堂々と発信・受信されるようになりました。ネットでは、お互いの表情も見えず、息づかいも聞こえないのに加えて、短い文章や記号のやりとりに終始することが多いため大きな危険を伴っています。短絡的な共鳴・共感を得て自己陶酔の世界に陥りやすく、〝炎上〟という現象に見られるように、反感・憎悪の増幅という現象も起きやすいのです。

また、LINEなどでのグループチャットの場合、既読マークを気にしたり、仲間のやりとりが気になったりして深夜までのネットでの〝おしゃべり〟が続きがちで、中高生の生活リズムの乱れの原因にもなっています。

スマホ
パンデミック

ネット百態 その4

子どものしつけにスマホ

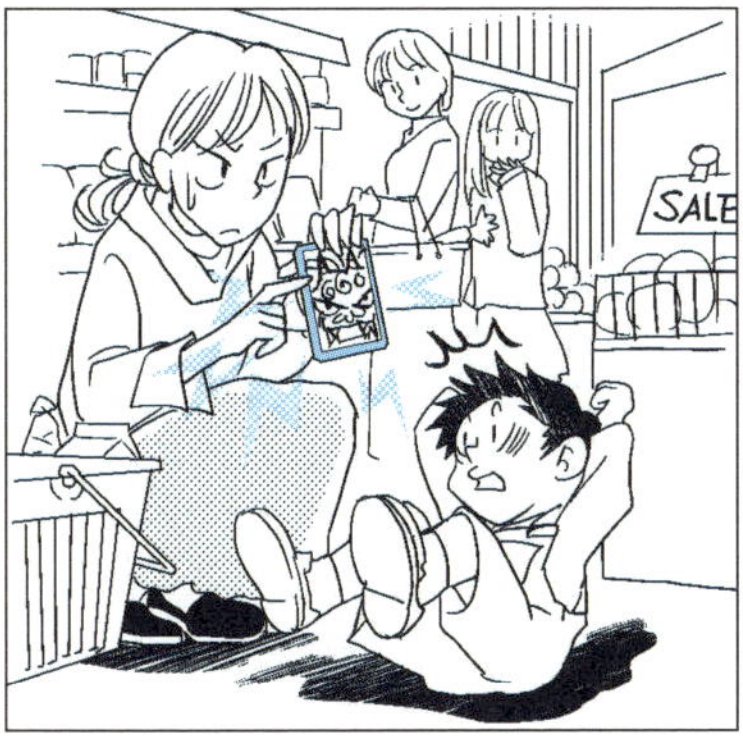

子どものしつけもあやすのも、スマホアプリは親より上手？

なんでもスマホ１台で

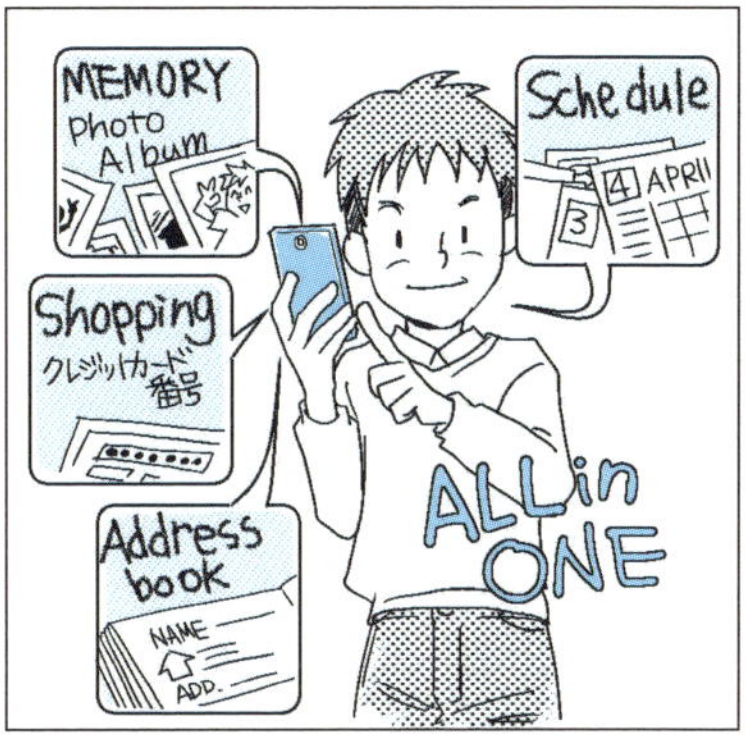

ネットショッピング、バンキング、スケジュール管理もこれ１台で。

いつでもどこでもつぶやきを

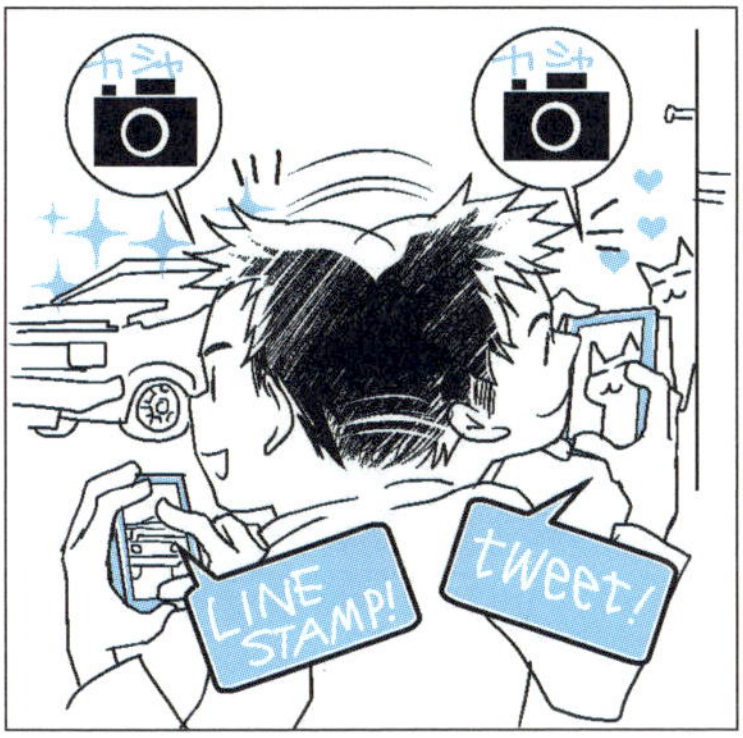

ねえ、見て見て！ ねえ、聞いて聞いて！ これって一億総幼児化？

日々ブログを更新

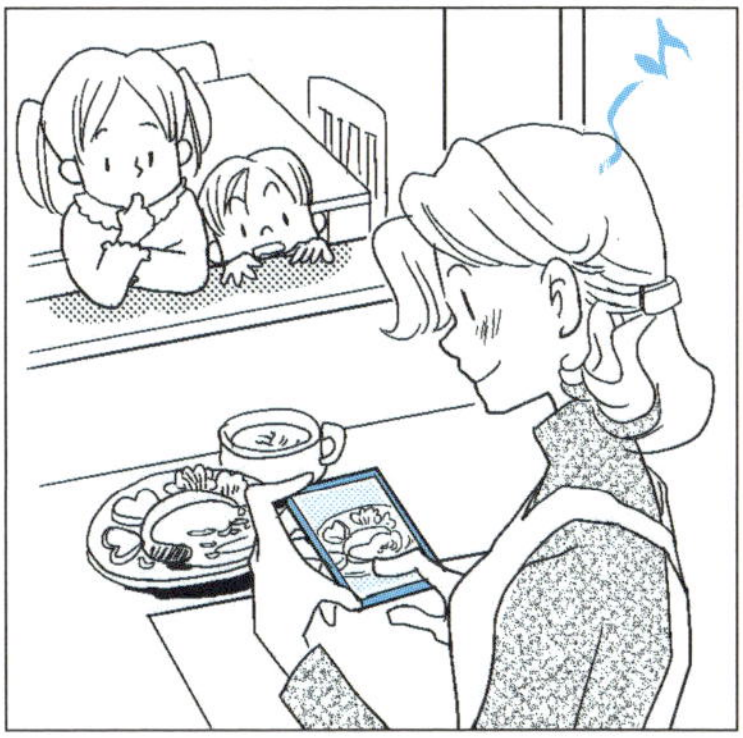

いいね！ が欲しくて、作った料理をすぐ発信。発信内容に価値があるかは別。

世の中を動かす

２０１２年から日本でも選挙活動にインターネットを使うことが解禁され、新しい時代が始まりました。しかし、日本ではこれまでインターネットの情報が社会や政治を大きく動かしたということはありません。あえて挙げれば、原子力発電所の再稼働に反対する人々がネットの呼びかけで毎週金曜日の夕方に首相官邸周辺に集まって抗議デモという意思表示を続けているということぐらいでしょうか。

諸外国ではネットの情報で世の中が大きく動いたり、権力者が隠したがった情報がネットで世界中に広まったりしたケースはいくつもあります。前者のケースは〝アラブの春〟と呼ばれたアラブのいくつかの国の独裁政治終焉《しゅうえん》やアメリカのオバマ大統領再選の際のネットが果たした役割ですし、後者は中国における人権活動家への非人道的な弾圧がネットで世界中に流れたり、アメリカＣＩＡの諜報活動の内幕がネットで明るみに出されたりしたケースです。

こうした即時性の情報拡散というネットの特徴は、新聞やテレビの時代にはなかった反権力のうねりを瞬時につくり出す可能性を秘めているのです。

遠隔操作の裏表

外出先からスマホで自宅のエアコンのスイッチを入れて、帰宅したときに快適な室温にしておく、などということも今や可能になりました。それはそれでネット社会の一断面かもしれませんが、アメリカ軍の兵士が米国本土のエアコンの効いた部屋で無人攻撃機を操作してパキスタンの〝テロリスト〟の隠れ家を攻撃した、というニュースを耳にすると、「待てよ」と考えてしまいます。モニターを見ながら戦闘機やロボットを操る、というのはゲームの世界そのものです。ソーシャルゲームを可能にしたネット社会は、本当に人を殺す戦争までゲーム感覚でやってしまう恐ろしさも併せ持っているのです。

ネット社会 ～得たもの、失い始めたもの～

さて、ここまでネットに関して様々な断面で社会の変容を見てきました。これまで触れなかったことでも、ネットで資金集めをして起業したり、ＮＰＯの活動資金にしたりといった20世紀にはなかった新しいスタイルが生まれている反面、他人のパソコンに入り込んであちこちに脅迫メールを送りつけるといった新たな犯罪も起きています。

ネット社会になって、明らかに私たちの暮らし、時間とお金の使い方は変わりました。

新しく手にしたものや新しく開けた世界もありますが、同時に失ったものや失いつつある世界があるのも忘れてはいけません。

次章からは、子ども・若者の世界に焦点を絞りながら、ネット社会の功罪をより詳しく見つめ、ネットへのより良い向き合い方を探ることとします。

第2章

スマホ社会で深刻化するメディア依存とネット依存

1 メディア依存とネット依存

日本でテレビ放送が始まったのが1953年、その後1983年にはテレビゲームが売り出され、ビデオ、パソコン、ケータイと新しい電子映像メディアが次々と登場するたびに、子どもや若者たちはその虜《とりこ》になっていきました。

私たちNPO法人子どもとメディアは、これまで、15年間にわたって「子どもとメディアのいい関係」を創り出すために様々な活動を進めてきました。1980年代以降、日本の子どもたちに見られる心身の「発達不全」に、子どもたちの生活に急速に普及した電子映像メディアが大きく関わっていると考えてきたからです。

乳幼児期からのテレビ、ビデオへの早期接触、平日1日4時間、休日1日8時間を超える長時間接触が半数に及ぶ中で、2004年に「子どもとメディアに関する提言」を発表した日本小児科医会と連携して〝メディア漬け〟の子育てや、子どもたちの日常生活に警鐘を鳴らす啓発活動も続けてきたのです。

子どもたちの心身の健全な発達を保障するために、私たちが〝メディア漬け〟からの脱出を呼びかけた、「ノーテレビ・ノーゲーム」「アウトメディア」などの行動プログラムは、文部科学省が提唱する「早寝 早起き 朝ごはん」の活動とも連動して全国の小学校や幼稚園に大きなうねりとなって広がっていきました。

しかし、その一方で子どもたちの多くがゲーム機の虜《とりこ》になって〝ゲーム中毒〟の子どもが続出するということが起こりました。ネットが普及する以前の１９８０年代後半からわが国には、ゲーム依存の子どもたちが数多くいたのです。

また、２０００年代前半に高校生、中学生に急速に普及した、わが国独自の進化をとげたケータイも「ケータイ命《いのち》」と肌身離さず持ち歩く様子が話題になるなど、ケータイ依存の中高生を多数生み出しました。

そして現在、ケータイがスマホに変わってゲームもできる多機能型端末になり、携帯型ゲーム機でネット接続も可能となって、〝メディア漬け〟の内容も多彩なものに変化しています。乳幼児のメディア接触にも、スマホやタブレット端末が加わりました。

日本の子どもたちの発達をどう保障するかという立場で、子どもたちのメディアとの関わりを考えるとき、狭い意味のネット依存だけでなく、多様なメディア機器に対してのメディア依存や長時間接触が起きていることを視野に入れて論じる必要があります。本書では、テレビ、ＤＶＤ、ゲーム、ケータイ、スマホなども含めた電子映像メディア機器（以下メディア機器）全般に対する依存を包括的に「メデイア依存」と呼ぶこととし、インターネット接続によって様々なものにハマる「ネット依存」と使い分けながら稿を進めることとします。

2 これが起きるとメディア依存

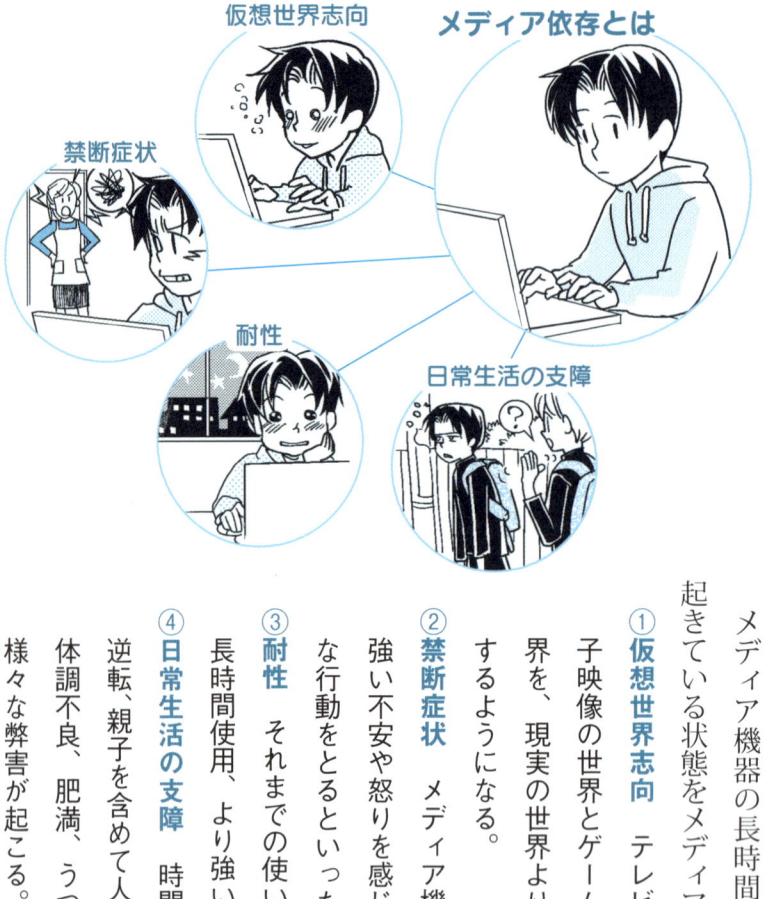

メディア機器の長時間使用によって次の４つが起きている状態をメディア依存と定義します。

①**仮想世界志向**　テレビ・ＤＶＤ・動画などの電子映像の世界とゲームの仮想世界やネットの世界を、現実の世界よりも居心地よく感じ、優先するようになる。

②**禁断症状**　メディア機器の使用を制限されると強い不安や怒りを感じ、無気力になる、暴力的な行動をとるといった不安定な状態になる。

③**耐性**　それまでの使い方では満足できず、より長時間使用、より強い刺激を求めるようになる。

④**日常生活の支障**　時間の浪費、睡眠不足、昼夜逆転、親子を含めて人との関わりが希薄になる、体調不良、肥満、うつ状態など、生活や健康に様々な弊害が起こる。

※注　これらは精神疾患として扱われる依存症の定義ではありません。

ここ数年、スマホやタブレット端末、ｉＰｏｄなどの携帯型デジタル音楽プレーヤーが子ども・若者に急速に普及して、インターネットによるネット依存だけでなく、多様なメディア依存が広がっています。

メディア漬け・メディア依存・ネット依存の関係

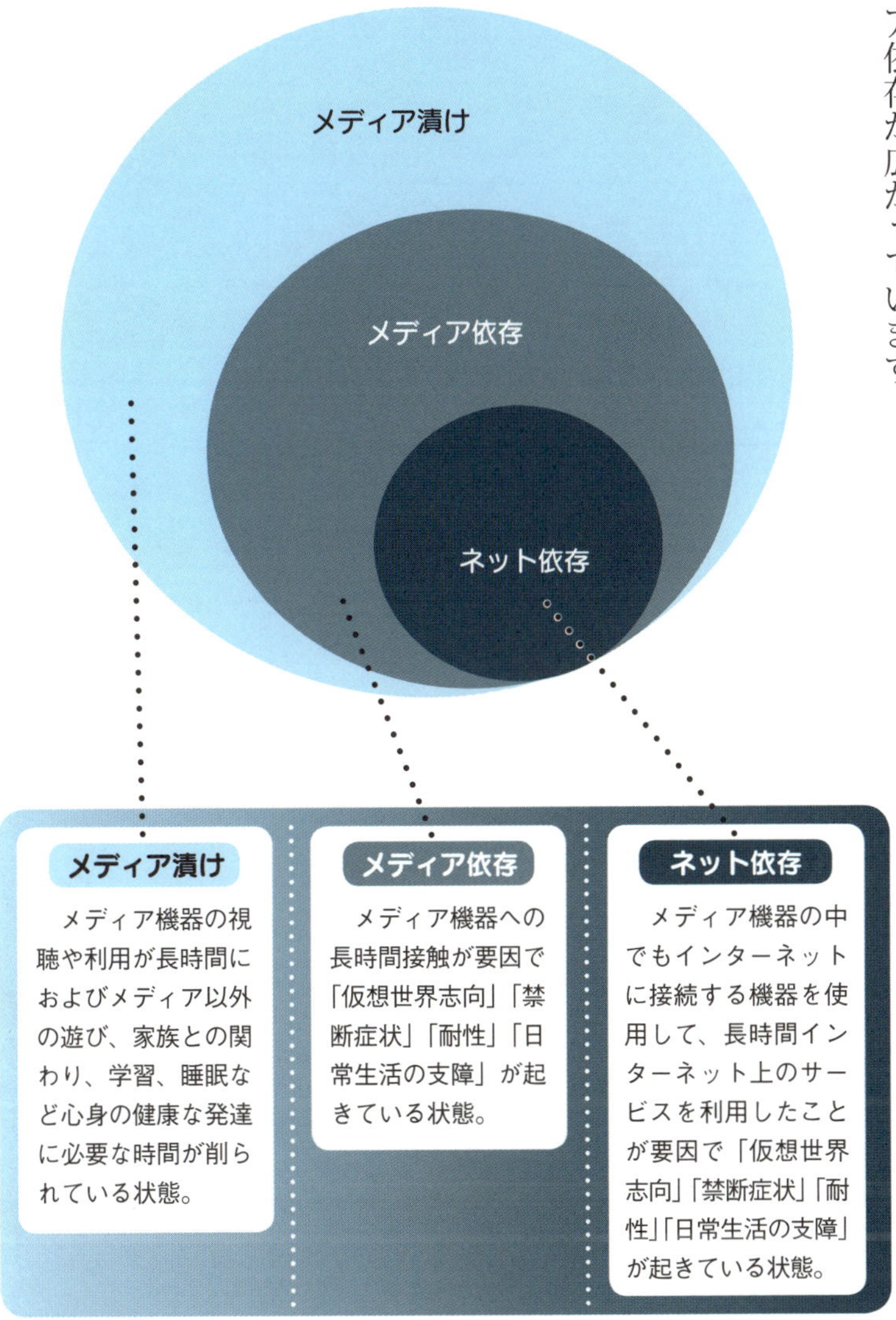
メディア漬け
メディア依存
ネット依存
メディア漬け
メディア機器の視聴や利用が長時間におよびメディア以外の遊び、家族との関わり、学習、睡眠など心身の健康な発達に必要な時間が削られている状態。
メディア依存
メディア機器への長時間接触が要因で「仮想世界志向」「禁断症状」「耐性」「日常生活の支障」が起きている状態。
ネット依存
メディア機器の中でもインターネットに接続する機器を使用して、長時間インターネット上のサービスを利用したことが要因で「仮想世界志向」「禁断症状」「耐性」「日常生活の支障」が起きている状態。

メディア依存は、メディア機器（テレビ、DVD、ゲーム機、パソコン、ケータイ、スマホ、タブレット、音楽プレーヤーなど）を使用することで起きるものです。各種メディア機器の機能を比較してみましょう。

携帯型ゲーム機（2000年代）	従来型携帯電話（ガラケー）	スマートフォン	携帯型音楽プレーヤー（iPod touchなど）	タブレット型端末（iPadなど）	備考
小	小	小	小	大中	
○	○	○	○	○	
JP (TP)	KB (TP)	TP	TP	TP	RC リモコン　KB キーボード MO マウス　JP ジョイパッド SP スライドパット　TP タッチパネル （　）は一部機種
×	△	△	×	×	△一部機種
×	△	△	×	×	△一部機種
×	△	△	×	×	△一部機種
×	×	×	×	×	△一部機種
○	○	○	○	○	
×	×	×	×	×	△一部機種
○	○	○	○	○	
×	×	×	×	×	△一部機種
○	×	○	○	○	
△	○	○	×	△	△一部機種
○	○	○	○	○	△一部機種
○	○	○	○	○	△一部機種
△	×	○	○	○	△一部機種
×	○	○	○	○	
○	○	○	○	○	
△	△	○	○	○	△特定事業者にのみ許可
×	○	○	×	×	
○	○	○	○	○	
○	○	○	○	○	
○	○	○	○	○	
○	○	○	○	○	
○	×	×	×	×	△ケーブル接続
○	○	○	○	○	

○ できる　△ 一部できる　× できない

メディア機器機能一覧

	テレビ（アナログ）	テレビ（デジタル）	ビデオ（HDD・DVD）	据置型パソコン	ノート型パソコン	据置型ゲーム機（1980～1990年代）	据置型ゲーム機（2000年代以降）	携帯型ゲーム機（1990年代）
画面	特大	特大	無	無	大	無	無	小
持ち歩ける	×	×	×	×	○	×	×	○
入力装置	RC	RC	RC	KB MO	KB SP （TP）	JP	JP RC （TP）	JP
テレビ放送を見る	○	○	○	△	△	×	×	×
テレビを録画する	×	×	○	△	△	×	×	×
テレビ・ビデオ録画を見る	×	×	○	△	△	×	×	×
DVD を見る	×	×	○	○	○	×	△	×
デジタル録画データを見る	×	×	○	○	○	×	○	×
CD を聞く	×	×	○	○	○	×	△	×
デジタル音楽データを聞く	×	×	○	○	○	×	○	×
有線でインターネット接続	×	○	×	○	○	×	△	×
無線でインターネット接続	×	×	×	×	○	×	○	×
携帯電話回線でインターネット接続	×	×	×	×	×	×	×	×
カメラ（写真、動画）	×	×	×	×	△	×	×	×
マイク	×	×	×	×	○	△	○	×
モーションセンサー（動きを感知）	×	×	×	×	×	×	△	×
GPS（全地球測位システム）	×	×	×	×	×	×	×	×
ソフト（アプリ）使用	×	×	×	○	○	○	○	○
ソフト（アプリ）作成	×	×	×	○	○	△	△	△
電話	×	×	×	×	×	×	×	×
メール	×	×	×	○	○	×	○	×
ホームページを見る	×	○	×	○	○	×	○	×
動画サイトを見る	×	△	×	○	○	×	○	×
ゲーム（ネット接続無し）	×	×	×	○	○	○	○	○
ゲーム（通信対戦）	×	×	×	×	×	×	×	△
ネット接続ゲーム	×	×	×	○	○	×	○	×

メディア依存のスパイラル

メディア・ネット依存へ落ち込んでいく過程を模式図にしてみました。

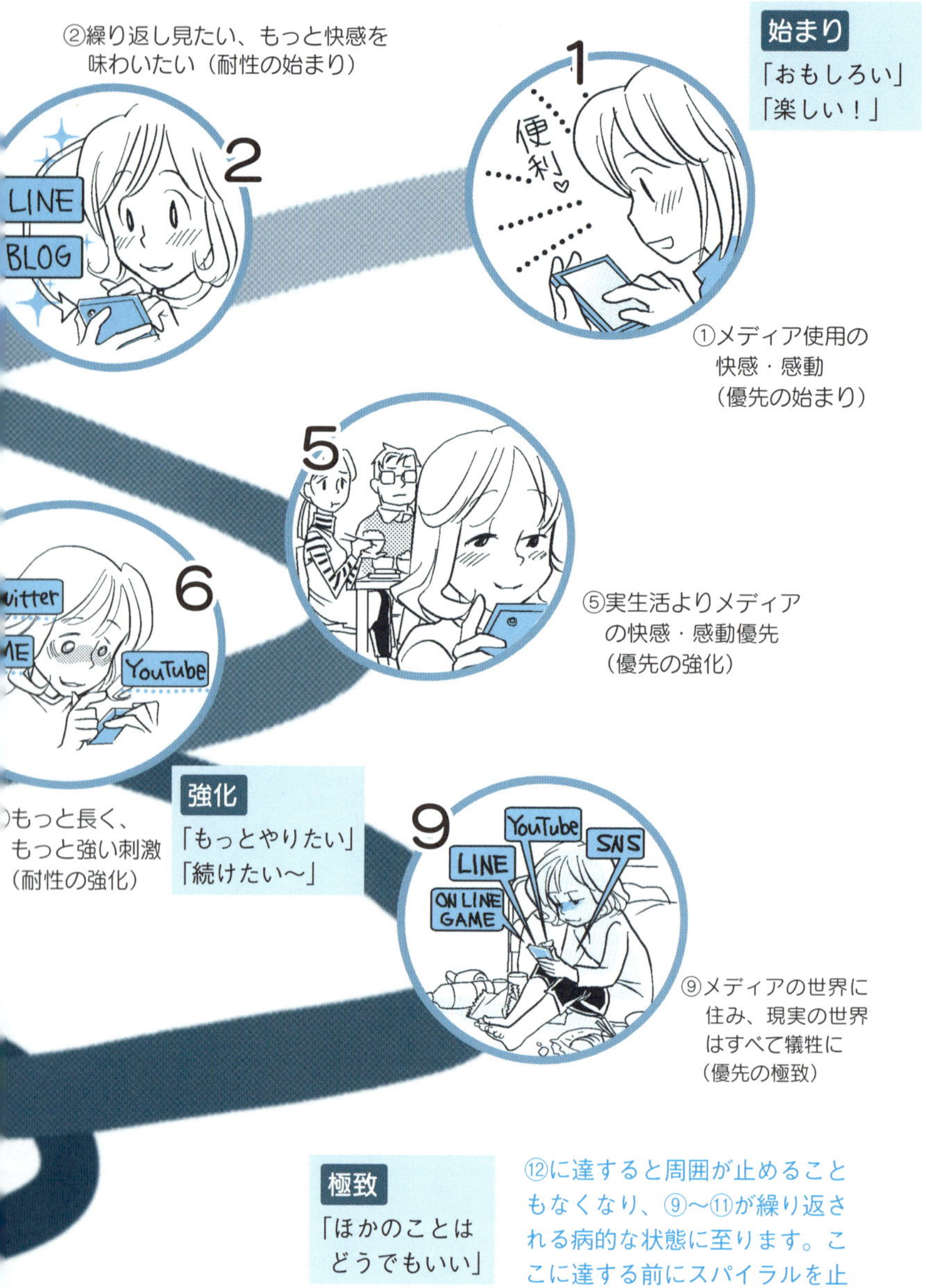

⑫に達すると周囲が止めることもなくなり、⑨～⑪が繰り返される病的な状態に至ります。ここに達する前にスパイラルを止めなければなりません。

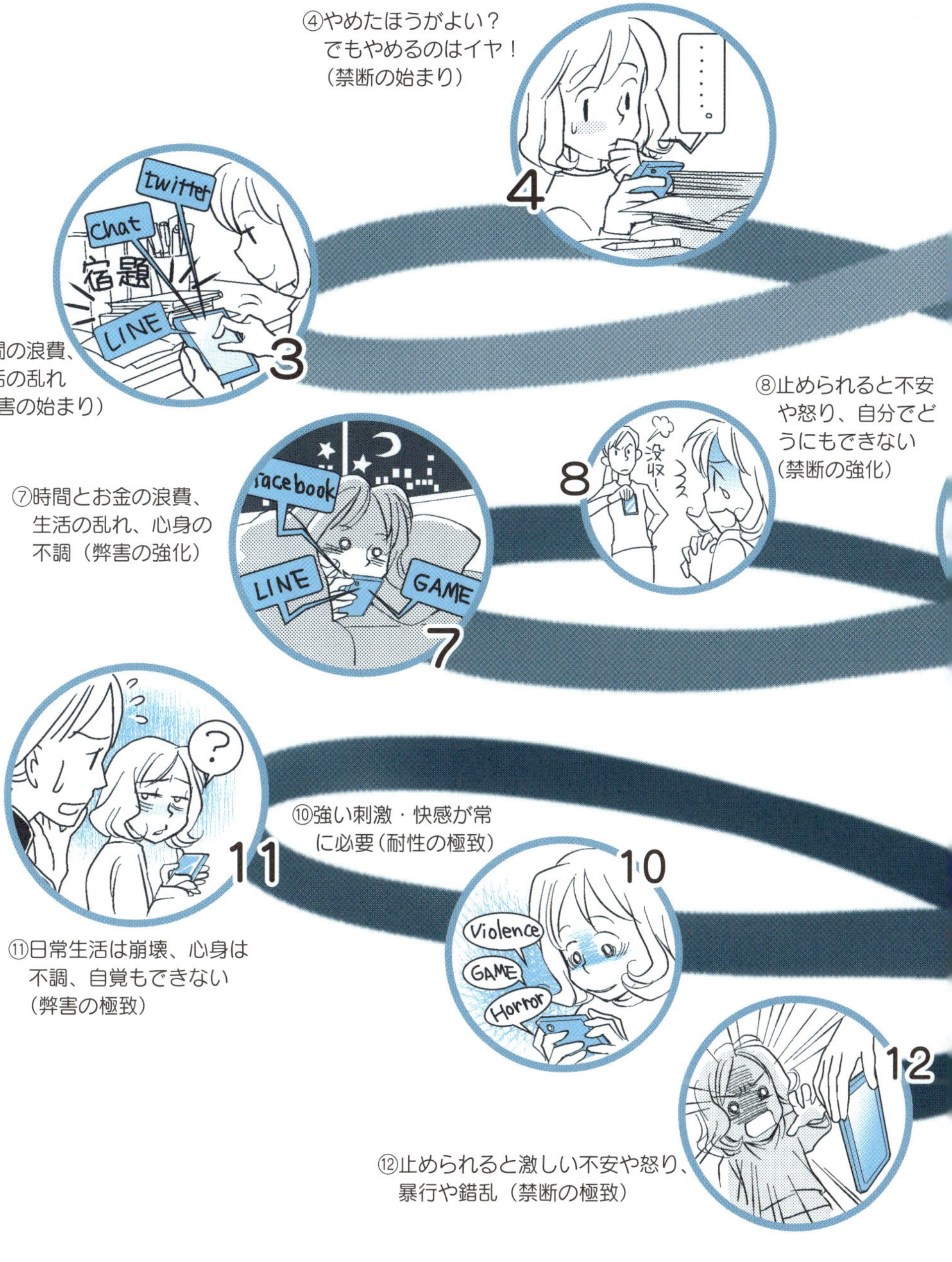
③時間の浪費、
生活の乱れ
（弊害の始まり）
宿題
Chat
twitter
LINE
3
④やめたほうがよい？
でもやめるのはイヤ！
（禁断の始まり）
……。
4
⑦時間とお金の浪費、
生活の乱れ、心身の
不調（弊害の強化）
facebook
LINE
GAME
7
⑧止められると不安
や怒り、自分でど
うにもできない
（禁断の強化）
没収！
8
⑩強い刺激・快感が常
に必要（耐性の極致）
Violence
GAME
Horror
10
⑪日常生活は崩壊、心身は
不調、自覚もできない
（弊害の極致）
?
11
⑫止められると激しい不安や怒り、
暴行や錯乱（禁断の極致）
12

メディア機器の使用は、薬物やギャンブルのように危険なものとは見なされません。身近にありふれていて、接触のハードルがとても低いのです。誰でもが使うものですし、時間の浪費といった弊害は誰にでも起きているので、やめなければと本人は強く思いません。現代人のほとんどが、「メディア依存のスパイラル」に入っており、軽い弊害と軽い禁断の間で危ういバランスを保っているのかもしれません。

特にスマホは、いつでも持ち歩き、身近に置いておくものであるため、接触のハードルは極端に低くなり、常に触っていることができます。さらに世界中の膨大なコンテンツから、誰でも簡単に自分の惹《ひ》きつけられるスマホの世界を見つけられるのです。そして、周囲の目が届かず、ストップが掛けにくい状況になります。自分の意志でやめるしかない状態です。スマホの場合、メディア依存スパイラルは、格段に深いところまで進みやすくなっています。

「メディア依存のスパイラル」に陥ることを防ぐのは、

・メディア接触のハードルの高さ
・弊害が自分や周囲にもたらすデメリットの理解
・自己コントロールの力
・周囲からの抑制力

などの総合的な対応です。

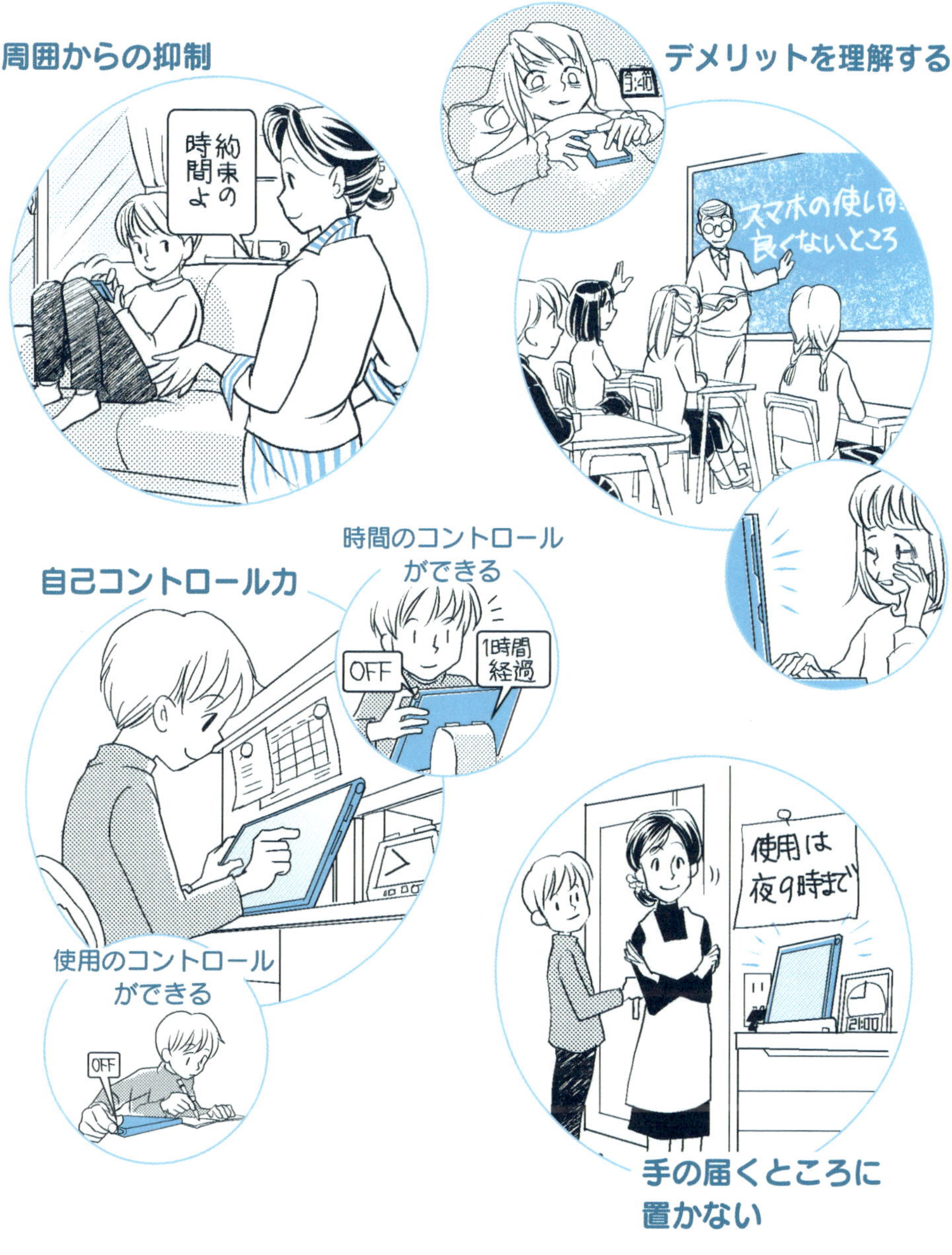
周囲からの抑制
約束の時間よ
デメリットを理解する
3:40
スマホの使いす
良くないところ
時間のコントロールができる
自己コントロール力
OFF
1時間経過
使用のコントロールができる
OFF
使用は夜9時まで
21:00
手の届くところに置かない

依存度合い別

メディア依存による弊害

生活への弊害

メディア依存の弊害を依存の度合い別にまとめました。

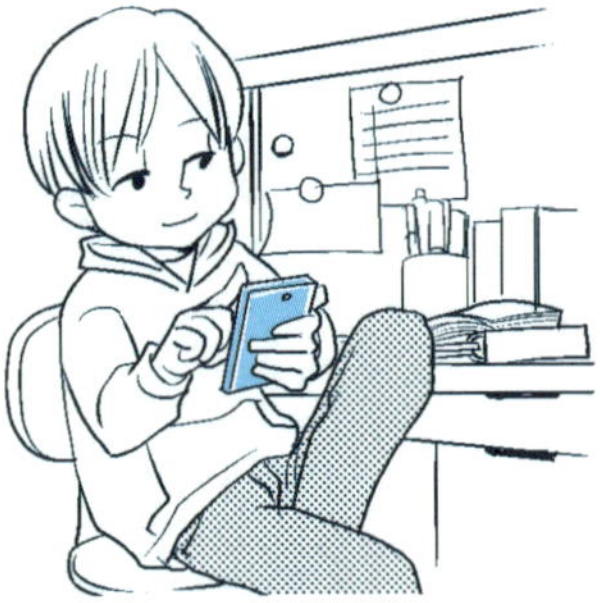

軽度

・時間の浪費
・勉強や仕事などやるべきことがおろそかになる
・成績が下がる

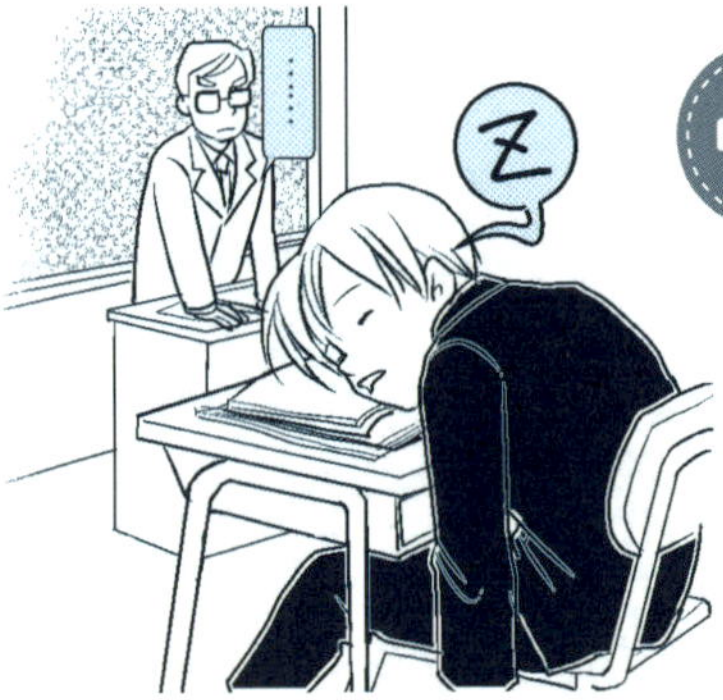

中度

・自由な時間をほとんどメディアのために使う
・授業中、仕事中に居眠りやさぼり
・成績が下がっても気にしない
・現実の生活への興味が薄くなりメディアの世界が中心になる

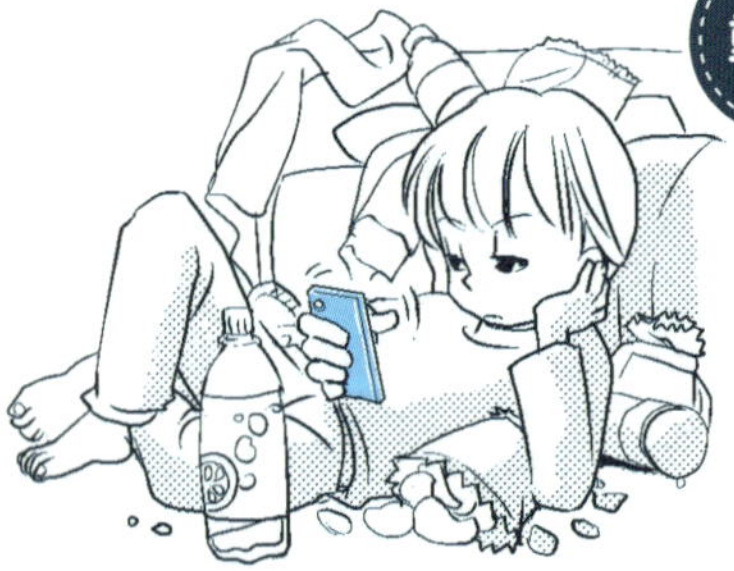

重度

・昼夜逆転し睡眠時間も2～3時間と短い
・起きている間はメディアの前
・ろくに食事をとらず、ジャンクフードとペットボトルの生活
・トイレにすら立たなくなる
・入浴、洗顔、歯磨きなどをしなくなる
・学校や仕事に行かない
・進学や就職など将来を見なくなる
・生活が破綻しても気にしない

体への影響

軽度

・睡眠不足
・目の疲れや視力の低下
・肩・腰などのこり

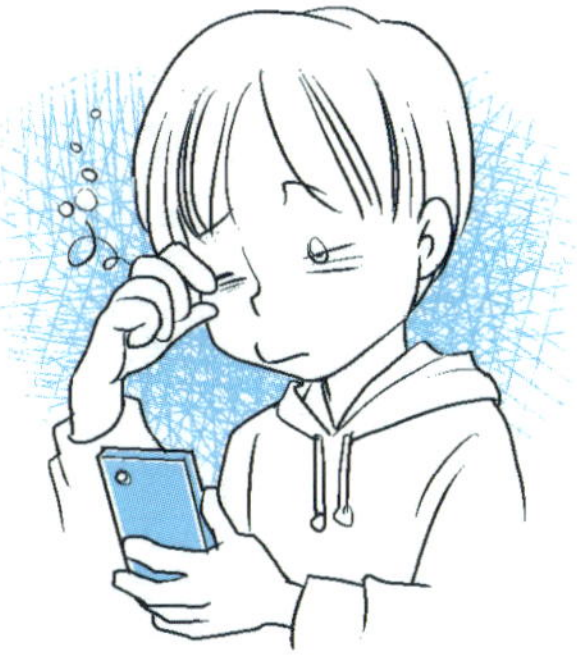

中度

・夜眠れない、不規則に目覚める
・目が痛い、頭が痛い
・体のこわばり、姿勢の歪《ゆが》み、腱鞘炎《けんしょうえん》
・運動不足による体力の低下と肥満
・食欲が低下し、食事をとらない
・体がだるい
・疲れやすい
・自律神経のバランスが崩れる

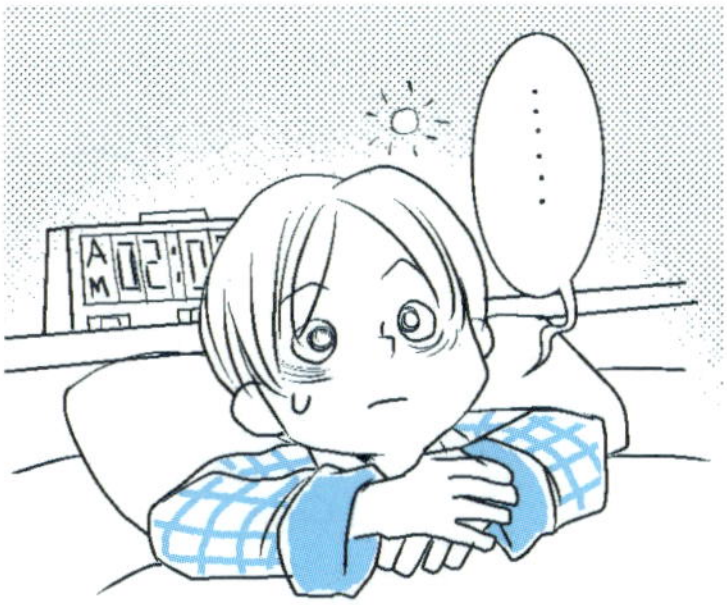

重度

・手足の震え
・感覚の鈍化
・栄養失調
・過労、衰弱
・生活習慣病予備軍

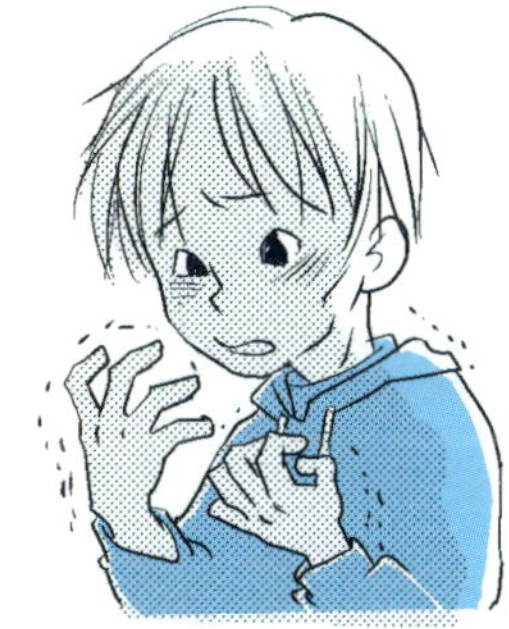

心への影響

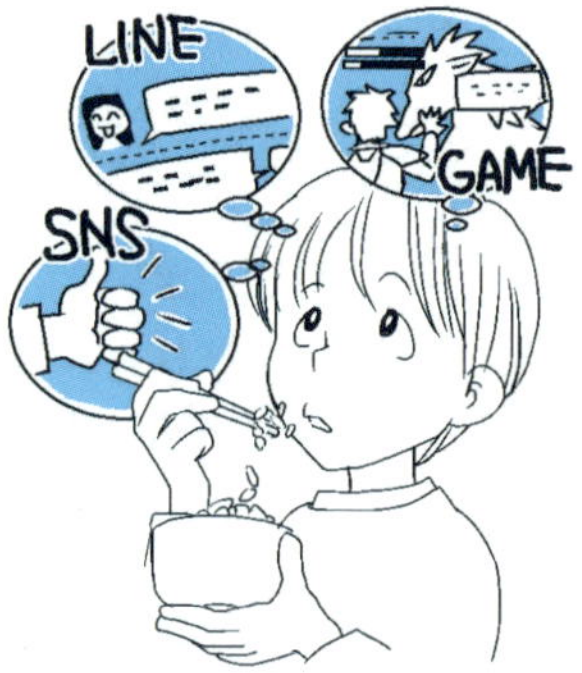

軽度

・目の前のことに集中できない
・やる気が起きない
・ついメディアの世界のことを考えてしまう
・メディアの世界にいると不安感や孤独感が和らぐ
・メディアの世界でストレスが発散され、現実の世界でのイライラが収まる

中度

・メディアの世界にずっといたいと思う
・もっと強い刺激や快感が欲しいと思う
・メディアの世界のほうが自分らしいと思う
・現実の世界では不機嫌や暗い気分になる
・うれしい、悲しいといった感情が起きにくくなる
・表情が乏しくなってくる
・自分はダメな人間だという気持ちが強くなる
・メディアの使い過ぎに不安や恐怖を感じることがある

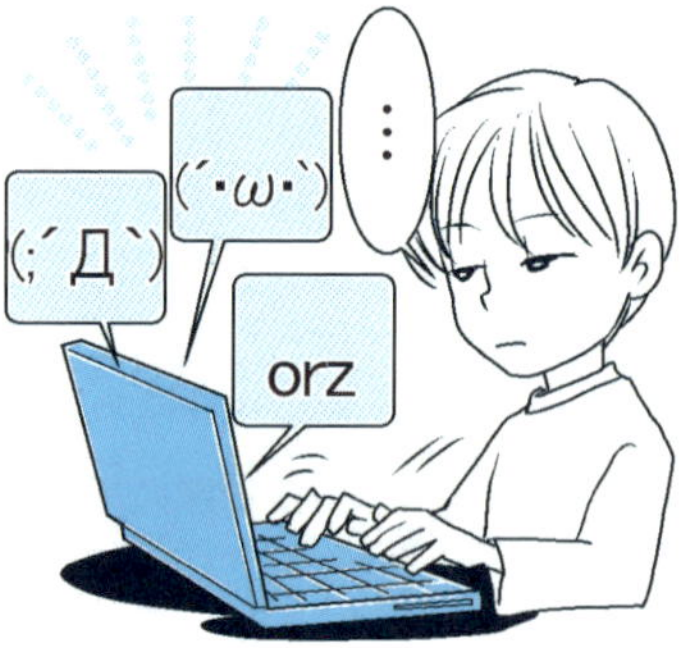

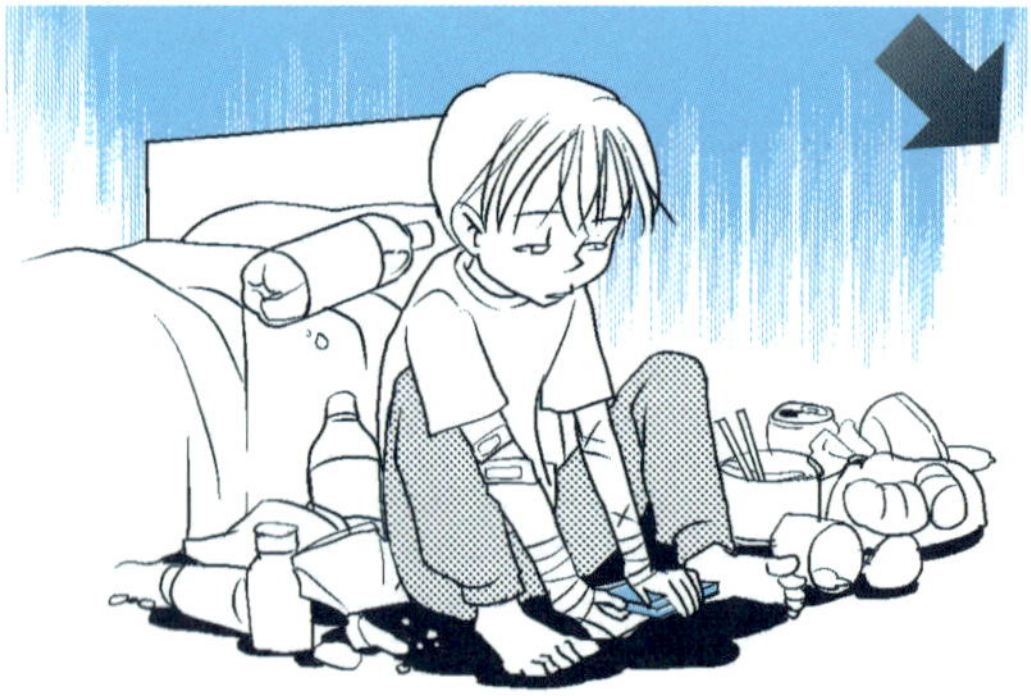

重度

・現実の世界はどうでもよくなる
・なにも考えないようになる
・自傷行為をする
・幻聴・幻覚が生じる
・自殺他殺への衝動が起こる

家族や人との関わり

軽度

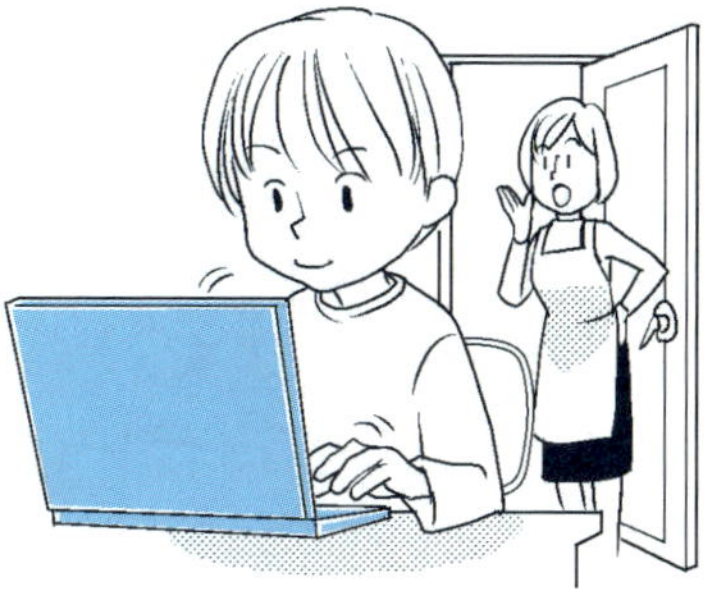

・メディアの世界の人といる時間が楽しく充実している
・人と楽しい時間を一緒にすごすことが減る
・現実の友だちの遊びの誘いを断る
・家族といる時間でもメディアの世界にいることが多い

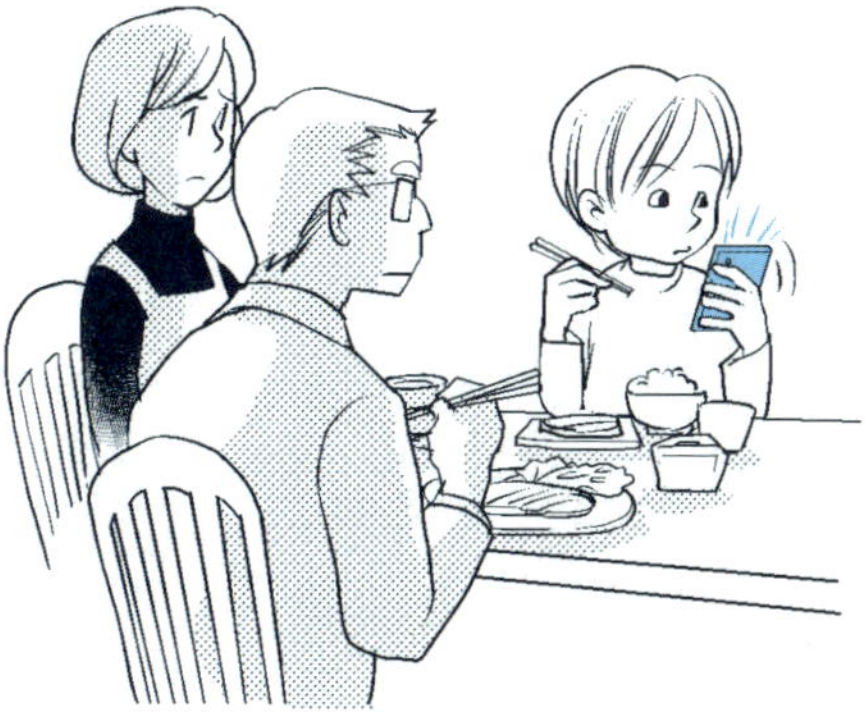

中度

・必要最小限しか話さない。
・家族は顔を合わせると文句を言うか言われるかの関係
・家族といても遠慮なくメディアの世界に行く
・直接人と会うことが面倒で極力避ける
・メディアの世界の人のほうが現実の人より重要

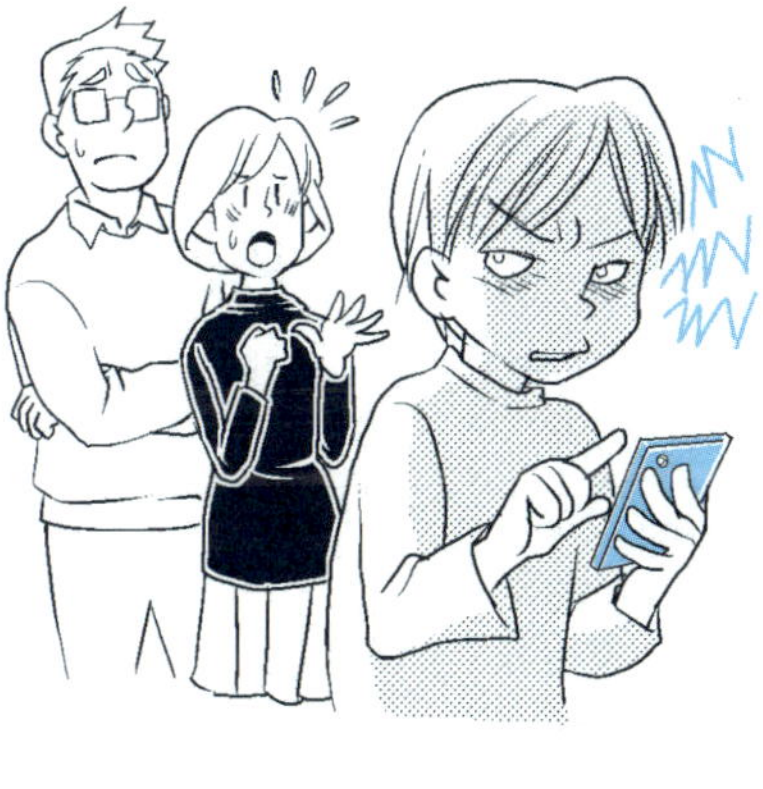

重度

・直接的に人とほとんど関わらない
・家族は邪魔者か無き者
・メディアでつながる人付き合いだけで十分と思う

子どもの場合のメディア依存は、心や体の発達に悪影響が起きることも考えられ、それを乳児期と青少年期でまとめました。

乳幼児期に考えられる発達への影響

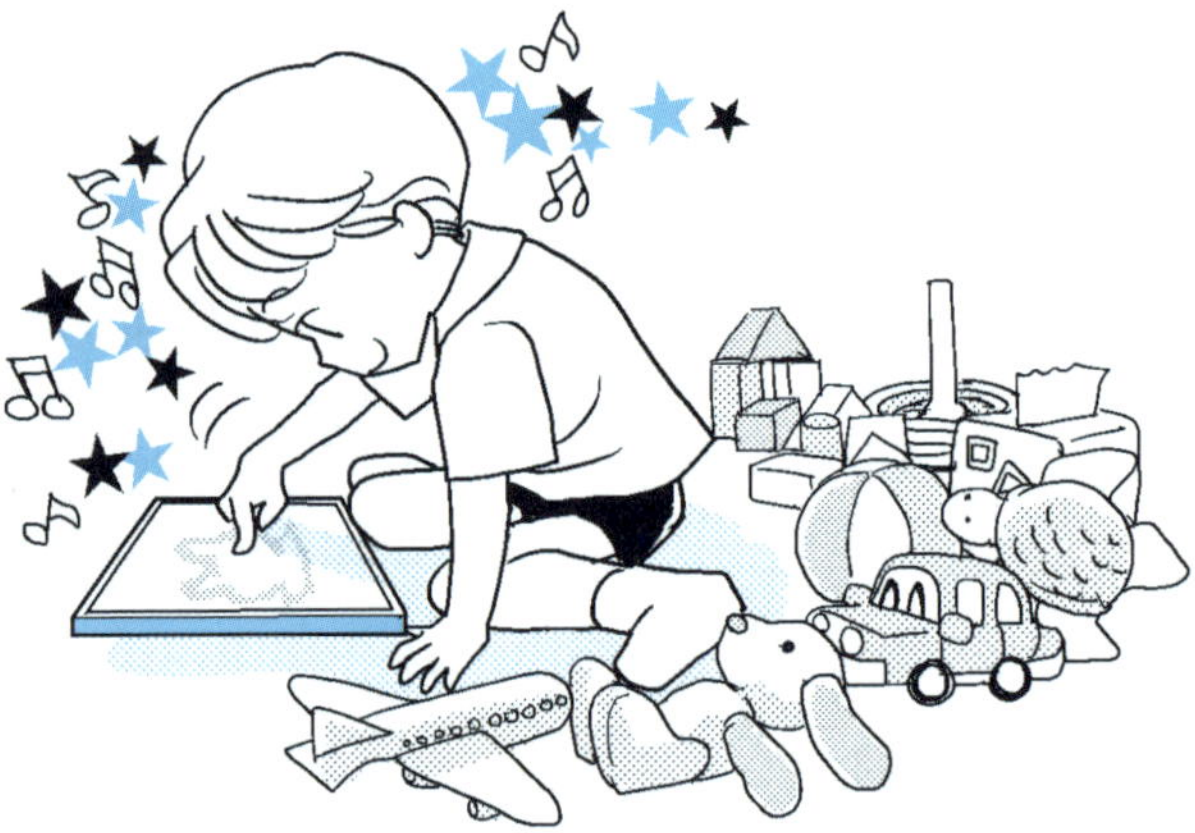

社会性の発達

・生活リズムが整わない
・起床、身支度など基本的生活習慣の自立ができない
・言葉の発達の遅れや歪《ゆが》み
・人との関わりがうまくできない
・人への関心が薄い

体の発達

・骨格、筋肉、心肺機能などが十分に育たない
・運動能力が育たない
・自律神経系の発達に悪影響
・視力の発達に悪影響
・ホルモンバランスが崩れる
・五感が育たない

心の発達

・愛着障害
・現実認知の歪《ゆが》み
・応答、コミュニケーションの歪み
・自己肯定感が育たない
・好奇心、学習意欲が鈍化
・無反応、無気力
・衝動を抑えられない

青少年期に考えられる発達への影響

社会性の発達

・生活サイクルが乱れる
・起床、身支度など生活の基本の自立が失われる
・人との関わりがうまくできない
・対人トラブルに対処できない
・現実生活への関心が薄い
・友だちへの関心が薄い
・言語能力の低下や歪《ゆが》み

体の発達

・骨格、筋肉、心肺機能などが育たない
・運動能力が育たない
・自律神経系に悪影響
・視力の低下、立体視力の悪化
・ホルモンバランスが崩れる
・生活習慣病になりやすい体質

心の発達

・自己肯定感の低下
・好奇心、学習意欲の低下
・無気力
・衝動の行動化、暴力的行動

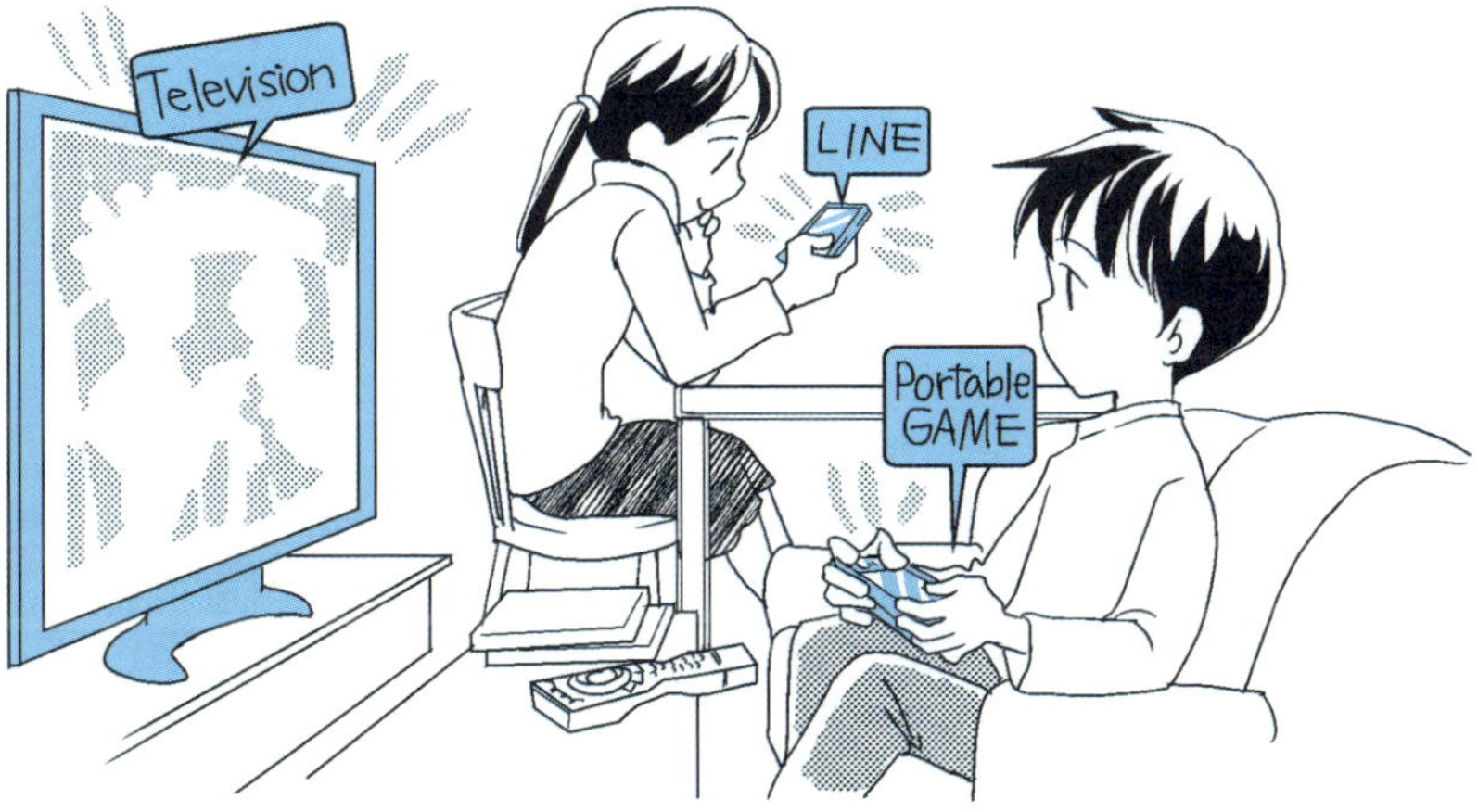

メディア依存は脳でつくられる

メディア依存は脳の中の出来事です。いくつかの脳の仕組みが関係していますが、代表的なものは、次ページに示したドーパミンという脳内物質に関係するドーパミン神経回路の仕組みです。

Aは「報酬の回路」と呼ばれています。何かの状況に対してとった行動が、「生き残るのに都合の良い結果」だった場合、「うまくいった！」という情報を集めてきて、脳の中心部にある「側坐核《そくざかく》」という場所にドーパミンを放出します。これで「すっきりした！気持ちいい!!」という快感が起き、うまくいく行動とセットで記憶され「学習」になります。学習には快感が伴うのです。快感を求めて、繰り返し同じ行動をとり学習は確実なものになります。これが「強化学習」です。

しかし、いつまでも同じ行動を繰り返すのは、生き残るのに都合がよいとは言えません。報酬の回路ではドーパミン放出が繰り返されると感度が鈍くなり、快感が薄れて繰り返しが止まります。これが「慣れた」という状態です。

Bは「不安の回路」と呼ばれています。なにか恐怖や困難や不安を感じたときに働き、前頭前野にドーパミンが放出され、行動が抑えられるようになっています。この回路は感度が鈍くならず、不安のもとが取り除かれるまでドーパミンの量は増え続け、次々と過去

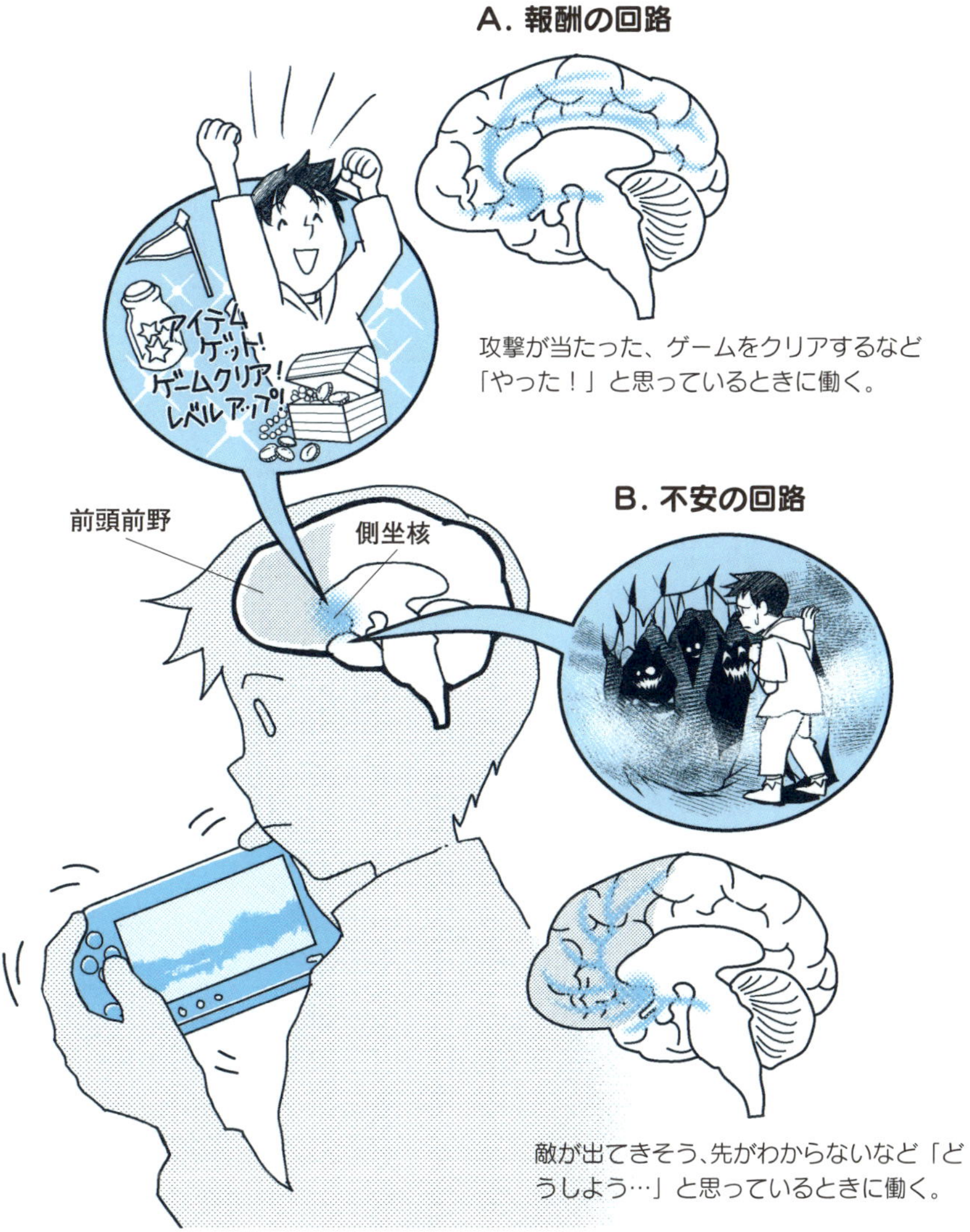
A. 報酬の回路
アイテムゲット!
ゲームクリア!
レベルアップ!
攻撃が当たった、ゲームをクリアするなど
「やった！」と思っているときに働く。
前頭前野
側坐核
B. 不安の回路
敵が出てきそう、先がわからないなど「ど
うしよう…」と思っているときに働く。

の不安や恐怖まで呼び起こされます。不安が起きると、いろいろ悪い事が思い出されて慎重に行動することになります。そのほうが、生き残る確率が高まるからです。

しかし、その場面を切り抜け、不安が取り除かれると報酬の回路が働きます。すでにドーパミンが出やすい状態のため、より強い快感が起きます。苦労し、様々なことを考え、不安を乗り越えて手にした学習は、快感が大きくなるのです。

電子ゲームは、この強化学習の仕組み、不安の仕組みを積極的に利用しています。難しい場面を作り出し不安や緊張を高めた上で、その場面をクリアします。それだけで強い快感が得られているのですが、さらに点数やアイテムなどの「ごほうび」を与えて快感を強め、学習意欲をさらに高めます。こうして「ゲーム」という学習の仕組みがやめられなくなるのです。

さらに電子ゲームでは、この不安―強化学習の仕組みが、自然な状況では有り得ない頻度で繰り返されます。しかも、強化学習は慣れたところで止まるのですが、電子ゲームでは刺激や困難を段階的に強くし、それに合わせて「ごほうび」も高くしていくことで、快感を維持します。脳内のドーパミンの量はさらに増えます。

この状態が長く続くと、ドーパミンの放出や回路の感度に異常が起き始めます。

韓国の脳科学者の研究では、電子ゲームをやめても報酬の回路や不安の回路にドーパミンが放出され、快感や不安が生じることが報告されています。また、回路の感度が慢性的

電子ゲーム依存に導く快感への様子

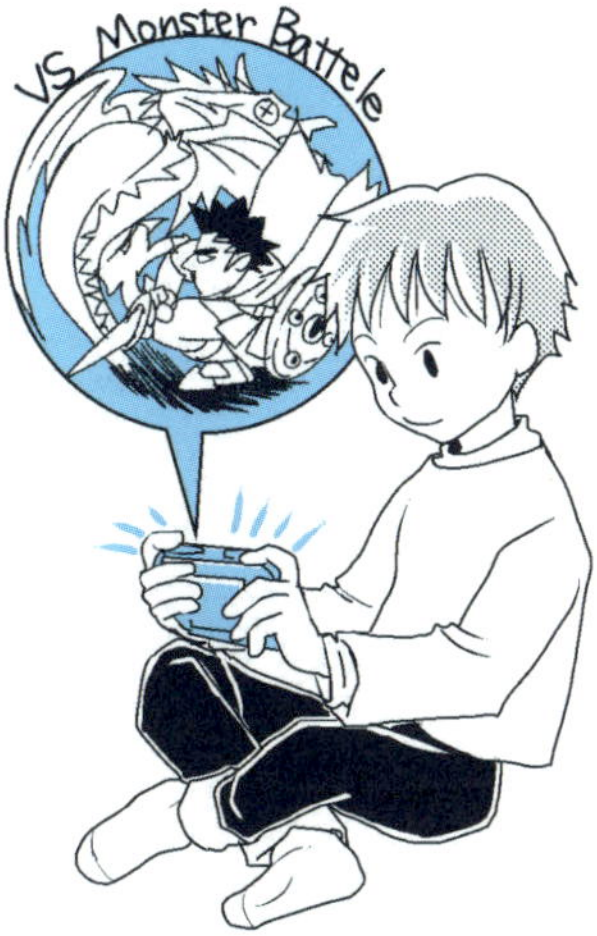

電子ゲームでは強い敵や難しい場面が現われ、不安や緊張が高まります。

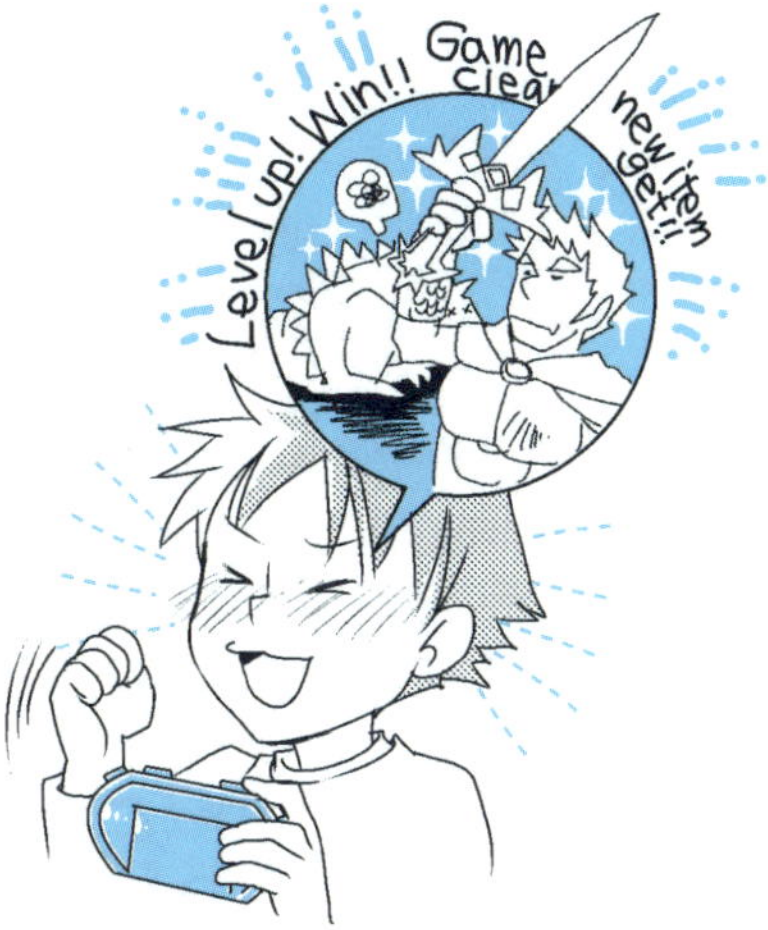

敵を倒したり、難しい場面をクリアしたりすると「やった！」という気持ちが湧き上がり、スカッとしたよい気分になります。

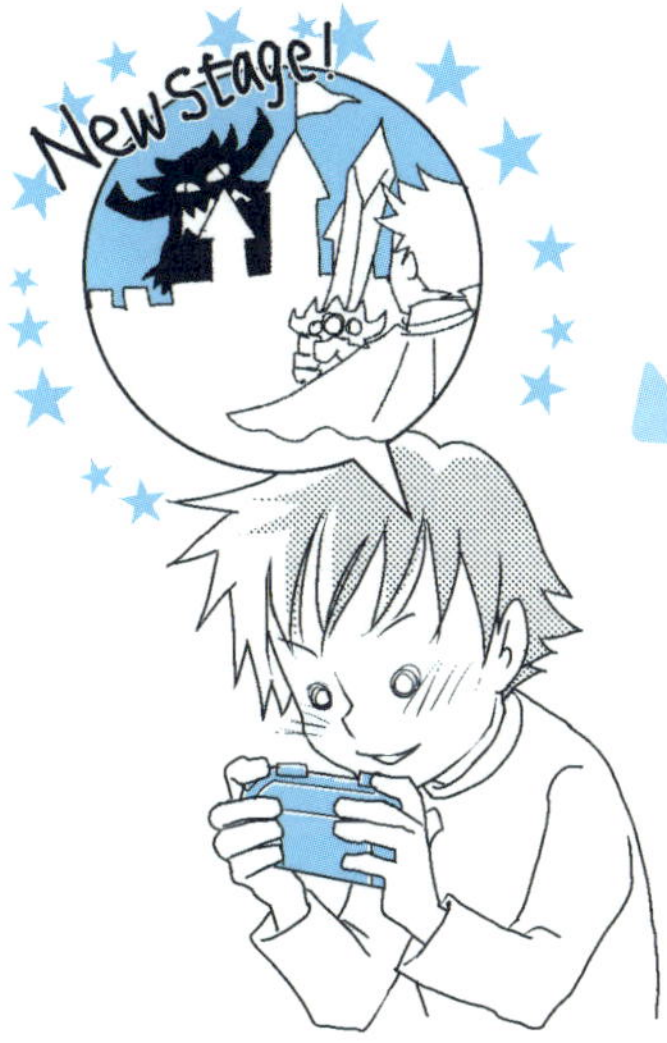

場面などのクリアでアイテムが手に入り、自分のレベルが上がっていくと「もっとやりたい」という気持ちが止まらなくなります。

に低くなり、通常の刺激では快感を生じない状態になることもわかりました。喜びや感動を感じにくくなり、電子ゲーム以外の学習や行動の意欲が低くなるのです。

動画サイトでいろいろ探して面白い作品を見つけたとき、どきどきして投稿したメッセージに「いいね！」が増えていくとき、タッチパネルで思わぬ変化が起きたとき、同じように強化学習が働きます。

メディア依存の状態が長く続くと脳神経にまで異常が起きるようです。

中国の脳科学者の研究で、ネット中毒患者の脳の神経細胞が一部損傷（萎縮）していることが発見されました。右脳と左脳をつなぐ「脳梁《のうりょう》」や「眼窩《がんか》前頭野」という場所の神経細胞に萎縮が見られたとのことです。この状態は、薬物依存による脳の損傷と似ており、薬物依存と同じような症状が起きると推測されています。

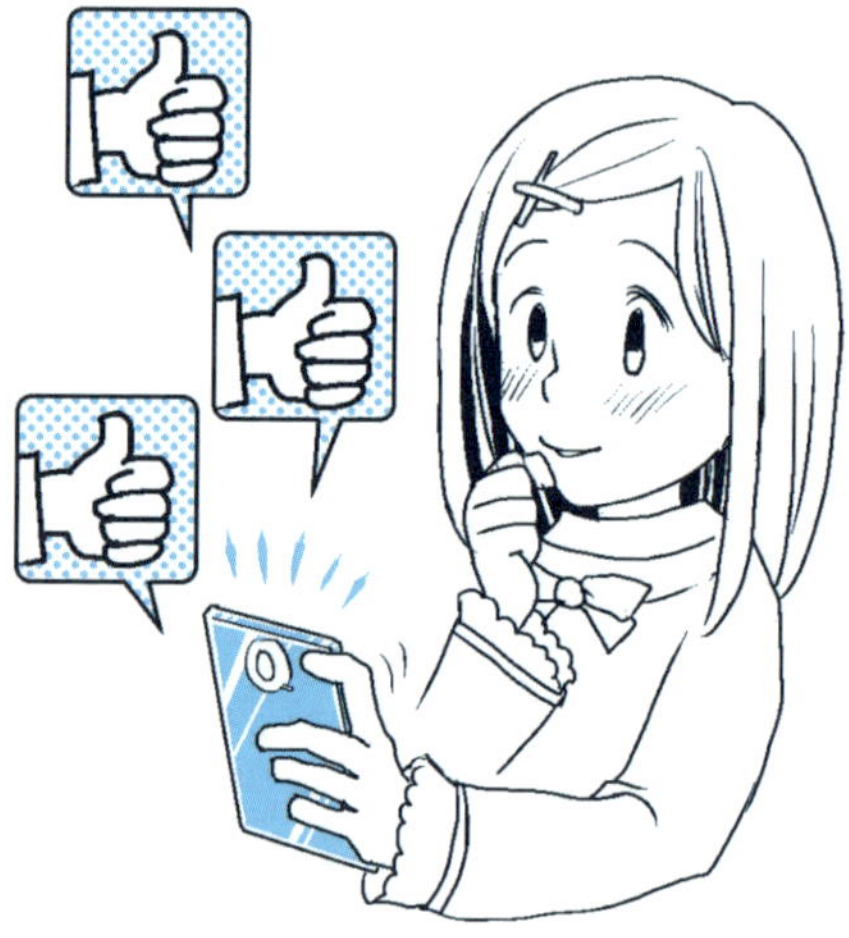

3 いろいろなメディア依存・ネット依存

パソコンやスマホだけでなく、各種のタブレット端末、デジタルオーディオ機器、携帯ゲーム機などでもネットへの接続ができるようになって大きな問題として浮かび上がってきたのが、ネットへの長時間の異常な執着、ネット依存です。

厚生労働省研究班が日本の中高生を対象に初めて実施した調査で「中高生の8.1％51万８０００人がネット依存と推計される」と発表し（２０１３年8月）関係者に衝撃が走ったのは記憶に新しいところです。

メディア依存・ネット依存に陥ると睡眠や食事の時間まで削ってネットや電子ゲームに夢中になったり、昼夜の区別がなくなって学校や仕事に行けなくなったりします。そしてそうした状態を注意したり無理に中止させようとする人に対して、暴言を吐いたり暴力をふるうことも珍しくありません。

しかし、一口にメディア依存・ネット依存といっても、何にハマっているのか、どんなきっかけ、どんな理由で依存に陥っていったのか、その入り口は実に多様です。ここからは、読者の理解を助けるために、メディア依存・ネット依存を7つのパターン、12種類に類型化してわかりやすく紹介してみることとします。

A 電子ゲーム依存

①テレビゲーム、携帯ゲーム機などでのゲーム依存

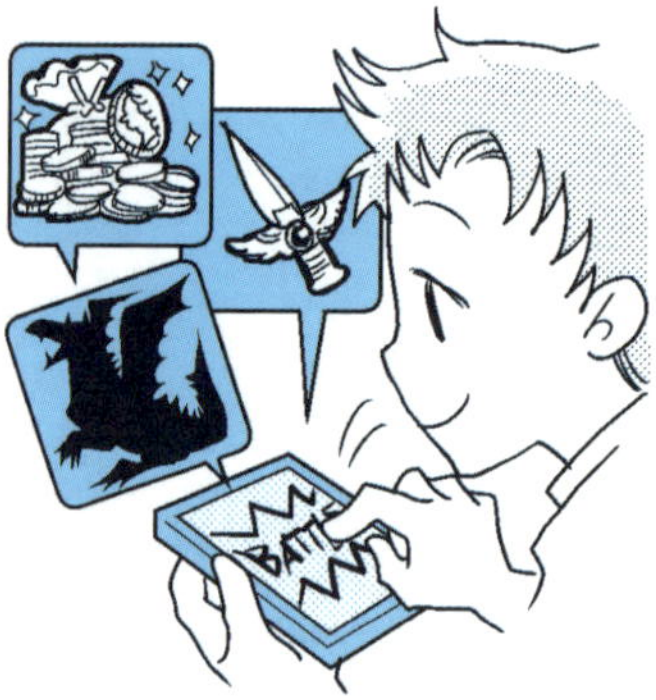

布団の中、食事中、電車やバスの中、どんなところでも。幼児期からの携帯ゲーム好きがそのままスマホ・iPodなどのデジタル音楽プレーヤーで加速。誰と一緒でも、どんな場所でもヒマさえあれば…。家族関係、友人関係の楽しさよりもゲームの世界に没入。

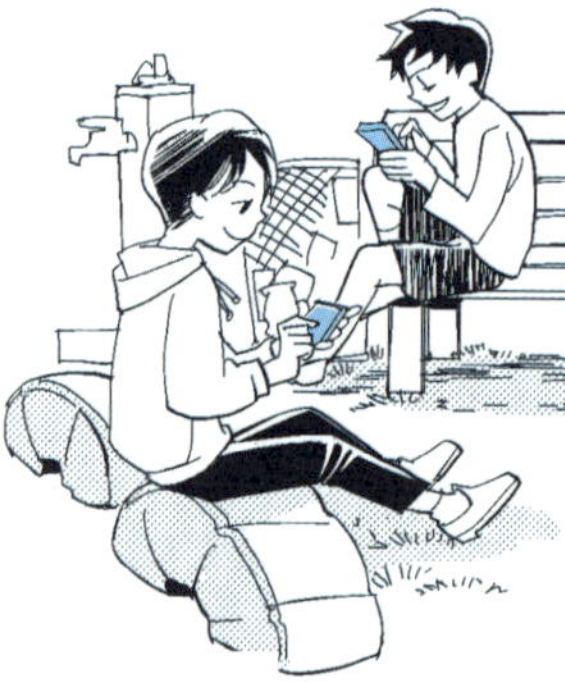

仲間と集まってもつながりはゲーム機の中、言葉はない

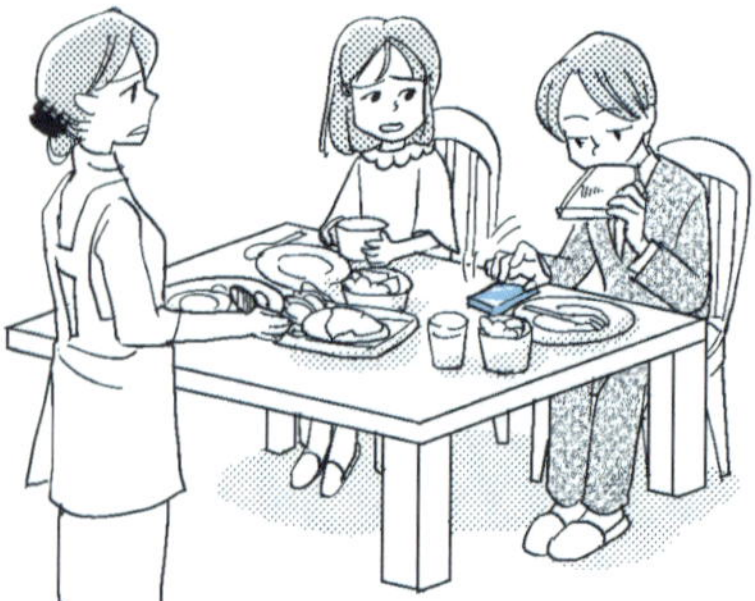

食事中もやめられない

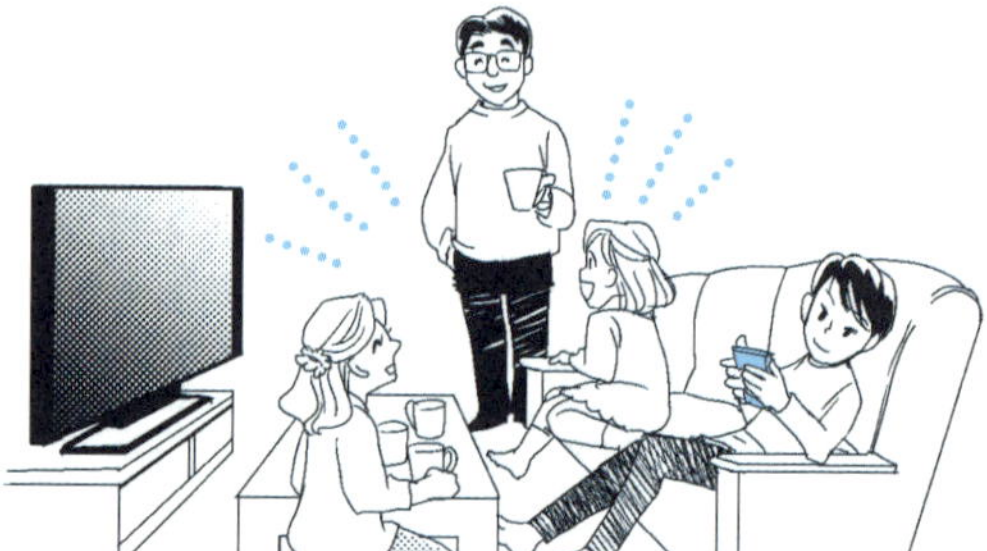

家族といても電子ゲームの世界

②ネットゲームへの依存

ゲームの魅力にハマるだけでなく、ネット上の仲間との一体感や称賛が快感。チームを組むと抜けられず20時間以上も続けてしまう。ソーシャルゲームなども含まれる。

ゲーム依存の状態が続いてまともな日常生活が失われ、家族とのトラブルが起き、家庭内暴力につながる場合も。「ネトゲ廃人」という言葉もある。

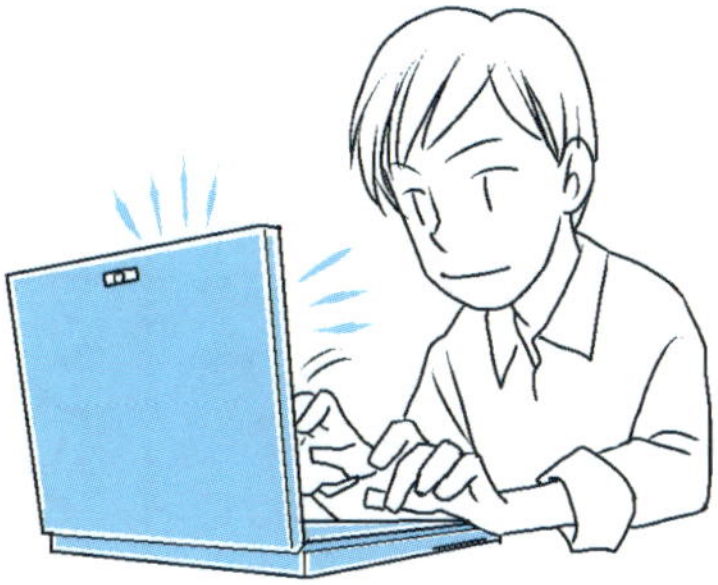

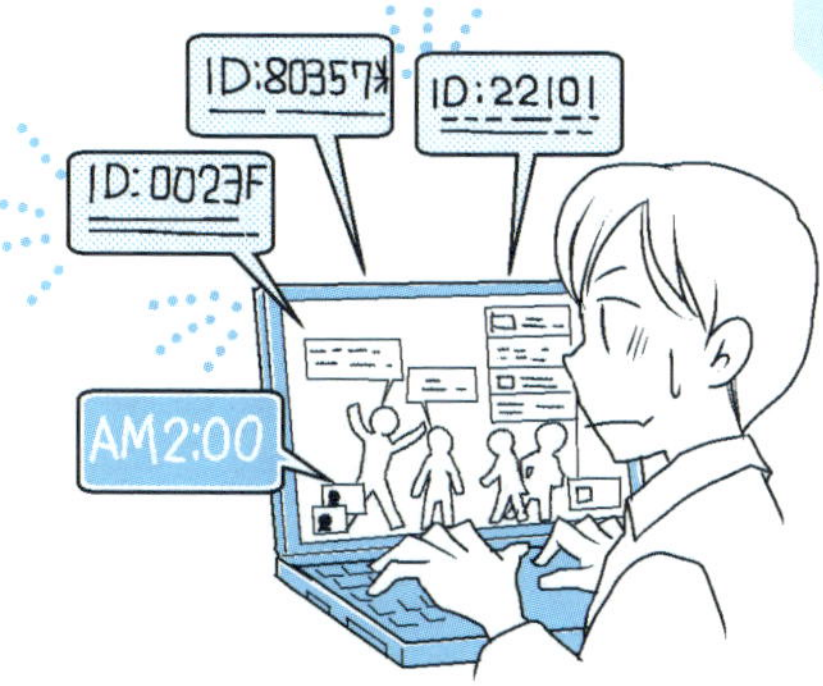

深夜になっても抜けられない

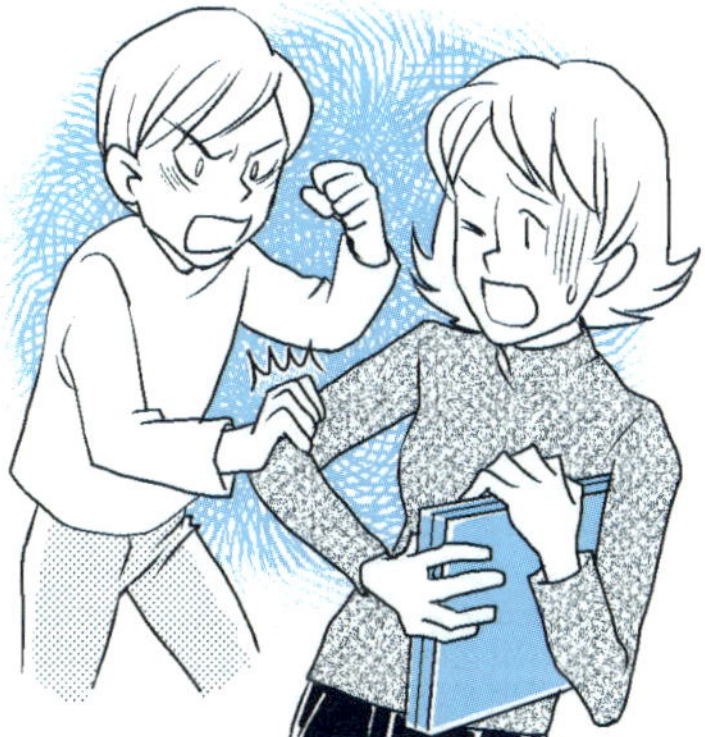

取り上げられて暴力をふるう

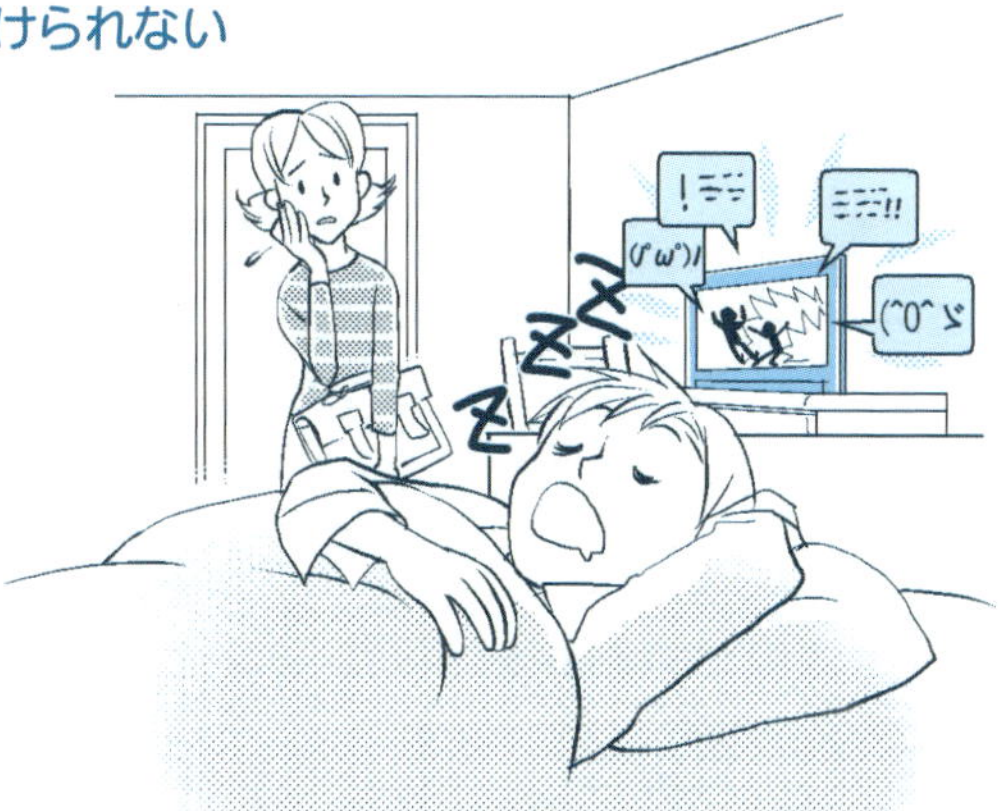

朝起きられず学校に行けない

B コンテンツ依存

③動画やネットサーフィンがやめられない

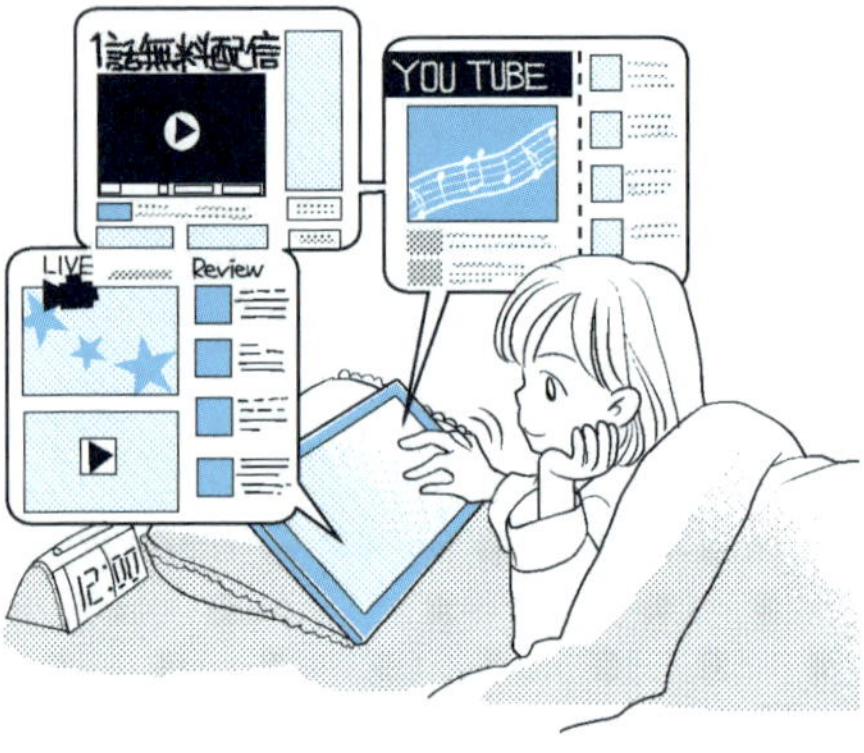

1つの動画を見ると関連する動画やサイトが紹介され、次々と見ているうちに夜が明ける。今日はやめておこうと思いながら、気がついたら枕元のスマホやタブレット端末で見ている。ダメだと思いながらも見続けてしまう。

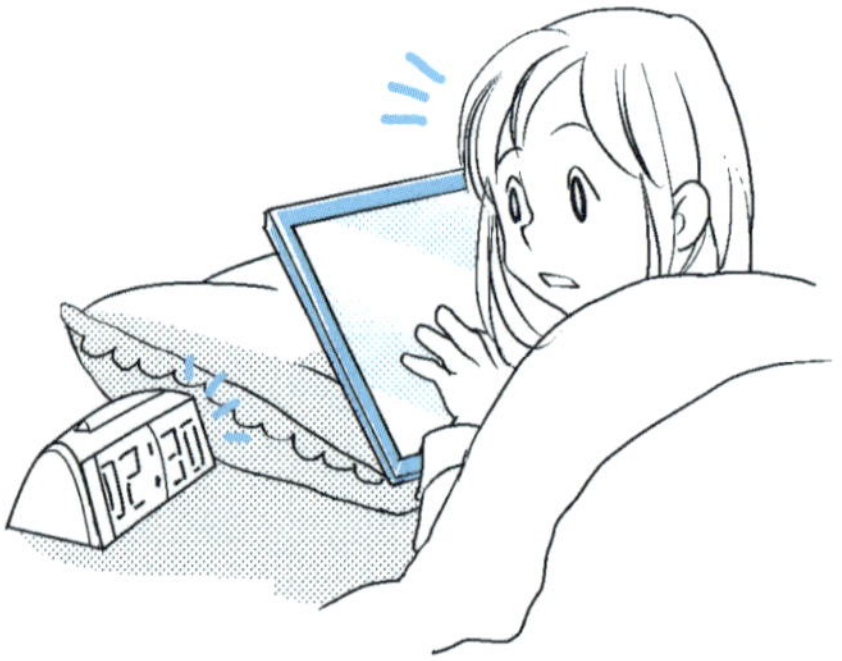

動画などを見始めると、時間を忘れてネットサーフィンをする

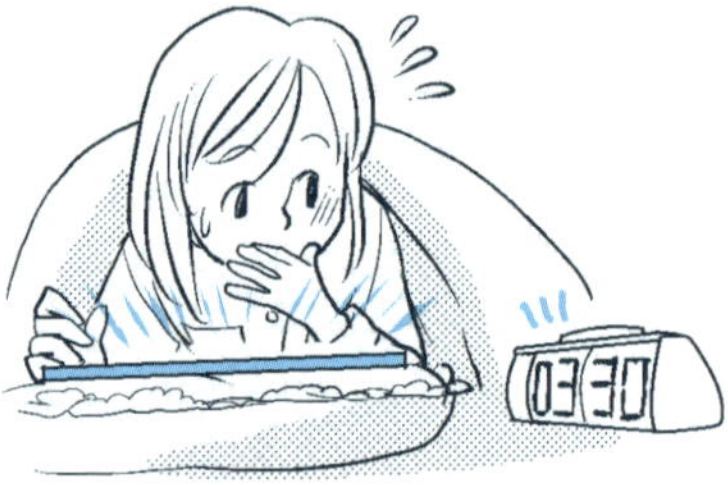

好きなアーティストなどのブログ、ニュース、動画を何十件もチェックする

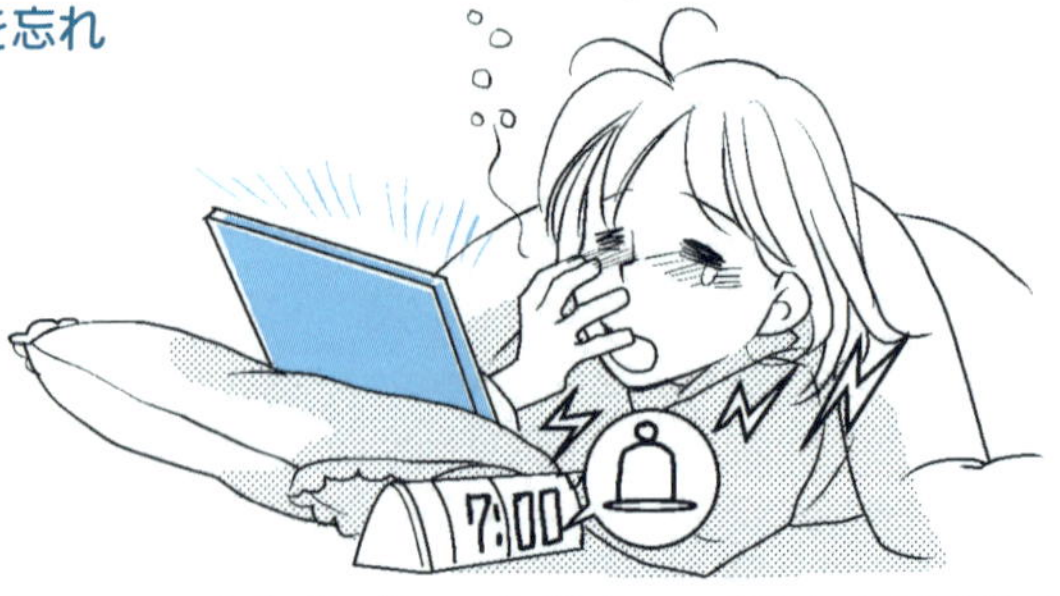

枕元のスマホやタブレット端末で、睡眠不足が続く

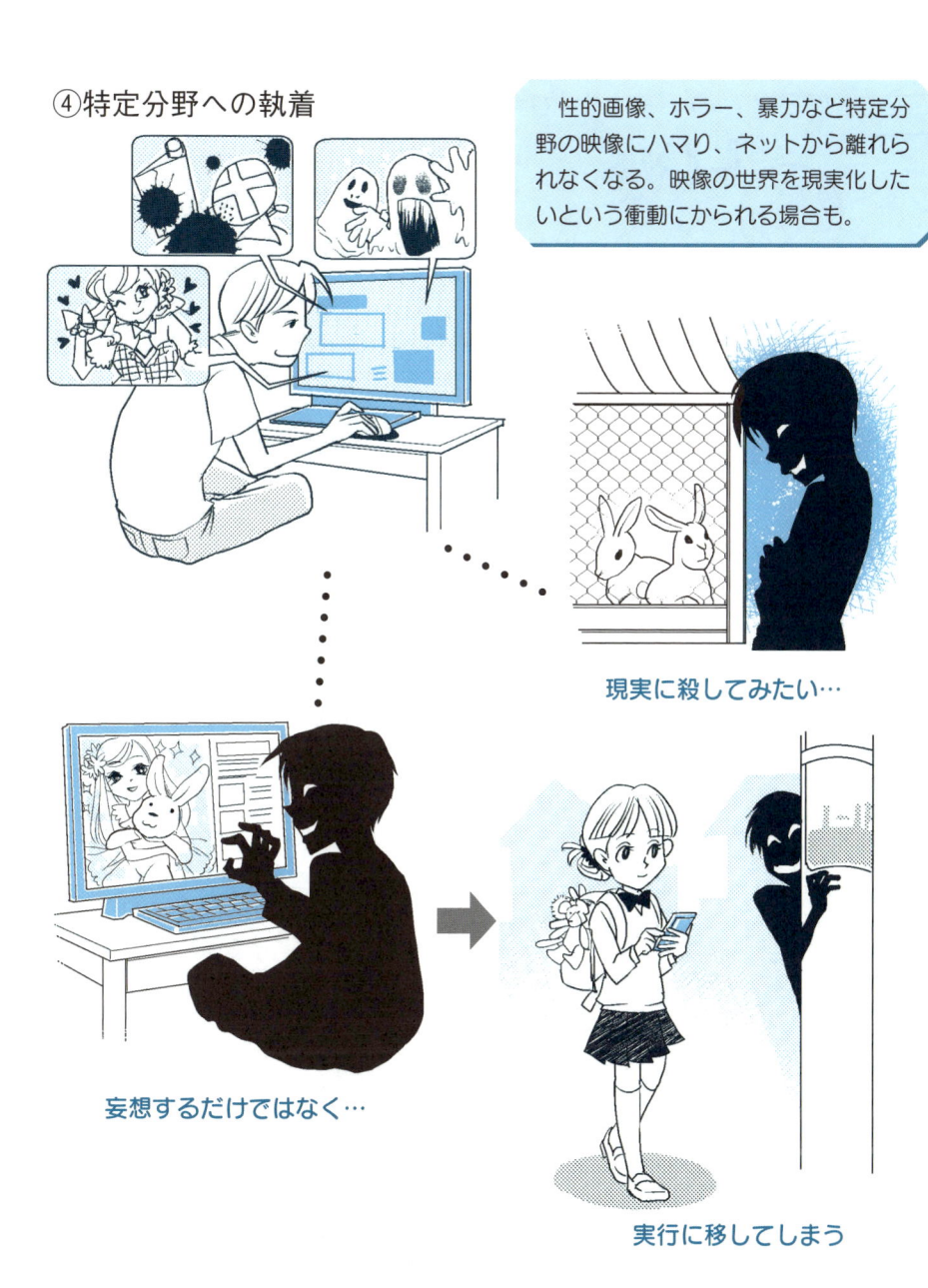

④特定分野への執着

性的画像、ホラー、暴力など特定分野の映像にハマり、ネットから離れられなくなる。映像の世界を現実化したいという衝動にかられる場合も。

現実に殺してみたい…

妄想するだけではなく…

実行に移してしまう

⑤ＬＩＮＥなどのチャット依存

女子中高生を中心に、仲間内のコミュニケーションツールとなっているスマホ・iPodなどのアプリを使ったやりとりにより、24時間化のストレス、既読マークの圧力に振り回される。仲間関係のトラブルが増幅され、グループはずしなどのいじめが続発。

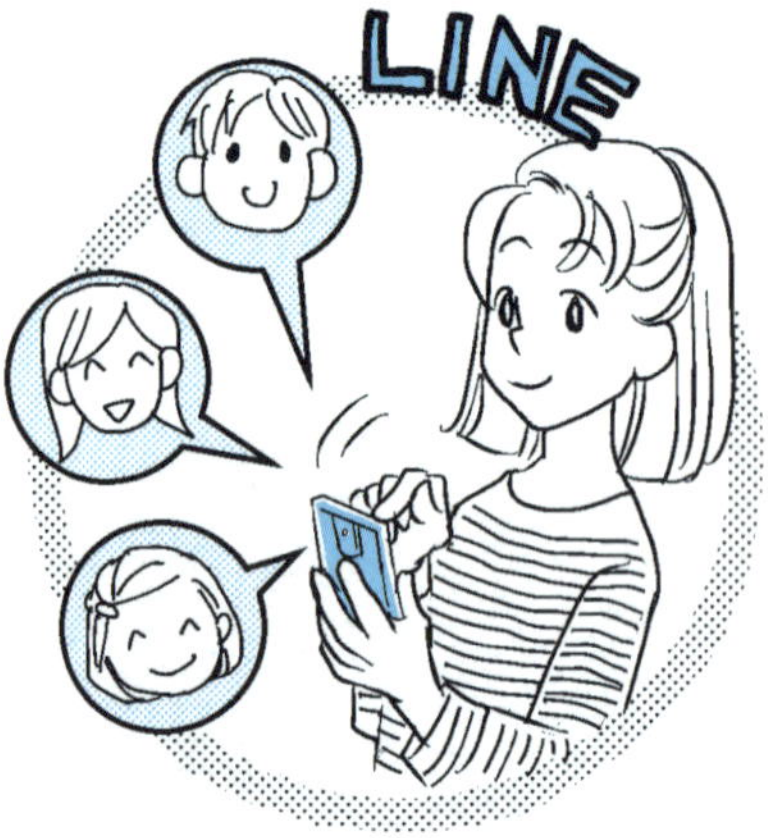

何百人もの友だち

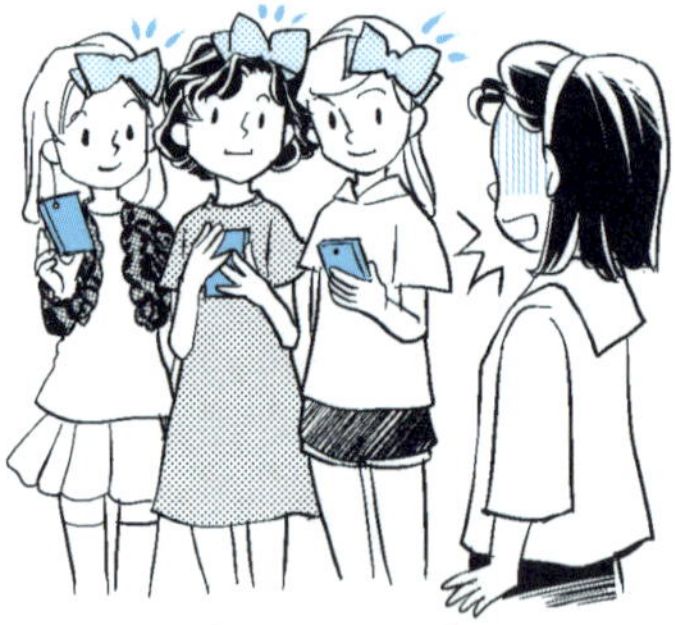

グループはずし

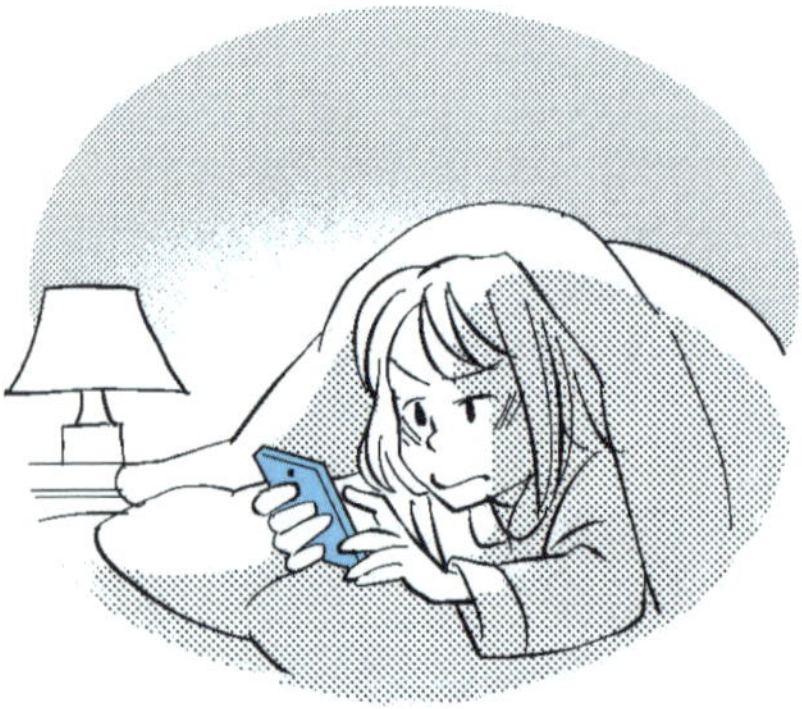

深夜まで続くチャット

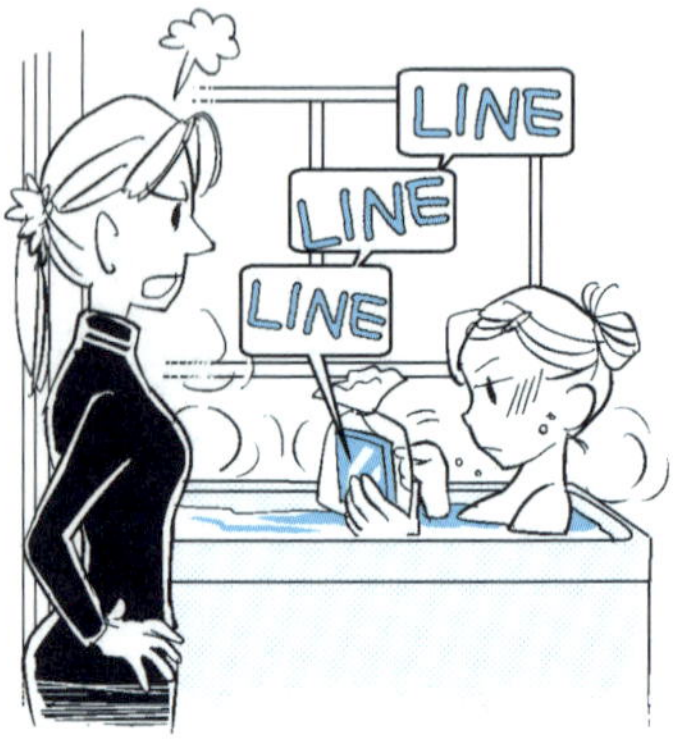

どんなときも手放せない

⑥ Facebook、ツイッター、ブログなどのコミュニティサイト依存

学校、家庭でのリアルな人間関係の希薄さの裏返しなのか、バーチャルな関係に「ぬくもり」を感じてのめり込む。「いいね！」の快感を求めてやめられない。

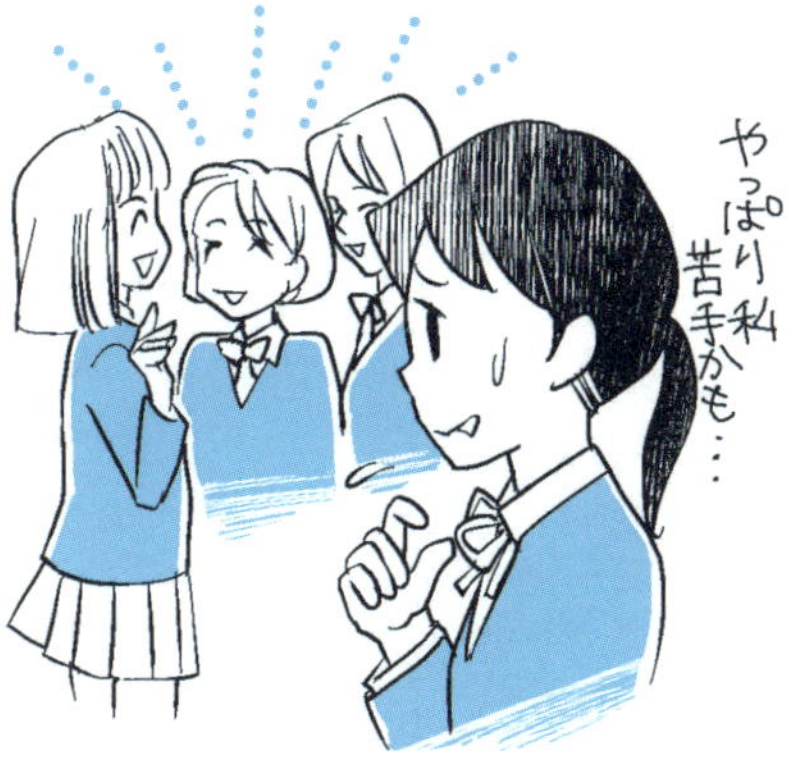

リアルな関係は苦手

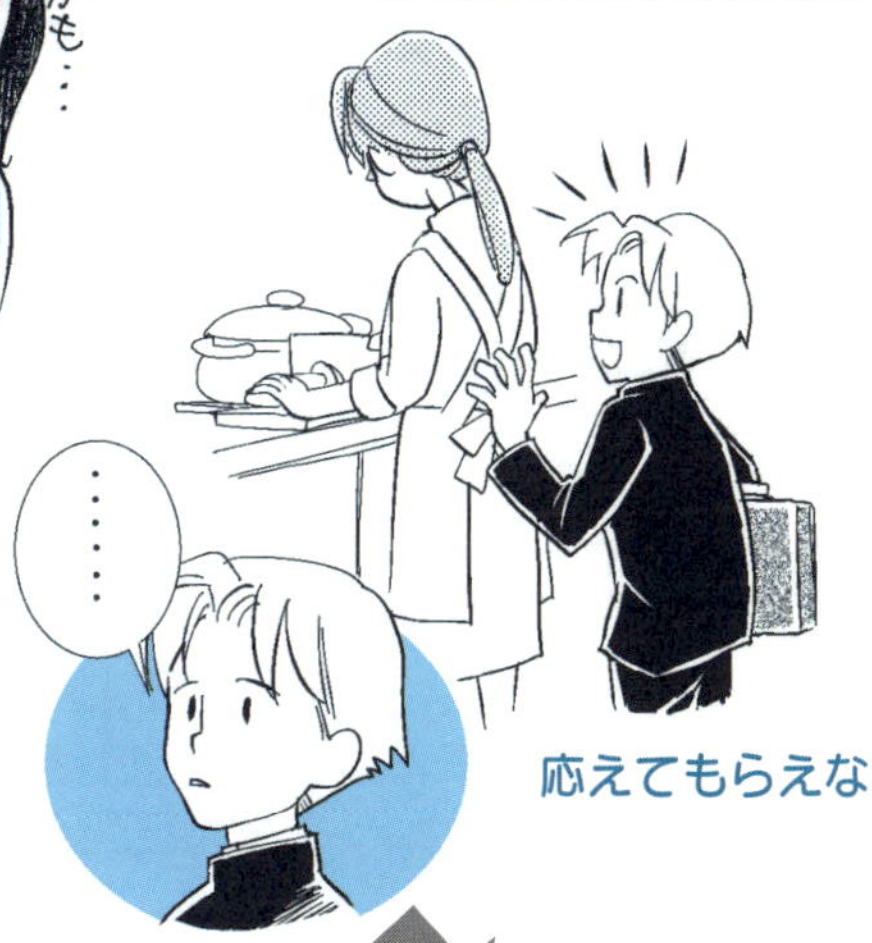

応えてもらえない…

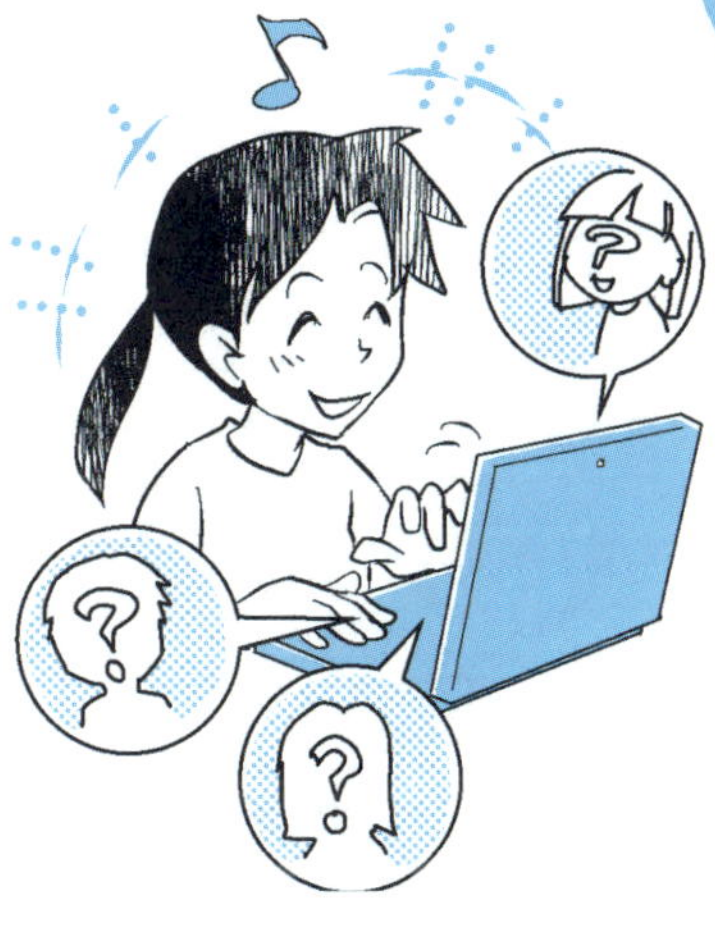

ネットの世界が楽しい

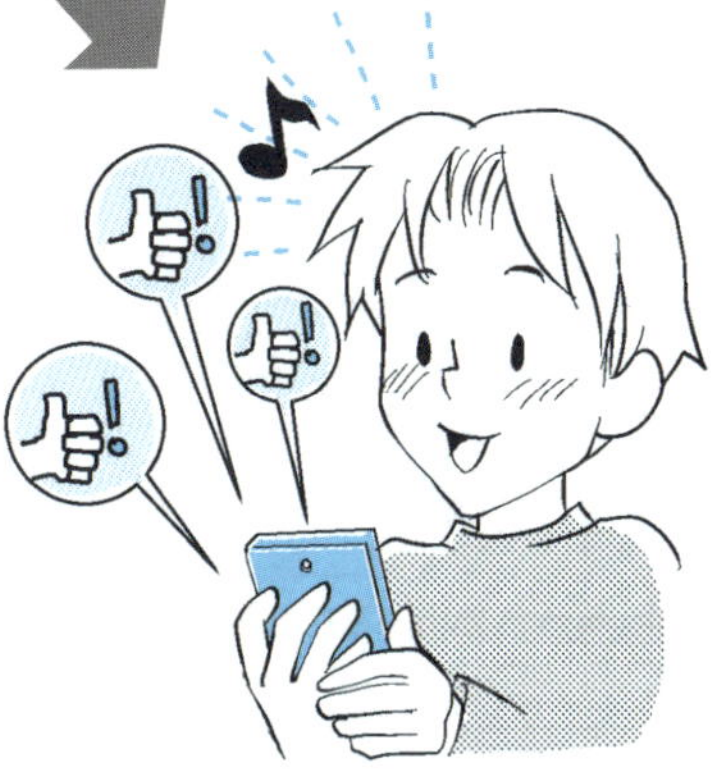

「いいね！」がうれしい

⑦乳幼児がスマホ・タブレットに執着

“おとなしくしてくれる”から、“家事がはかどる”から、“上手に操作する！ うちの子スゴイかも！！”という親の安易な考えによって、幼いときからスマホなどに触れる。軽いタッチで次々と変化が起き、面白くて手離さなくなる。取り上げると暴れて手に負えなくなることも。

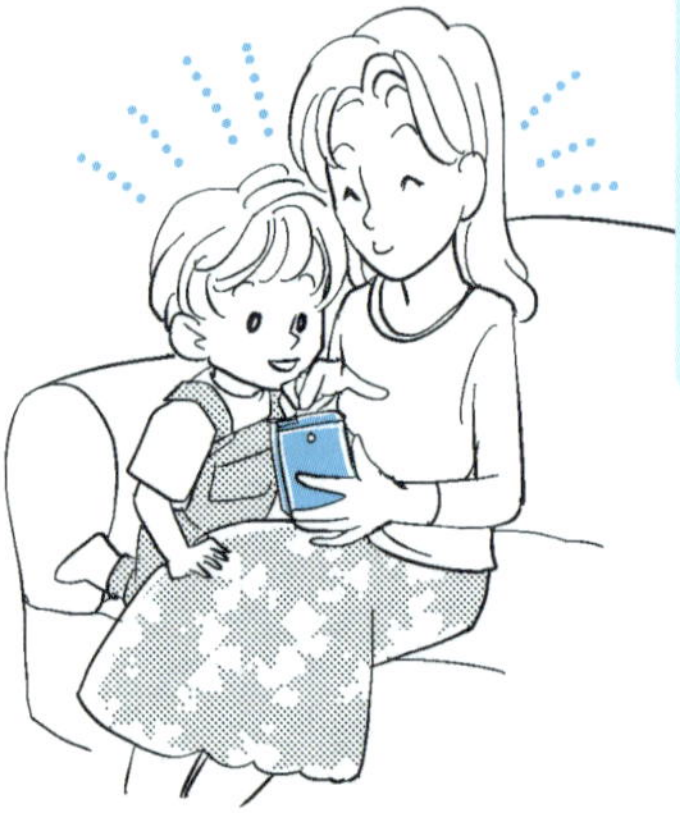

機嫌がいい

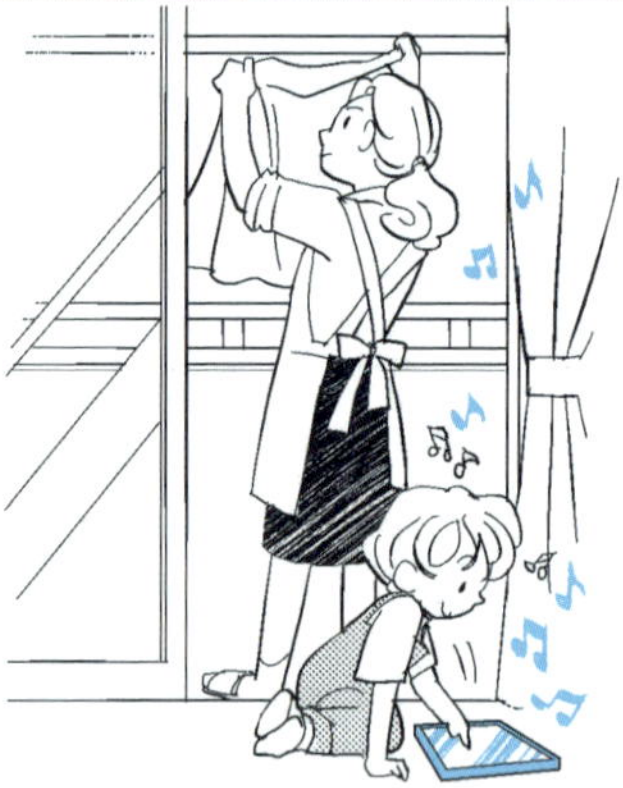

おとなしくしてくれるから
家事がはかどる

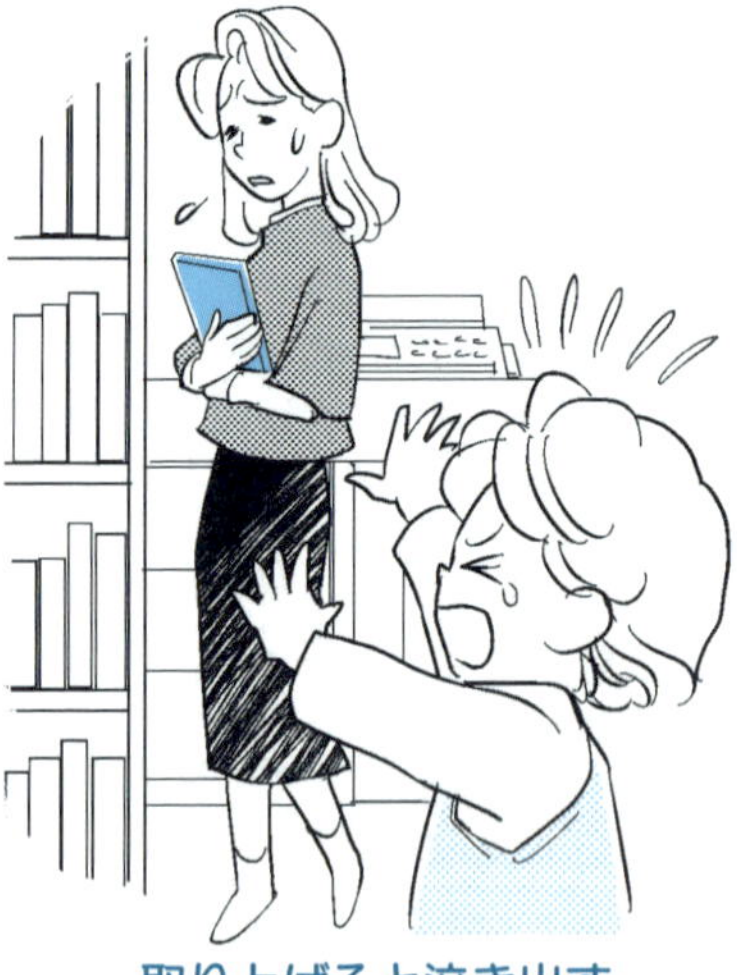

取り上げると泣き出す

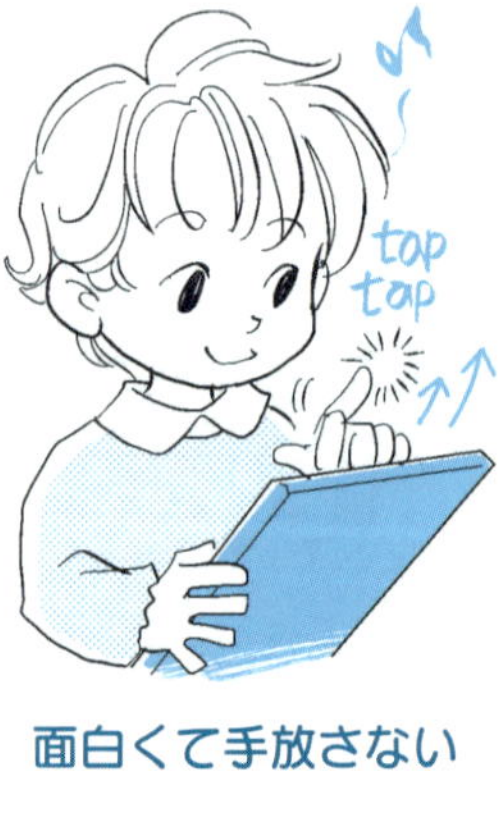

面白くて手放さない

⑧パソコンやネットの機能・技術への執着

プログラム作成、ハッキングなどに寝食を忘れて没頭。技術を誇示したいがために違法行為に走ることも。

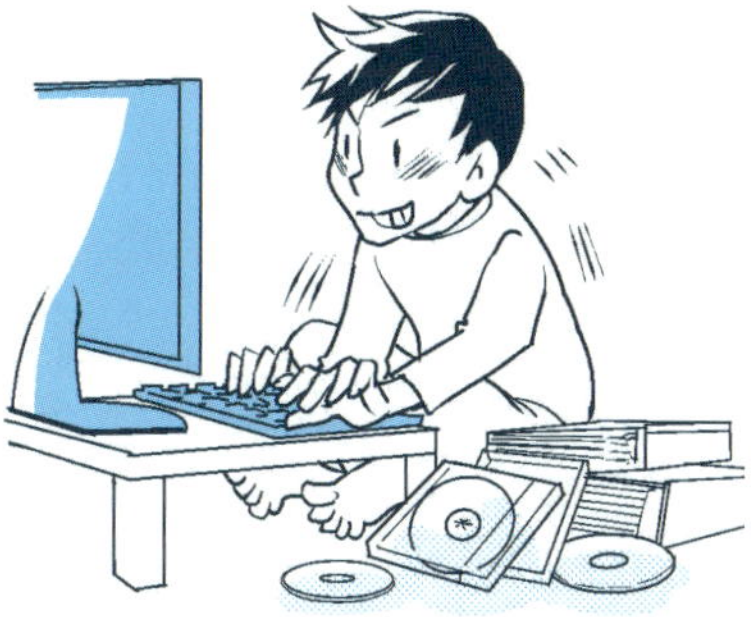

プログラム作成やハッキングに没頭

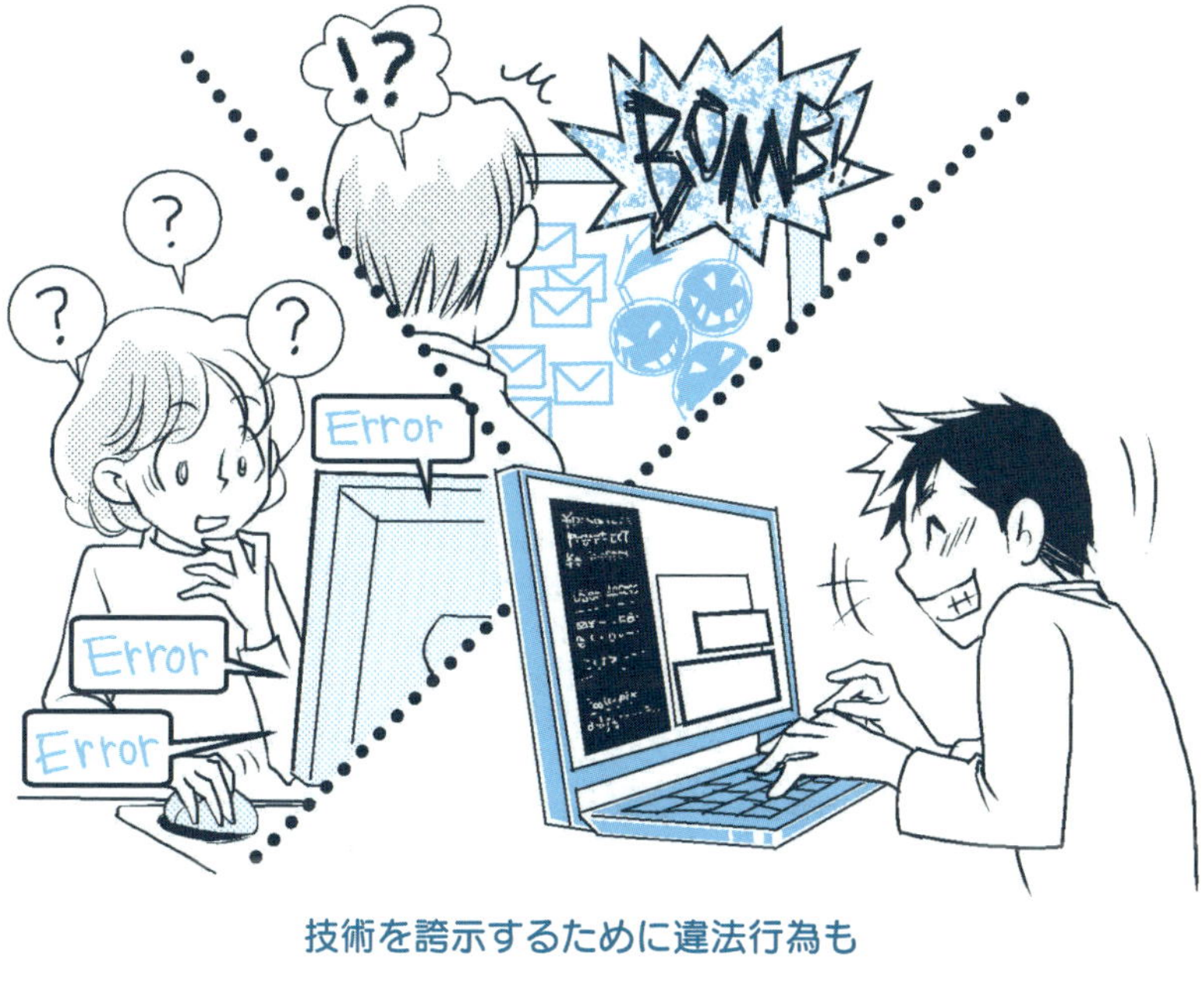

技術を誇示するために違法行為も

⑨いじめ・体罰→不登校→ネット依存→ひきこもり

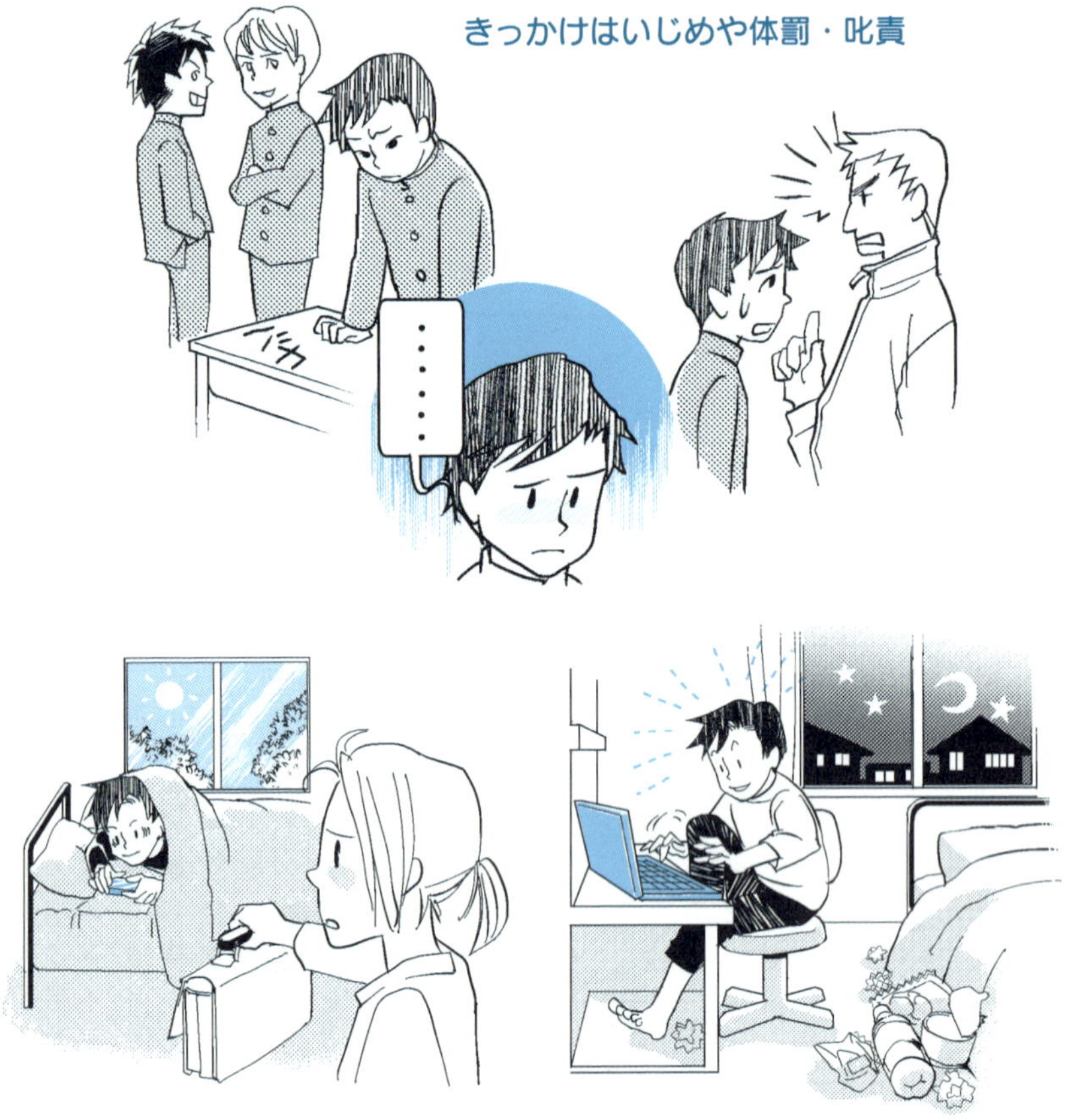
きっかけはいじめや体罰・叱責
ネットの世界にハマる

学校でのいじめ、部活動での教師やコーチからの体罰や叱責をきっかけに不登校になり、家でヒマだからとネットの世界にハマる。きっかけへの気遣いから親の対応も甘くなりがち。その結果、不登校は常態化してひきこもりに。

⑩集団の中のコミュニケーションが苦手→不定愁訴→不登校→ネット依存

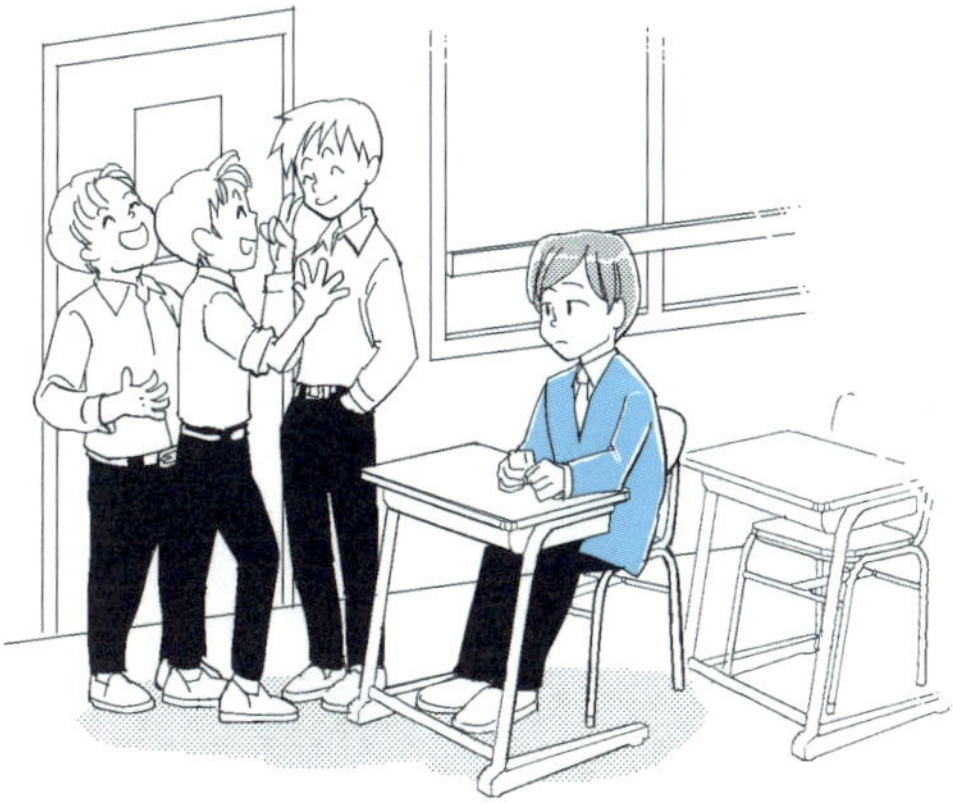

集団になじめない

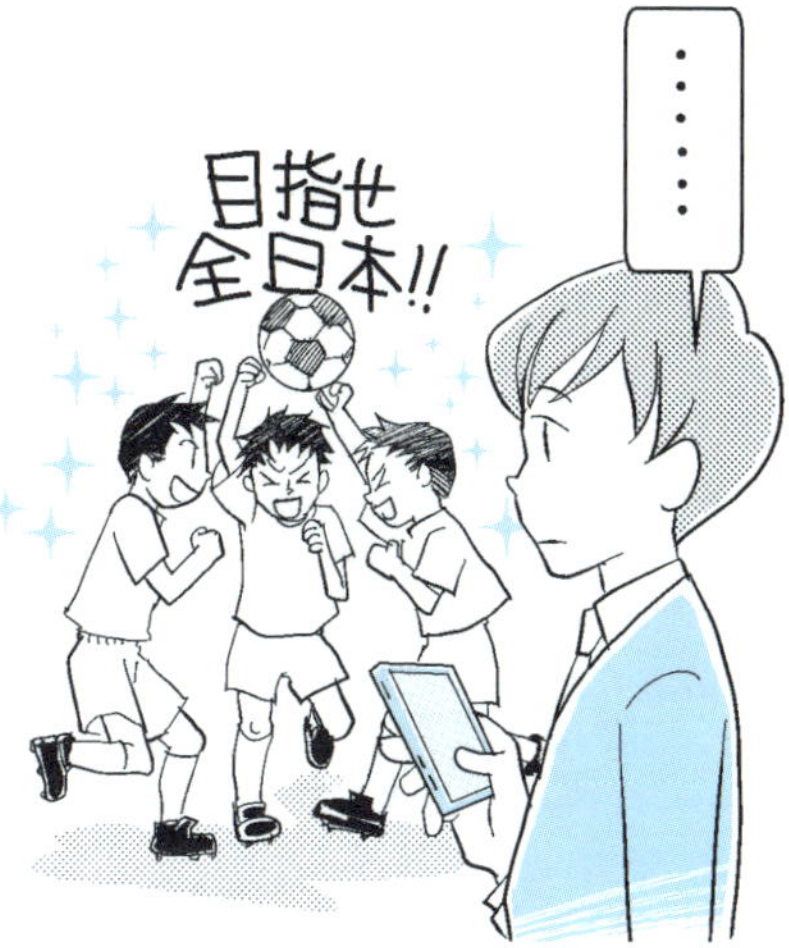

夢や目標が持てない

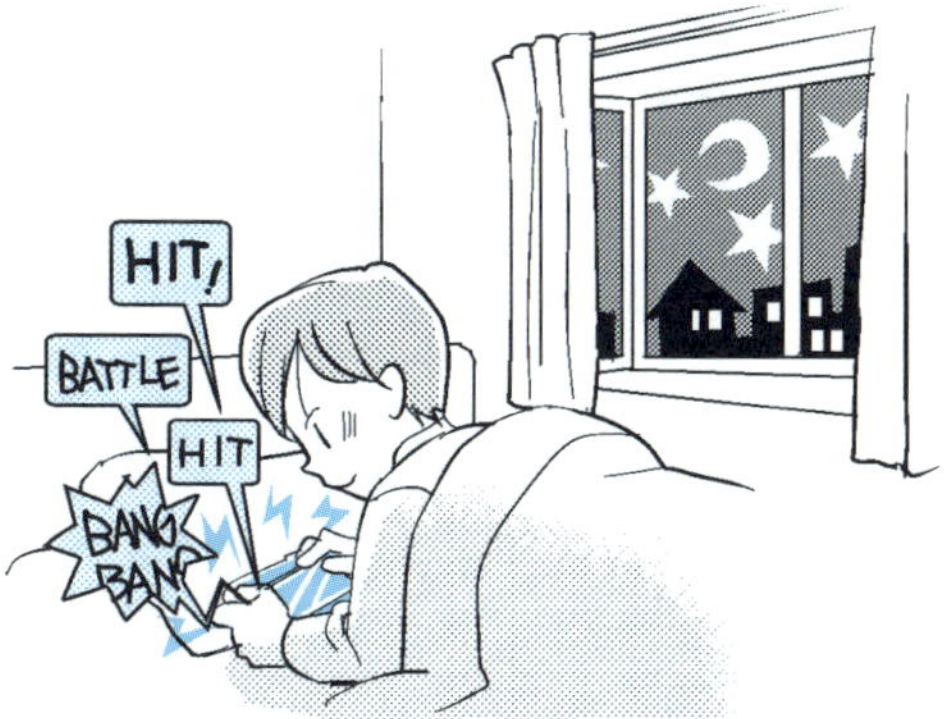

夜も昼もネットの世界

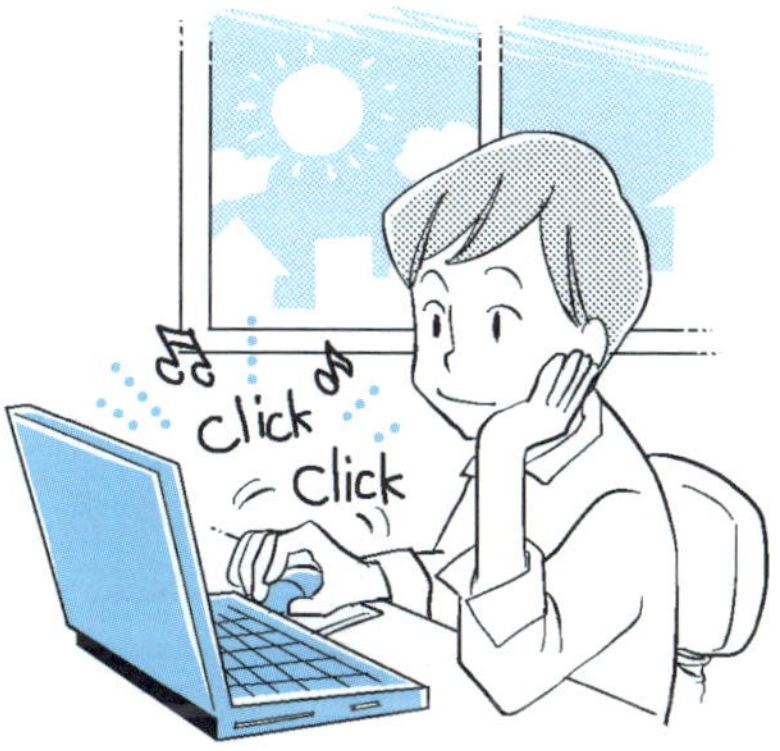

欠席が増える

集団になじめない、自己管理が苦手、何事にも意欲が持てない子。欠席日数が増えるのと同時にネットの世界に。

G 障害などが関係しているメディア依存

⑪発達障害とメディア依存

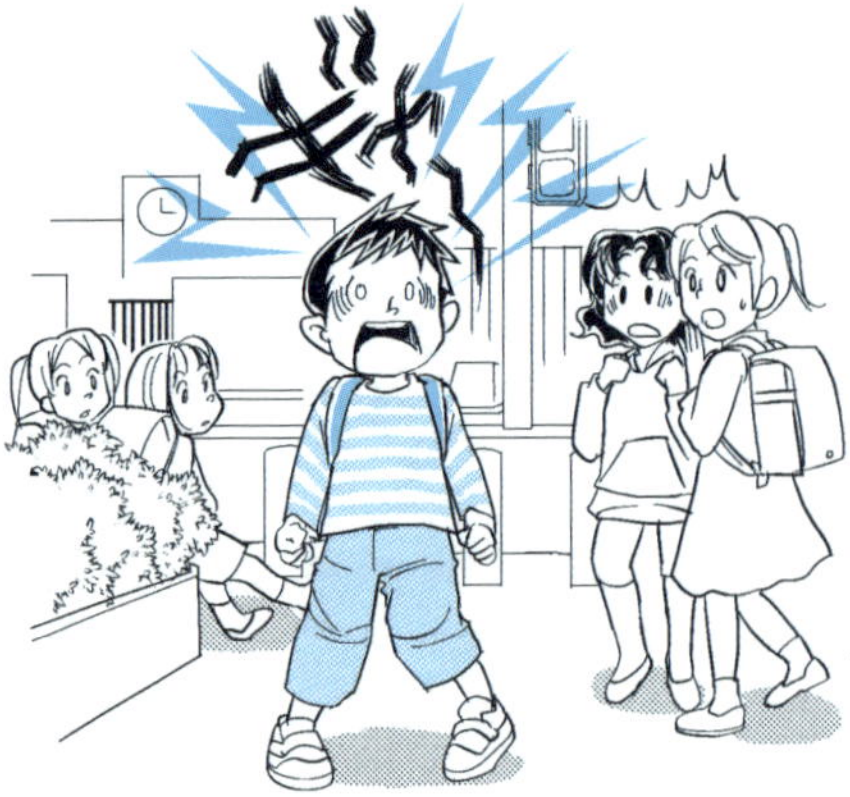

感覚が過敏で、多様な社会環境に
適応が難しい

対人関係が苦手でこだわりがあるアスペルガータイプの子どもや、注意が転々として多動なＡＤＨＤタイプの子どもが、メディアの世界に触れるとメディア依存に陥るリスクが高い。

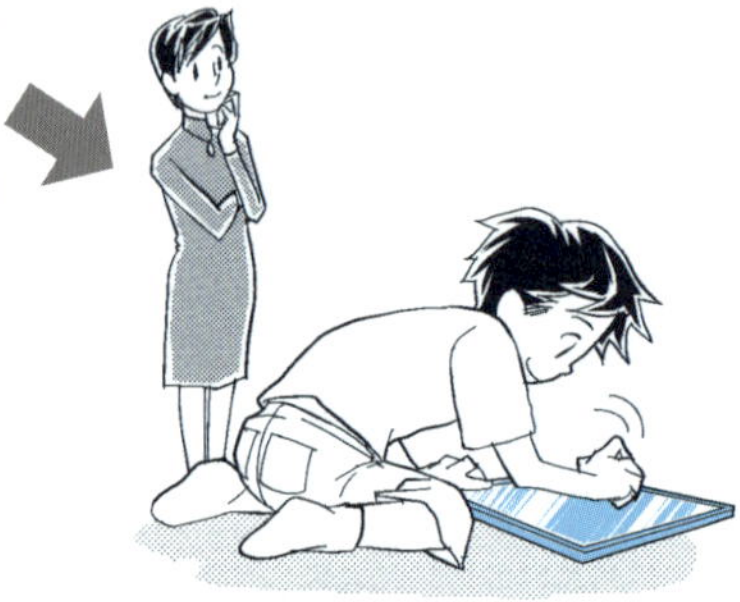

ゲーム機を手にすると
ゲームの世界に居続ける

⑫会話や外出の困難さから…

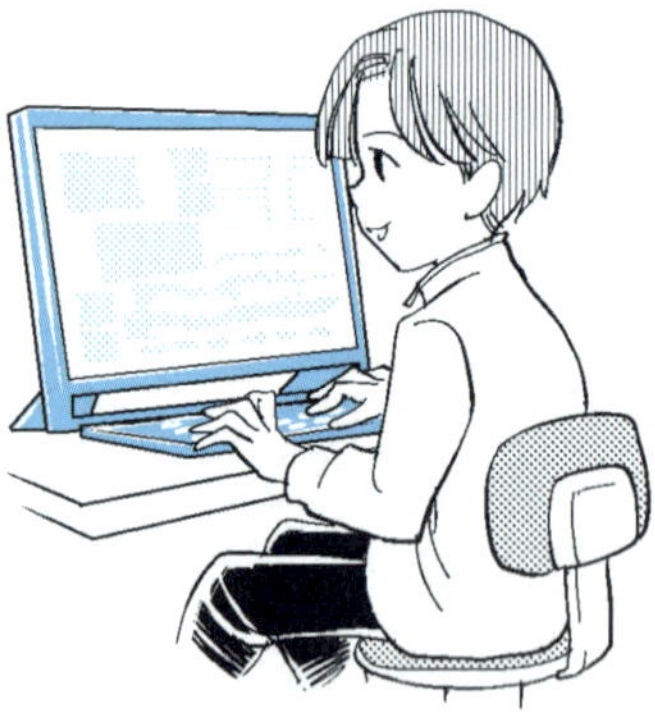

ネットの世界へ

吃音《きつおん》や口蓋裂から会話が苦手な場合や、身体障害で外出に苦労が伴う場合などは、社会との接点を持つ有効な道具にもなる。ただし、ネットの世界のコミュニケーションにハマりすぎないように注意。

4 メディア依存の背景

メディア依存、ネット依存には様々なきっかけや特徴があります。こうしたメディア依存(ネット依存)の背景をまとめたものが次ページの表です。

多くの場合、子どもたちにとって学校や家庭が楽しく過ごせる居場所となっているかどうかが問題となります。勉強がつまらない、仲のよい友だちがいない、先生や部活の指導者になじめないなど学校が楽に呼吸できる場所になっていない場合、ネットの世界の誘惑に引き込まれやすくなります。また、親の離婚、経済的困難、厳しすぎる親、子どもに関心を持たない親など、家庭が温もりのあるやすらぎの場としての機能を失っていると、子どもたちはネットの世界に温もりを求めて入り込んでいきがちになります。地域社会に子どもたちが自分の存在感を実感できる役割や居場所が少なくなってしまったことも、子どもたちがネットの世界に吸い込まれていく背景といえるでしょう。

メディア依存を予防したり治療したりする上では、単純な禁止や規制ではなく、このような背景を視野に入れた対策が大切です。

メディア依存の背景

状況	要因
子どもを取り巻く社会 学校 課外活動 塾、習い事 地域社会 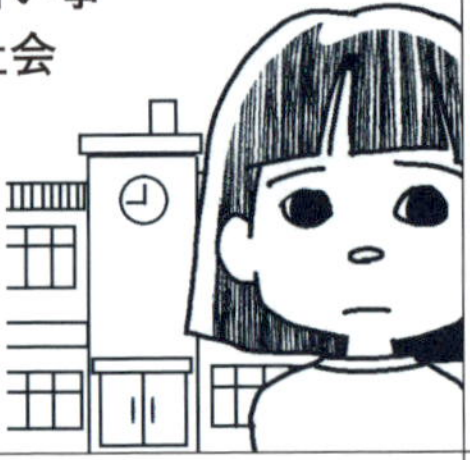	子どもの孤独、気の合う友人がいない 家庭とは別の安心できる居場所の欠如 自分の力を生かせる場の欠如 友人とのトラブル いじめや暴力被害 教師など身近な大人との関係 厳しい規制の重圧、反発 教室や課外活動の荒れ 成績低下、授業がわからない 試験・受験の圧力 周囲の期待の圧力
家庭環境 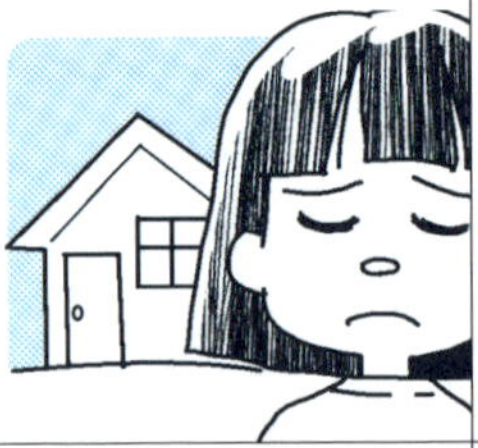	家庭内でやすらげない 生活環境の厳しさ（貧困） まじめすぎる、厳しすぎる親 子どもに関心のない親 家族関係が希薄 家族で日常を楽しんでいない １人で過ごす時間が長い きょうだい児との過度な比較
子ども自身の特性 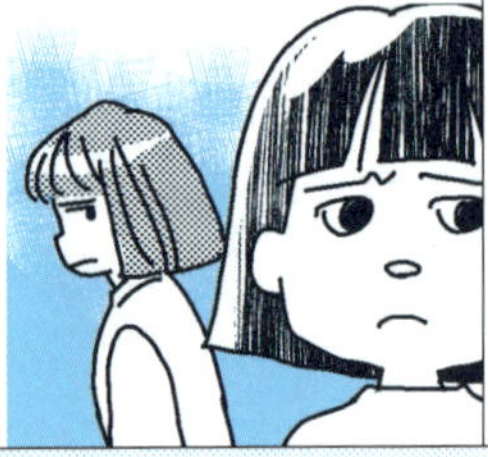	対人コミュニケーションが苦手 こだわりが強い 不安が強い 自己表現が苦手 衝動のコントロールが苦手 自己肯定感が低い 発達障害 身体障害

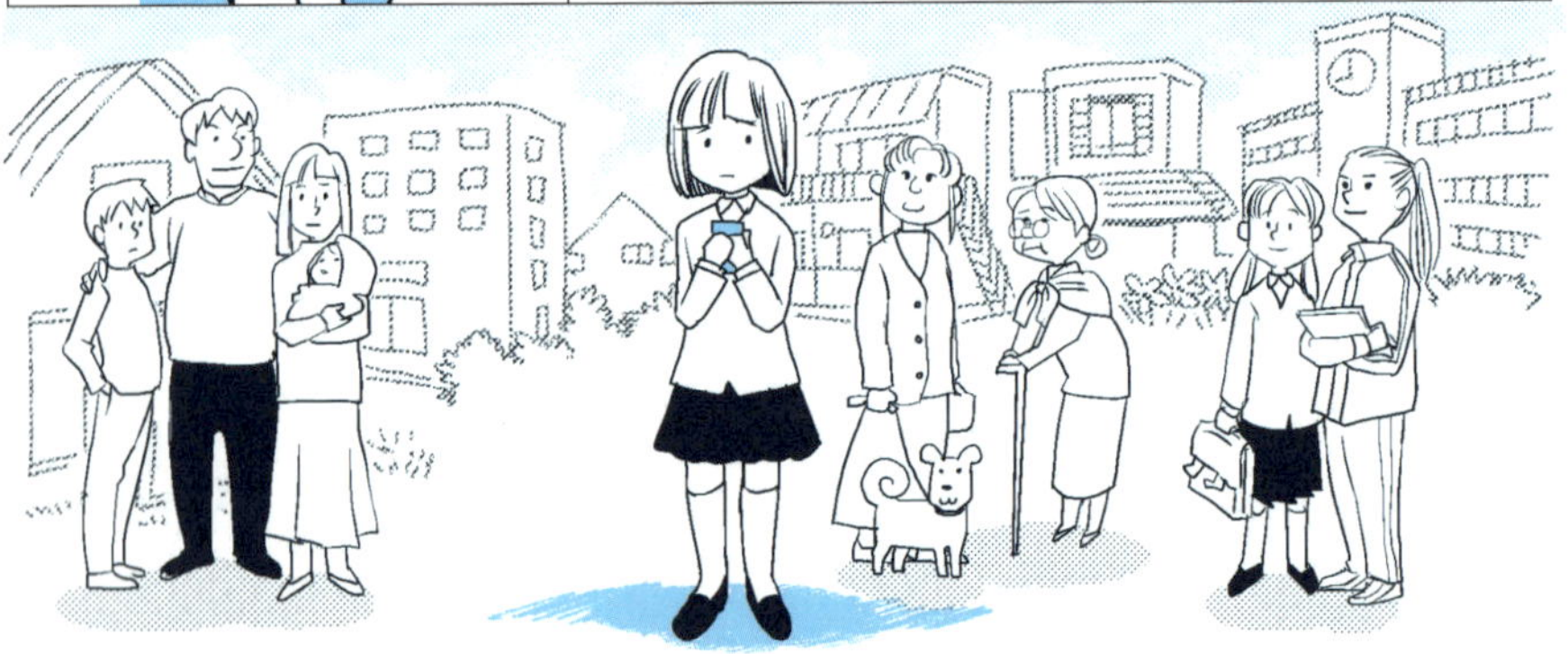

第3章

広がる
スマホ子育て

1 子育て風景が変わった

パソコン、ケータイ、スマホ、タブレット端末は、子育て中の若い親たちにも急速に広がり、子育ての様子も大きく様変わりし始めました。

何といっても目立つのが、〝スマホ育児〟ともいうべきスマホを利用した〝しつけ〟、そしてスマホやタブレット端末を赤ちゃんや幼児をあやすのに使ったり退屈しのぎに与えたりする〝電子ベビーシッター〟という現象です。

特に、全国的に使われているのが、幼児が言うことを聞かないときに見せるスマホの「鬼から電話」というアプリです。秋田の〝ナマハゲ〟をヒントにしたこのアプリのおどし効果はテキメンで子どもはすぐにおとなしくなるようですが、こうしたアプリは虐待だと指摘する声もあります。

赤ちゃんや幼児へおもちゃ代わりにスマホやタブレットを与える〝電子ベビーシッター〟に関しては、親子の愛着形成を妨げ、メディア依存に陥る危険性が高い、といった指摘もあります。

イギリスでは、4歳児がタブレット端末で遊んでいて、世界最年少の〝タブレット依存症〟患者に認定されたというニュースも伝えられています。人類が初めて体験するスマホ育児が子どもの発達にどんな影響を及ぼすかについては、人体実験が始まったばかりの状態だといえましょう。

そして、もうひとつの変化が、親たち自身のネット生活の深化が子育てにもたらす影響です。育児情報の入手方法や余暇時間の過ごし方などが、10年前とは大きく変わり始めています。

親がネットに夢中で、赤ちゃんが死んでしまったという事件は、韓国でも起きましたが、日本でも２０１２年、２０１３年と連続して起こりました。母親がスマホなどでネットに集中して子どもから目を離している間に、死に至らないまでも子どもが大小のけがをするという事件は限りなく発生しています。

様々な意味で、スマホ育児は危険と隣り合わせだという認識が必要なのです。

こうした子育て風景の変化は、子どもの心身の発達にどんな影響を与えるのでしょうか。その考察は後ほどにして、まずは現状を見てみることにしましょう。

三都県実態調査から

私たちは、本書の刊行に当たって最新のデータを得るため、東京、長野、宮崎の三都県で保育園、幼稚園の保護者1083名を対象にメディアと子育てに関する三都県アンケート調査を実施しました。ネット育児、スマホ育児の実情が親の年齢層や地域の違いでどんな変化を見せるかを見てみたかったのです。以下はその調査結果の概要です。保護者の年齢層と子どもの年齢分布は次の通りです。

ネットと子育てについての調査

※東京都、長野県、宮崎県の３都県にて保育園、幼稚園の保護者 1083 名に実施

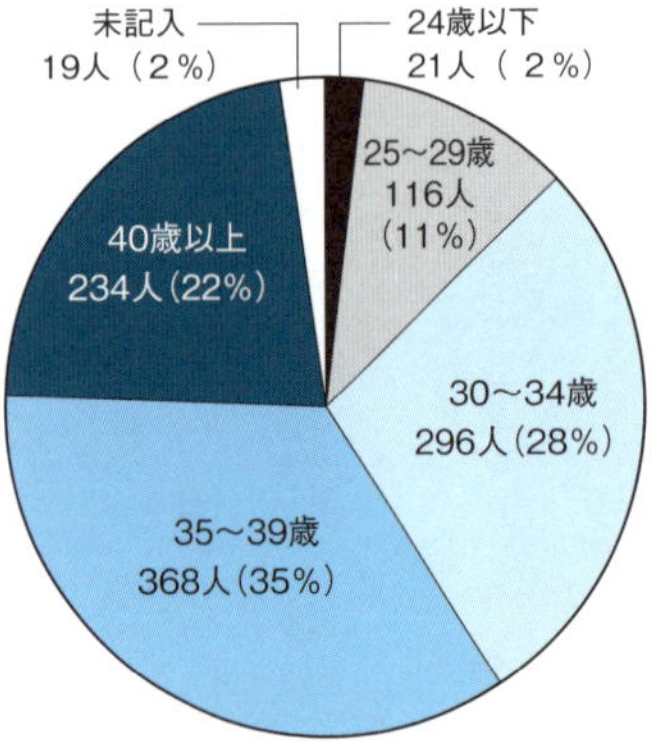

回答者の年齢分布（n＝1054）

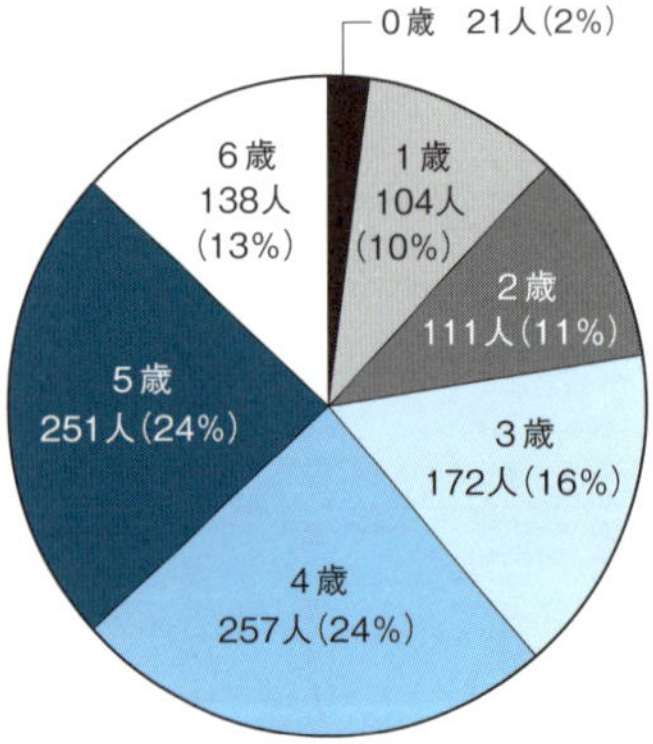

子どもの年齢分布（n＝1054）

〈ネット利用が90％〉

保護者が日常的に使っているメディア機器では、従来型の携帯電話が32％に対してスマホが63％と若い親たちの世代でもスマホの普及が進んでいることが明らかになりました。加えてパソコン55％、タブレット端末15％とネットの世界へのアプローチ可能な機器の普及も進んでいます。そうした機器を使ったＬＩＮＥ、メール、検索、ＳＮＳ、ショッピングなどのネット利用は90％に及び、地域や年代の違いを超えてネット生活が浸透しています。

利用時間をみると、１日１時間以下が55％、１〜２時間が32％となっていますが、一日３〜４時間と１日５時間以上を合わせると10％の保護者が長時間のネット利用状態となっており、子育てへの影響や親自身のネット依存が心配です。

そして、母子手帳に注意書きがされるなど様々な啓発活動が展開されているにもかかわらず、授乳中にテレビやＤＶＤ視聴をしなかった母親は26％、ケータイやスマホ操作をしなかった母親は42％にとどまっており、母親の行動の変化には結びついていない様子がうかがわれます。

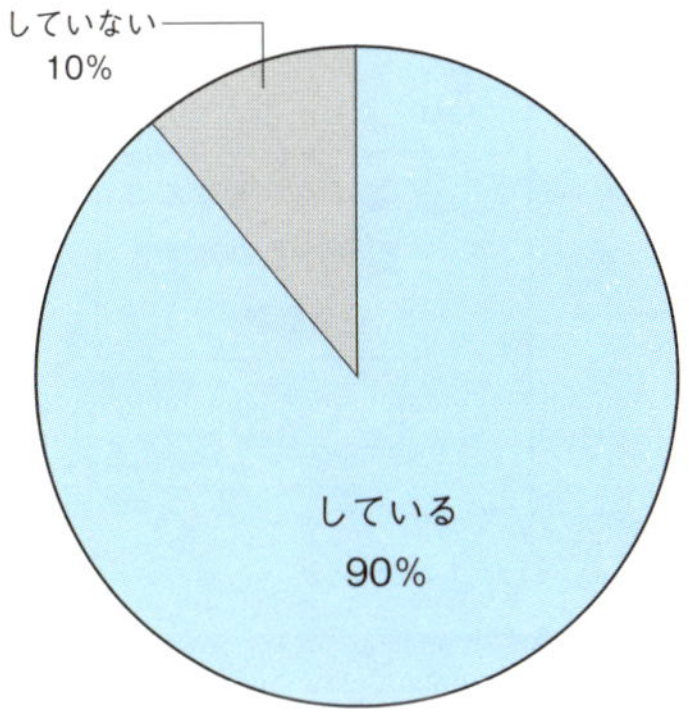

親のネット利用（三都県）
（n＝1044）

〈子育てで困ったら〉

子育てで困ったときに利用する手段では「ネットで調べる」が「親に相談」「友人に相談」と肩を並べ、ネット利用の定着がこの側面からもうかがわれます。

子どもがけがをしたり、熱を出したりしたときなど一刻を争うような場面でも、子どもに構う前に、まず〝ネットで検索〟とパソコンやスマホに向き合うことを心配している小児科医もいます。

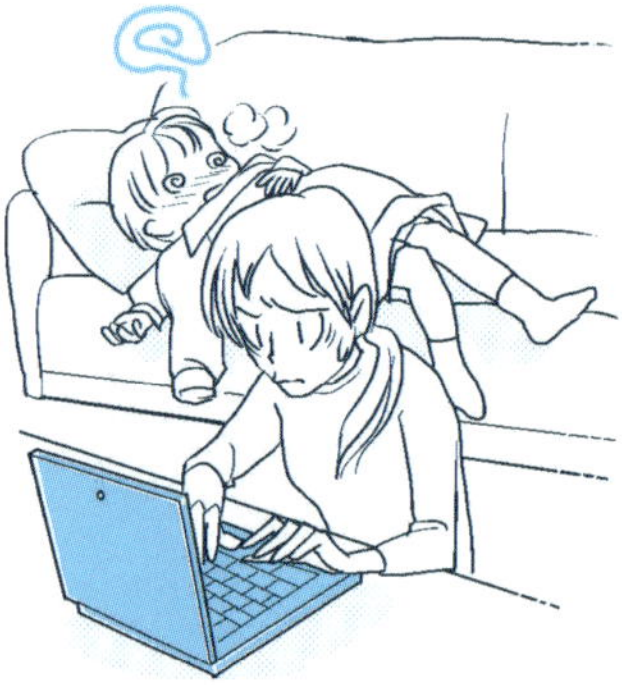

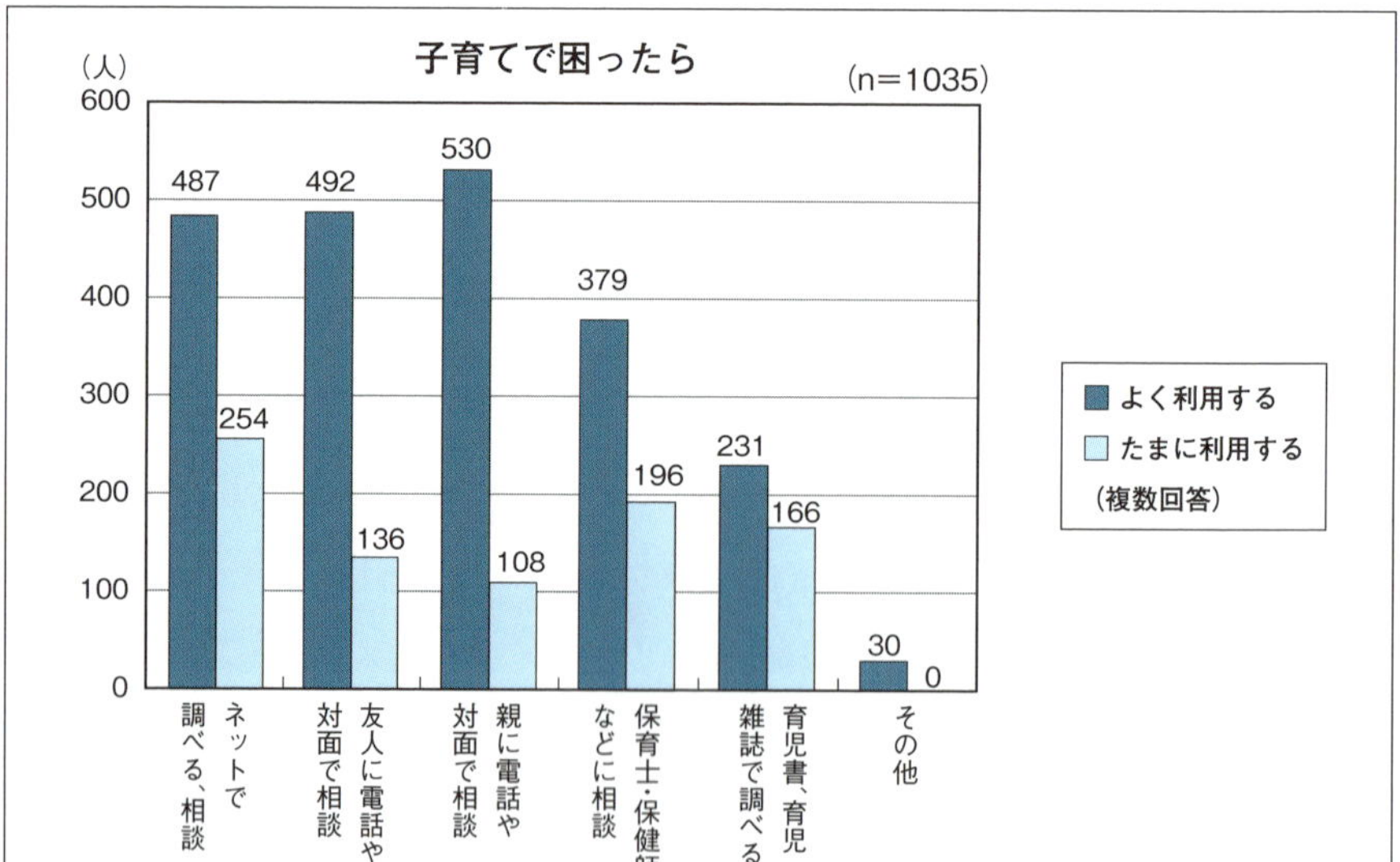

〈子育てアプリ利用20％〉

子どもをあやしたり、(「いないいないばあ」など)、脅したり(「鬼から電話」など)、退屈しのぎに見せたり(「YouTube」など)、遊ばせたり(「お絵かき」「ゲーム」など)といった子育てアプリが今や数限りなく親たちの前に提示されています。今回の調査でも5分の1の親がそれを利用していることが明らかになりました。

しかし、その利用状況には、地域差と親の年代による違いがはっきりと見える結果となりました。地域別の利用率は、宮崎が28％、東京23％、長野17％。長野県の保育園ではメディア漬け子育てへの啓発活動に取り組んできた園の存在が影響しているのかもしれません。

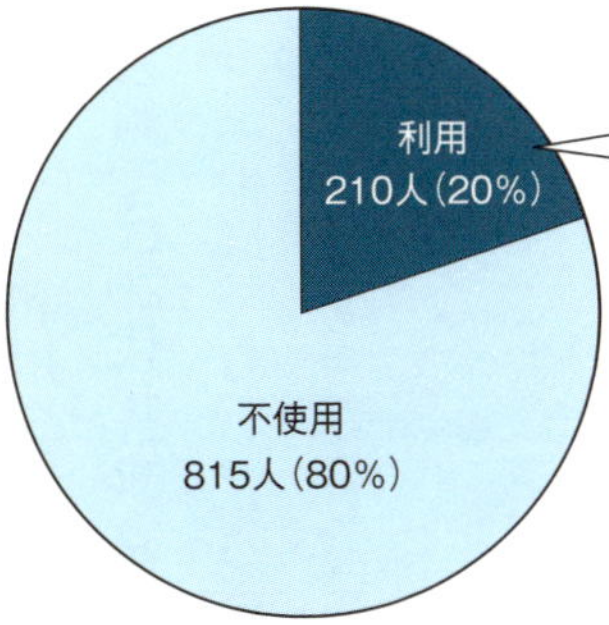

子育てアプリ使用率（三都県）
（n＝1025）

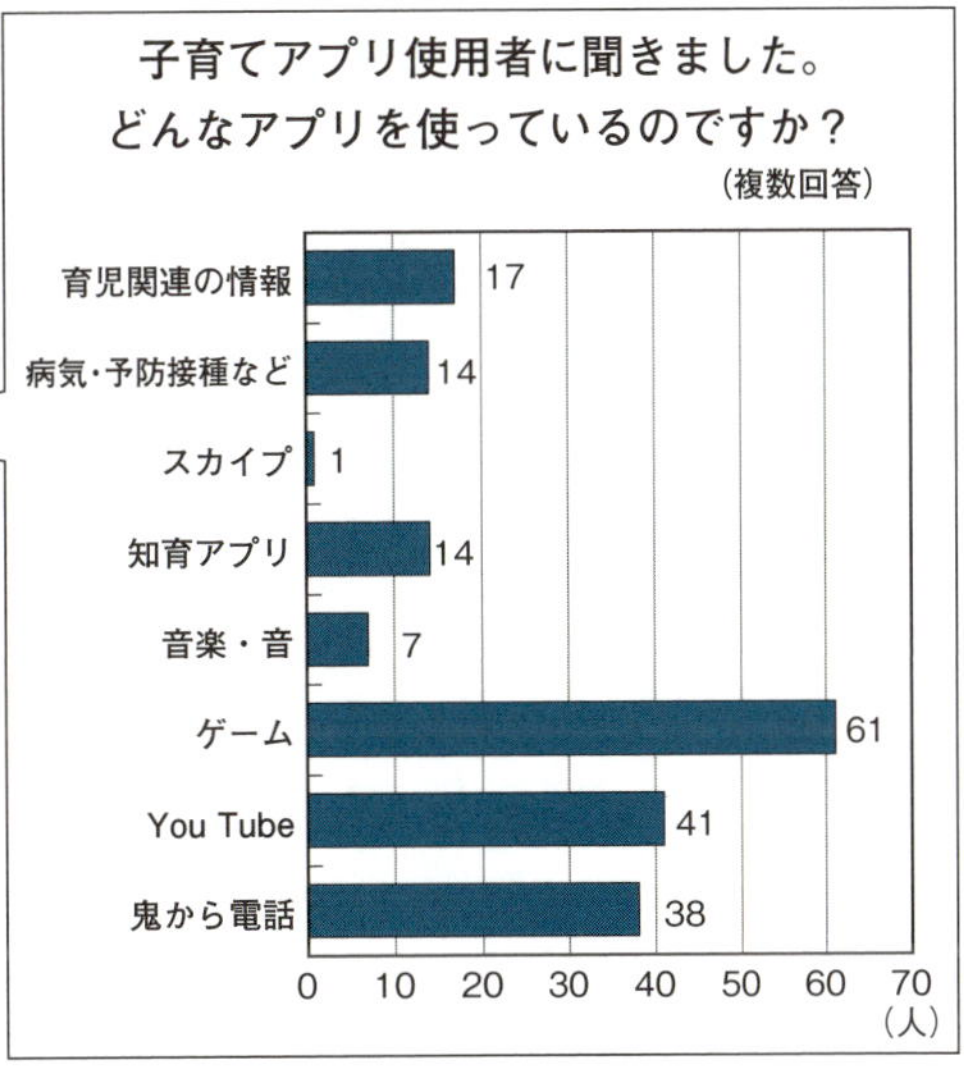

親の年代別利用状況は、三地域とも共通して年齢が上がるに従って利用率が下がっています（グラフ左）。東京では20代39％、30代24％、40代18％、宮崎では20代40％、30代25％、40代12％、長野では20代38％、30代17％、40代7％でした。どの地域でも若い親ほど乳幼児期から子育てアプリを使って子育てすることに警戒心が低いことがはっきりと見て取れる結果です。

東京都　年代別（n＝223）

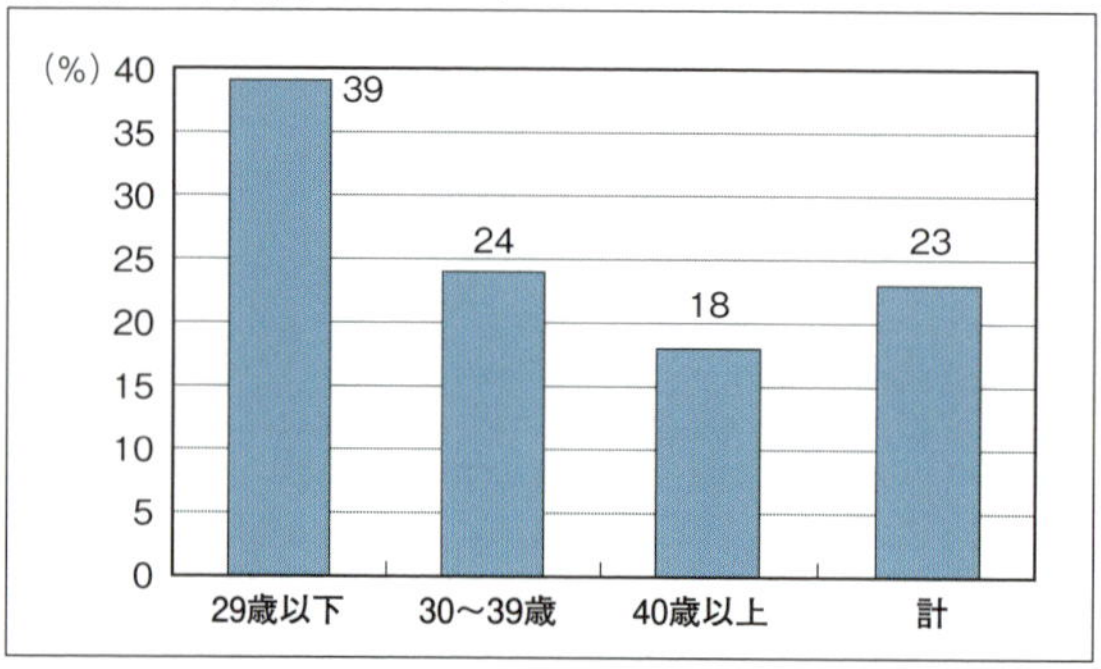

宮崎県　年代別（n＝193）

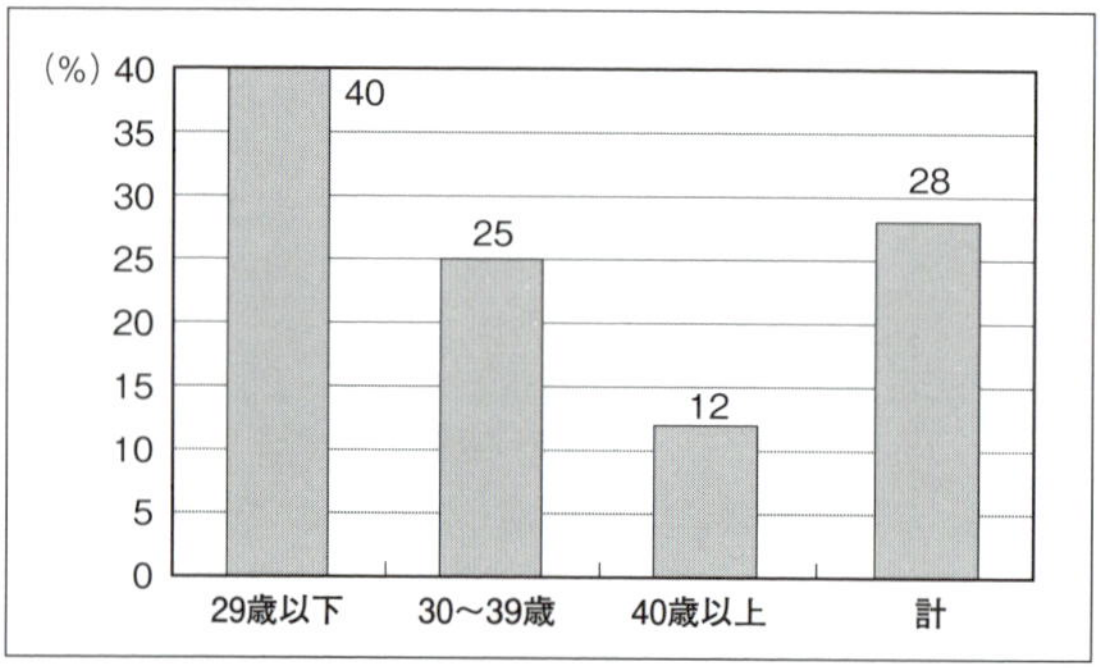

長野県　年代別（n＝600）

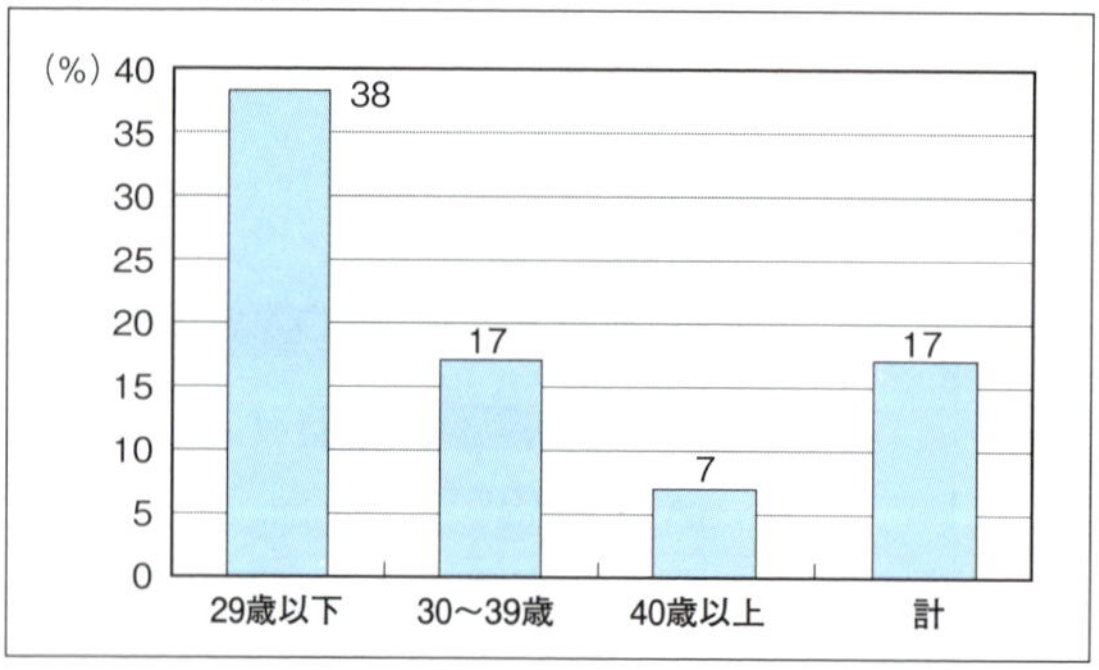

〈子どもが自分でスマホ・タブレット端末を操作45%〉

乳幼児期の子どもに、自由にスマホやタブレット端末を触らせたり、親が知らないうちに勝手に操作してしまっていることが「ある」「ときどきある」と答えた親が45%もありました。

地域別に見ると、長野は38%だったのに対して、東京57%、宮崎52%とはっきりと地域差が出ました。長野県では親への啓発が行われており、子どもの身近なところで親がスマホやタブレット端末の操作を控える、子どもの手の届くところに置かないなどの対応意識があるのかもしれません。

今回のアンケートには、急速に普及が進むスマホやタブレットにどう向き合えばよいのだろうか、という戸惑いや疑問の声も数多く記入されていました（次ページ参照）。

子どもが自分でスマホ・タブレットを操作することがありますか？

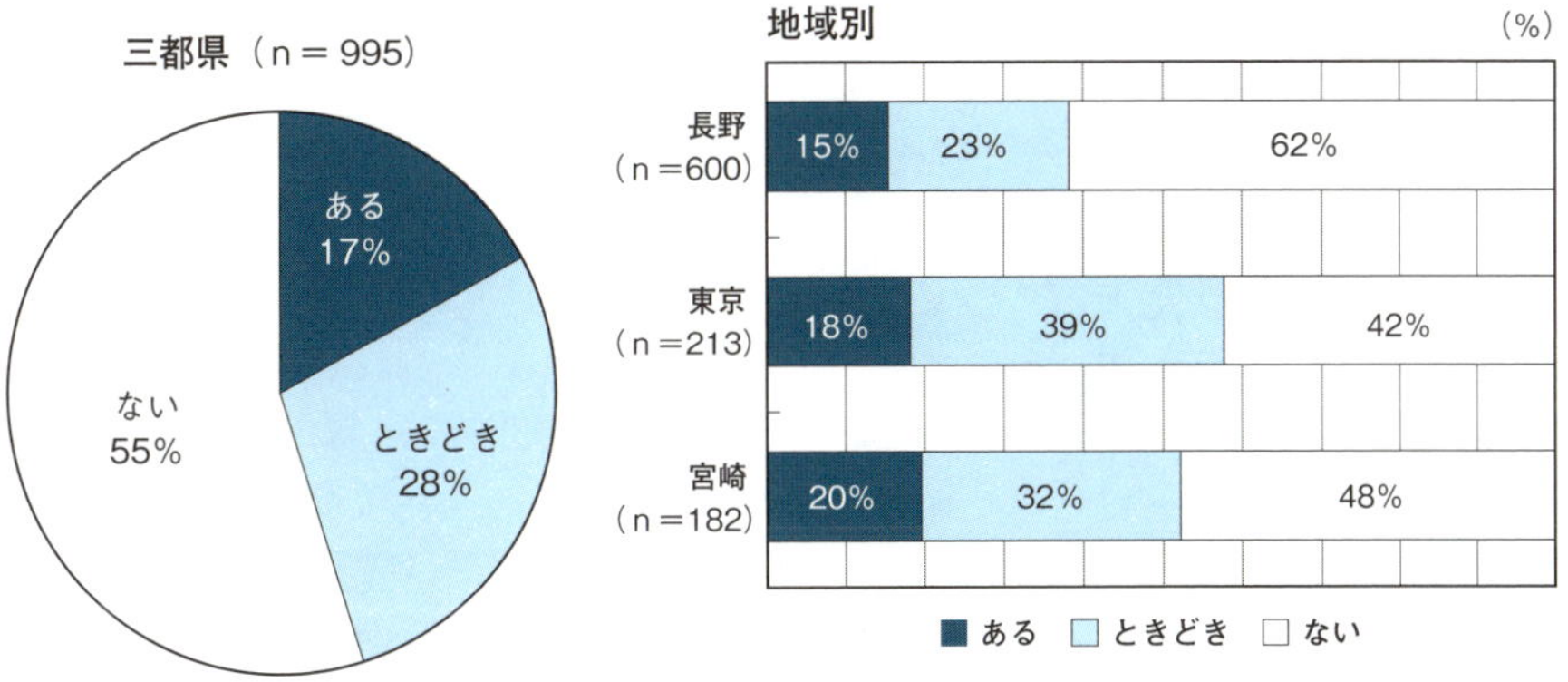

スマホと子どもの接触

親たちの戸惑い・気がかりな点

「**スマホに興味がある**ようで**勝手に操作**していることがあり驚いている。**まだ3歳**なのでなるべく子どもの前では触らないようにしている」

「知らない間にスマホを操作し、いろいろなサイトを開こうとする」

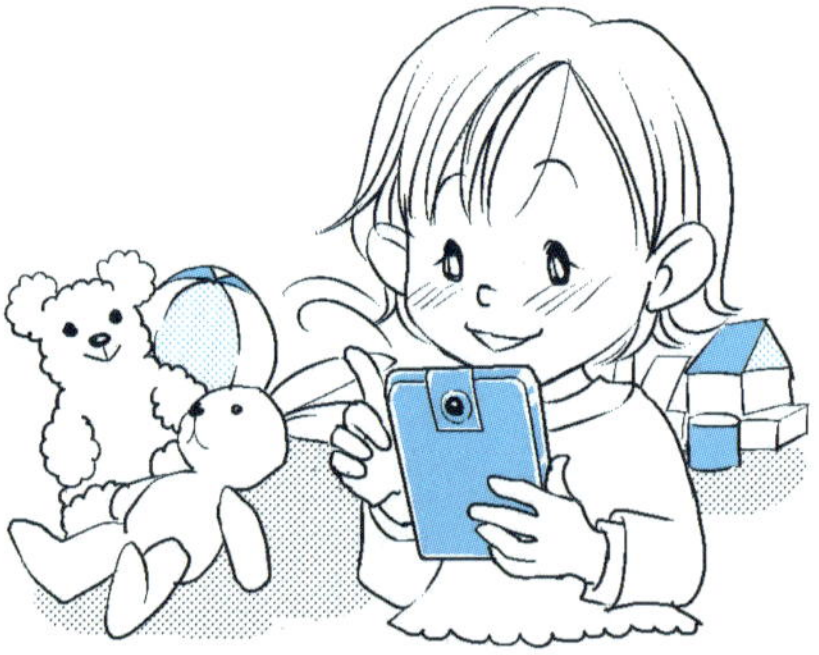

「**最近の母親は**、自分も含め、**スマホが出てからかなり依存している**人が多いと感じます。メール、フェイスブック、LINEでの交流も盛んで、かなり忙しくなっています。私はフェイスブック、LINEはやめましたが、**子どもがほったらかしにされたり、手がまわらない**ということになっていないか**心配に思います**」

「動画（YouTube）に一時期執着し、**言葉の遅れで健診にひっかかった**。禁止後は言葉も増えている」

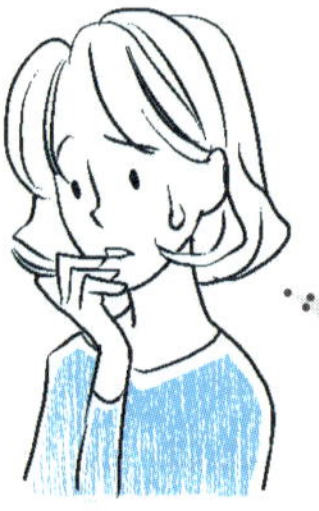

「親の使い方を見て覚え、**ひとりで勝手に使ってしまう**」

「子どもがiPadなどを自分で操作できることを自慢げに話す親がいるが、気にしないように子育てをしていきたい」

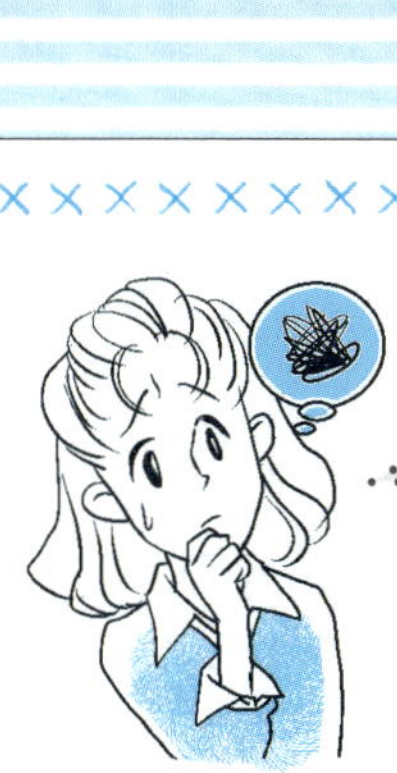

「**YouTubeにある動画を勝手に見ている**ときがある」

「自分（母）がスマホの操作をしているのを見て覚えたらしく、いつの間にかスマホで遊んでいたため、おもちゃでないことを**いくら話してもときどき勝手に扱っている**」

「**操作の仕方など驚くほどすぐに覚える**ので最近は大人の使うパソコンやスマホなどにはロックをかけ勝手に操作できないようにしている」

「パパの**スマホのロック解除もできて**しまい、びっくりです」

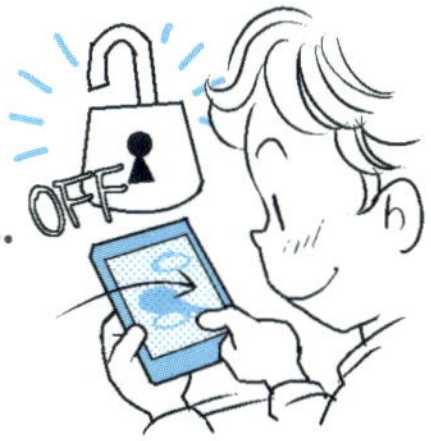

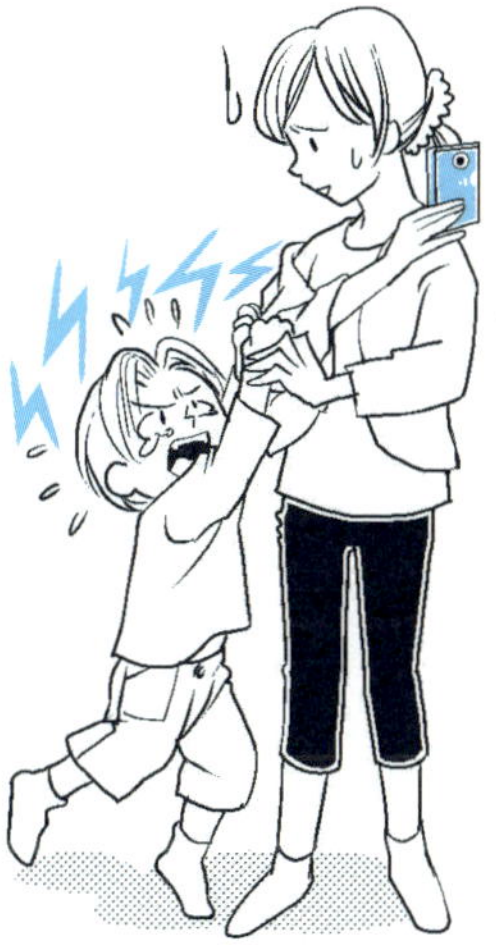

「操作が簡単なため、YouTubeにある動画などを見始めると止まりません。**時間を10分と決めて**いたのですが、**終わりを告げると号泣**し、母子で疲れてしまいました」

「パパのお休みの日は、スマホを独占してしまってずっと見てしまう。パパも子どもが泣くからと渡してしまうので、日によってはスマホ三昧《ざんまい》もある」

メディアと子育てに関する三都県アンケート調査より

ネット社会・スマホ育児の落とし穴

前節で紹介したアンケートの結果からは、ネット社会やスマホ育児が子育てのありようを大きく変え始めているものの親たちも乳幼児自身もその変化に戸惑い振り回されている様子も見えてきます。

スマホ育児の特徴を大まかに整理すると、次の3点になります。

（1）子どもをおとなしくさせるのに便利なため、安易に使う。
（2）親の視線が子どもに向いておらず、子どもの視線も親に向いていない。
（3）スマホやタブレット端末が子どもの手元や手近な場所にあるため、子どもが勝手に操作するなど、時間や使用内容をコントロールすることは極めて難しい。

こうした特徴は、これまで私たちNPO子どもとメディアや日本小児科医会が警鐘を鳴らしてきた〝メディア漬け育児〟の危険性を一挙に何倍にも増大させることにつながります。テレビやDVDなどへの乳幼児の長時間接触がもたらす弊害が何倍にも増幅されて、子どもの心身の発達の遅れや歪《ゆが》み、親子の愛着形成不全がより一層深刻なものになっていくことが懸念されるのです。

コラム

業者の〝ガイドライン〟は裏読みしよう

2013年11月にアプリ開発業者と業界に協力的な〝研究者〟、〝保育関係者〟が作成したという乳幼児のスマホアプリ利用の「ガイドライン」が発表されました。このガイドラインは5項目ありますが、ウラ読みするとそのままスマホ育児の危険性を示すものになっています。実に面白いのでここで紹介しておきましょう。

・**「親子で会話しながら一緒に利用」**→スマホは親子の会話を奪い、別々の時間を増やす

・**「創造的な活動になるよう工夫」**→スマホを使うことは決して創造的な活動ではない

・**「多様な体験ができる機会をつくる」**→スマホは多様な体験の機会を奪う

・**「生活サイクルを守りながら利用」**→スマホは生活サイクルを破壊する

・**「親子でコミュニケーションをとりながら…」**→スマホは親子のコミュニケーションをとれなくする

皆さん、いかがでしょうか。こうしたガイドラインは業者の利用促進、販売実績のためのものか、真に子どもの立場に立ったものか、よく見極める必要があるのです。

スマホ育児、4つの落とし穴

ネット社会におけるスマホ育児の危険性は、大きく4つに類別できます。

1、依存症への落とし穴

乳幼児期から子どもが長時間スマホやタブレット端末に接触し続けることは、脳の働きや、言語能力が未熟な状態のため、ハマりやすく依存性につながる危険が大きい。子どもが勝手に操作していることが親には見えなかったり、子どもの手元にあるので時間制限もかけにくく、長時間接触が常態化しやすい。

2、事故・育児放棄への落とし穴

親がパソコン、スマホ、タブレット端末などに夢中になり、子どもの状況への注意力欠如、安全への配慮がおろそかになる、子どもの世話が面倒になる、などから事故につながったり、病気の発見が遅れたりする。10か月の乳児を入浴させながらネットを続けて溺死させる、夫婦でネットに夢中になって赤ちゃんを衰弱死させる、などの事件も起きている。

3、愛着形成不全への落とし穴

親は、わが子を見つめないで、スマホやタブレット端末の画面を見つめ、自分の声でわが子に語りかけない代わりにスマホやタブレット端末のアプリが語りかける。子どももひたすら指で画面を撫《な》でたり触ったりで、親子が声をかけ合ったり、肌を触れ合ったり、体験を共有したりといった安らぎの時間が激減してしまう。親子の愛着形成の大切な時間がスマホやタブレット端末に奪われていく。

4、人間になれない！　発達不全への落とし穴

赤ちゃんが〝人間〟になるには、乳児期を含む子ども期に、視覚、聴覚、触覚、嗅覚、味覚などの五感はもちろん身体操作に必要な筋肉の力や筋肉感覚、そして体温調節や血圧調整に必要な自律神経など、人間としての基礎的な諸能力を獲得することが絶対に必要である。しかし、子ども期にスマホ・タブレット三昧《ざんまい》で体を動かして様々な実体験をする機会がなくなると、人間になれない子どもが続出する危険性が大きい。現在でも日本の子どもたちは多面的発達不全＝「劣化」が進み、一部の人からは、〝絶滅危惧種〟とまで言われているが、スマホ育児はその「劣化」のスピードを大きく加速してしまう恐れが強い。言葉の力や社会性といった人間として大切な能力もスマホでは育たないばかりか、様々な人間との触れ合いの時間を奪うことでこの側面でも劣化を加速していくこととなる。

コラム

どうしてスマホで子育てがよくないのか

世代を超えて世界中の赤ちゃんが好きな遊び「いないいないばぁ」があります。ところが、最近はスマホ相手に無表情でこの「いないいないばあ」のアプリにタッチしている子どもを見かけます。

いないいないばぁは8か月から1歳前後の子どもが繰り返すのですが、これは脳の発達と関係しています。それまでは「目の前から見えなくなった」＝「なくなった」ですが、このころから「目の前に見えないけれど一貫してある」という周囲の一貫性を記憶保持できるようになるのです。そして、「いつもある、なじみのあるもの」に安心感を、「なじみのないもの」に警戒心を持つという人見知りとも関係して、生涯の基礎となる愛着を形成してゆくのです。

「愛着対象が見えないけれどちゃんとある」という期待に応えて「ばぁ！」でちゃんと出てくるからこそあの喜びなのであって、目先の変化に喜んでいるわけではないのです。

また、スマホによるしつけアプリもたくさん出てきます。いまはやっている「鬼から電話」は、まさに脅しによるしつけの代表です。1〜2歳の子どもにとってはトラウマに近い体験になります。怖いだけでなく、自分を守ってくれるはずの親から見せられたりするのですから、虐待ともいえるでしょう。言葉にして吐き出せない幼い子どもにとっての恐怖体験は、そのままフラッシュバックを起こすトラウマとなりやすいのです。見せた瞬間に言うことを聞くからと言って、日常的な不機嫌、不安、不信感、不眠や寝起きの悪さなどを抱えた子どもに育っていいはずはありません。

さらに、乳幼児期からスマホやｉＰａｄなどを与えられた子どもがどのように育つのか、いま使わせている方は、まさにあなたがわが子で人体実験をしているようなものです。その先の責任は誰がとるのでしょうか。

子どもの育ちによいのはどちら？

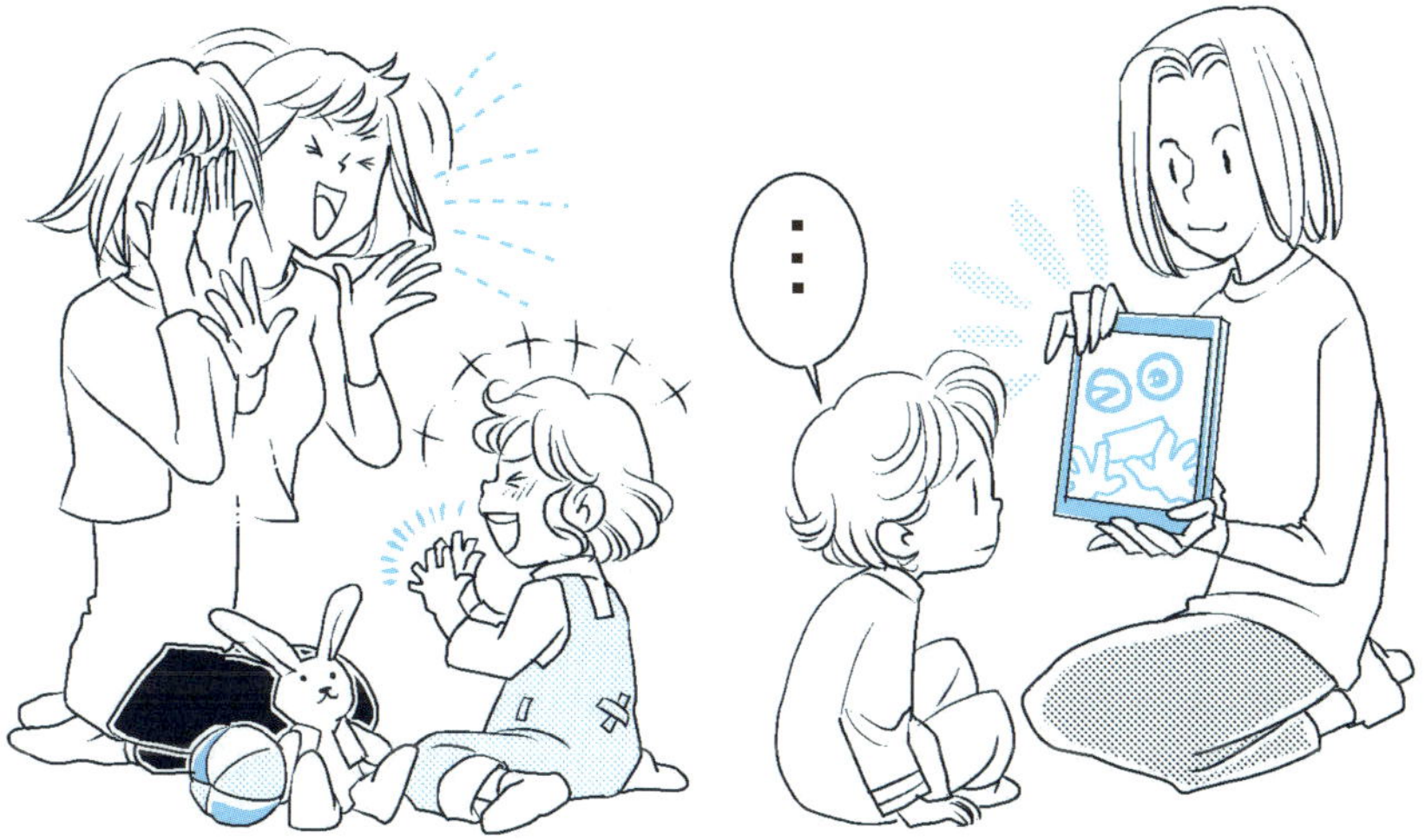

スマホに子守りをさせないで！

スマホ育児が広がる中でその危険性を憂慮した日本小児科医会は、２０１３年12月に左下のようなポスターを全国の開業小児科医に配り、啓発活動を始めました。母親や父親に、子育てで大切なことを○で、スマホ育児の危険性を×でわかりやすく示しています。

しかし、こうした子どもたちのまっとうな育ちを守ろうという良心的な取り組みが進む一方で、全く正反対にスマホやタブレット端末の販売業者や知育アプリなどの開発者からは、利用を大前提にしたもっともらしい〝ガイドライン〟なるものも発表され、親たちを惑わせています。

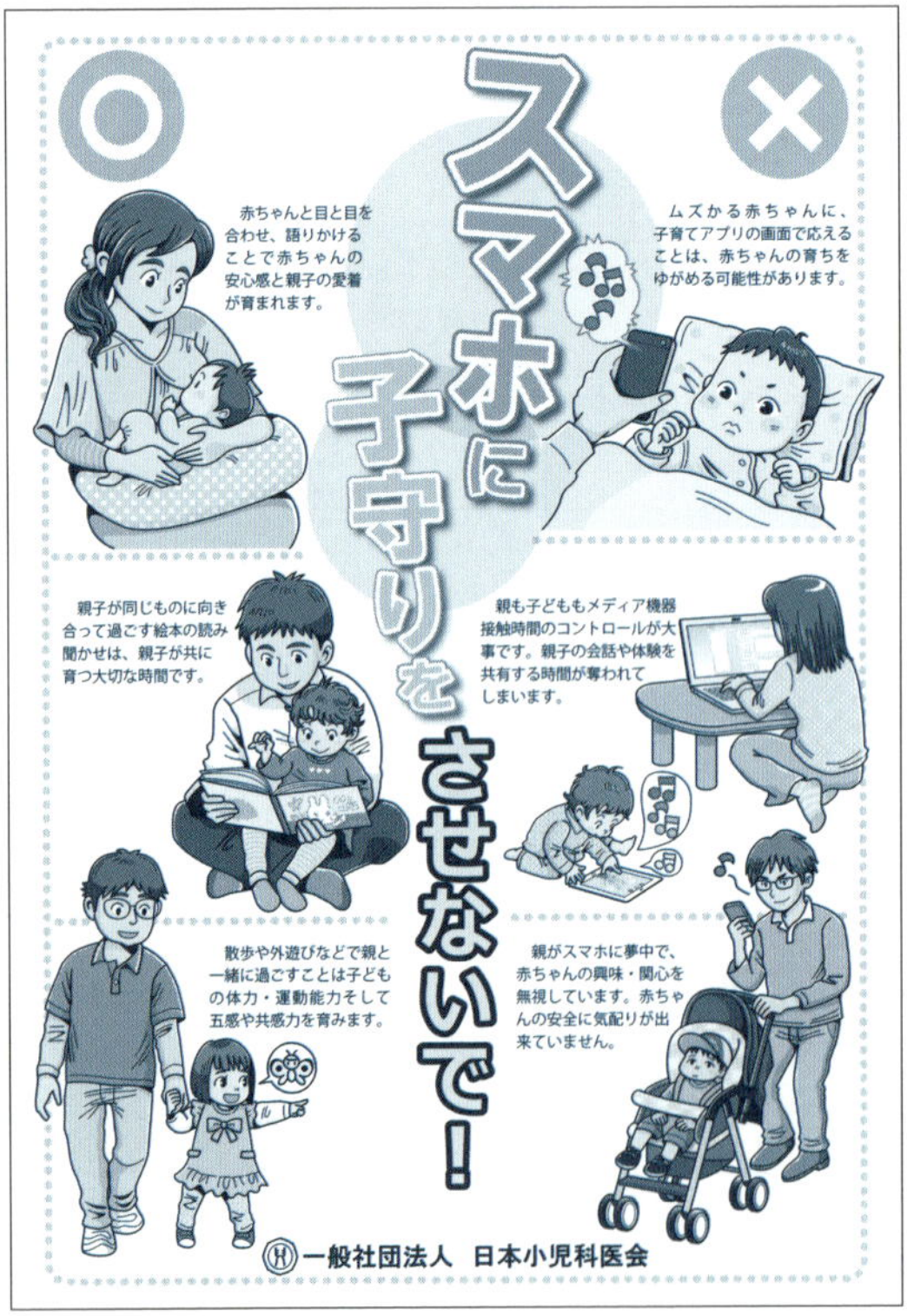
○
×

スマホに子守りをさせないで！

赤ちゃんと目と目を合わせ、語りかけることで赤ちゃんの安心感と親子の愛着が育まれます。

ムズかる赤ちゃんに、子育てアプリの画面で応えることは、赤ちゃんの育ちをゆがめる可能性があります。

親子が同じものに向き合って過ごす絵本の読み聞かせは、親子が共に育つ大切な時間です。

親も子どももメディア機器接触時間のコントロールが大事です。親子の会話や体験を共有する時間が奪われてしまいます。

散歩や外遊びなどで親と一緒に過ごすことは子どもの体力・運動能力そして五感や共感力を育みます。

親がスマホに夢中で、赤ちゃんの興味・関心を無視しています。赤ちゃんの安全に気配りが出来ていません。

一般社団法人　日本小児科医会

日本小児科医会の啓発ポスター

第4章

スマホ社会の子どもたち

～拡大するリスクの中で～

1 スマホ社会、リスクは飛躍的に拡大

パソコンがインターネットにつながり、様々なサービスが充実してきた１９９５年ごろから「ネット社会」という言葉が使われるようになりました。しかしその時代、ネット社会に入ってくるのは、自宅で自由にパソコンを使え、ネット接続にそれなりの時間とお金を使える人に限られていました。ほとんどの子ども、多くの大人にとってもネット社会はまだ縁の遠い社会でした。

そこに大きな変化を起こしたのがケータイの普及です。１９９９年にインターネットにつながる携帯電話が登場し、女子高校生を先頭に、中学生、小学生にまで急激に普及しました。通話にはほとんど使わず、メールと携帯サイト利用が中心で「ケータイ」と呼ばれるようになります。ケータイを経由して子どもたちはネット社会に飛び込み、性暴力被害、ネットいじめ、学校裏サイト、そしてケータイ依存と、ネット社会の毒に侵されていきました。

そして、スマホの登場です。高速回線でネットにつながる高性能パソコン並みの機能を持ち、ケータイ並みの手軽さで誰もが持ち歩きできる携帯型端末、しかも操作が簡単なことで乳幼児から中高年層までもが多様なネットサービスにアクセス可能です。こうした魅

力に世界中の子どもから大人まで数十億の人々がハマり始めています。私たちは、こうした社会を「スマホ社会」と呼ぶことにしました。

スマホ社会では、かつてはマニアと呼ばれる人々やケータイを持つ若者の一部が落ち込んでいったネットの闇の深みにその何千倍、何万倍の子ども・若者がハマっていく危険性を孕《はら》んでいます。手軽、操作が簡単なだけにリスクは何倍にも拡大しているのです。

この章では子ども・若者が落ち込んでいくスマホ社会のリスクを具体例で紹介していきます。

スマホ社会

どのようなリスクがあるの？

●サイバー犯罪

ネット詐欺
ＩＤ、パスワードの不正使用
ウイルスなどのマルウエア（悪質なアプリ）による被害
個人情報の流出、売買、不正使用
スマホなどの遠隔操作
出会い系犯罪
児童ポルノなどの流出、販売
ストーカー、ネットストーカー
リベンジポルノ

●人間関係のトラブル

ネットいじめ
友人などとの人間関係のこじれ
なりすまし
多すぎる友人関係のストレス
24時間続く人間関係のストレス
ＳＮＳ・ブログの炎上

●情報発信のトラブル

ＳＮＳなどでの個人情報露出
動画・画像流出・拡散
著作権侵害、肖像権侵害
名誉棄損、侮辱罪
チェーンメール
発信した情報が消せない（デジタルタトゥー）

2 スマホ社会の落とし穴

罠《わな》に落ちる子どもたち

ネットを使い始めた子どもたちが、高い率で接触してしまうのがネット詐欺です。「請求画面が出ても無視する」といった初歩的なワンクリック詐欺などの対応は、中高生も知っているでしょう。しかし、こんな事例もあります。相談サイトへの男子高校生の相談です。

事例1

急いでます！　高校1年生です。
迷惑メールをうっかり開いてしまったら、いきなり高額請求の画面が開きました。ワンクリック詐欺だと思い、無視し続けていたら見知らぬ人から電話がかかってきました。支払いがまだだと責め立てられて、僕はパニックになってしまい、住所や電話番号など個人情報を教えてしまいました。無視し続けて大丈夫でしょうか？（2012年7月）

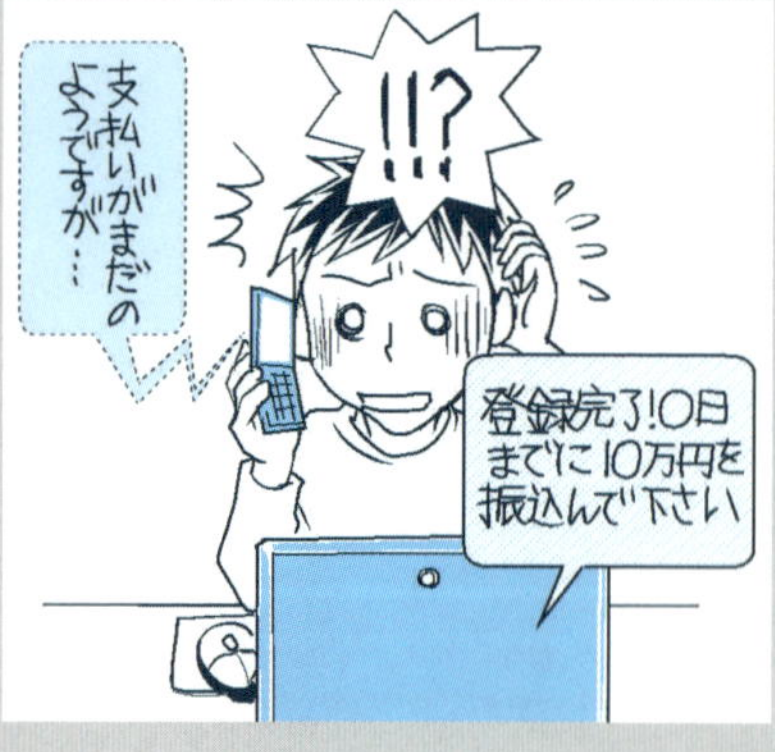
!!?
登録完了!10日までに10万円を振込んで下さい
支払いがまだのようですが…

メールを使ったワンクリック詐欺では、携帯番号まで知られていることがあります。ほかのサイトに登録した情報が流出していたり、闇市場でメールアドレスとセットで携帯番号が売られていたりするためです。

ちなみに、この事例の対応はおわかりでしょうか。この請求に対しては一切払う必要はありません。無視し続けて大丈夫です。心配な場合には、消費者生活センターに連絡して状況を説明し、どう対処するのがよいかを聞きましょう。

ネットトラブル

こんなとき…の相談窓口

●不当請求やネット詐欺が疑われる

国民生活センター 消費者ホットライン

0570 − 064 − 370

http://www.kokusen.go.jp/

全国共通窓口です。ここに電話すれば近くの相談窓口も案内してもらえます。

都道府県別・市区町村の一覧表

http://www.kokusen.go.jp/map/index.html

全国の主要な市区町村には消費生活センターがあり、電話や訪問による相談を受けています。

●メール等での恐喝、ネットストーカーなどの相談

警察庁 インターネット安心・安全相談

http://www.npa.go.jp/cybersafety/index.html

ネットに関係した犯罪の相談事例と相談窓口、被害防止策がまとめてあります。

都道府県警察本部のサイバー犯罪相談窓口等一覧

http://www.npa.go.jp/cyber/soudan.htm

各地のサイバー犯罪相談窓口の案内です。ただし緊急の場合は迷わず「110番通報」してください。

●違法・有害と思われるサイトの通報

インターネット・ホットラインセンター

http://www.internethotline.jp/

※2014年4月現在

事例2

男性アイドルAのファンの女子高校生。自分のSNSの「知り合いかも」にAの所属事務所の男の名前が出てきた。何人かのファン仲間が友だち登録しているからだ。彼のページを見てみると確かに関係者らしい。興味本位で友だち申請。承認後メッセージを交換するようになる。細かい事務所の情報にも詳しく、関係者であることに確信を持つ。ある日、男から「実はAのマネージャーで、彼の悩みを上手に聞いて癒やしてくれる人を探している」と持ちかけられる。すっかり舞い上がり「芸能人は個人的なSNSは禁止だから」と言われるままに、別のサイトに登録する。Aから悩みを相談するメッセージが届き、その内容から本人と信じてしまう。そのサイトは有料なのだが、それでも構わないと毎月数万円の使用料をバイト代から支払っていた。（2013年6月）

ネット上では、プロフィールやメッセージなどの少ない情報から、想像で相手の人物像を作り出すことになります。そこに友だちの友だちというつながり、SNSなら「誰にでも会えるかもしれない」という期待が加わると、あっさりだまされてしまいます。

日本国内で2012年に442億円だったサイバー犯罪の被害額が、2013年には1000億円と2倍以上に増加しています。巧妙な手口により、1件当たりの被害額が約3万円と前年比5倍以上に跳ね上がっているのです。

事例3

小学4年生女児がゲームサイトで他人のアカウントを乗っ取ったとして、不正アクセス禁止法違反容疑で補導され、児童相談所に通告された。女児はゲームサイトの中で、女子中学生に「仮想通貨を渡す」と持ちかけIDとパスワードを聞き出した。その後、中学生のアカウントに入りパスワードを変更して乗っ取っている。女児は、以前同様の手口でアカウントを乗っ取られた経験があり、同じキャラクターを使っていた中学生のアカウントを乗っ取ることで取り戻したかったとのこと。（2011年2月）

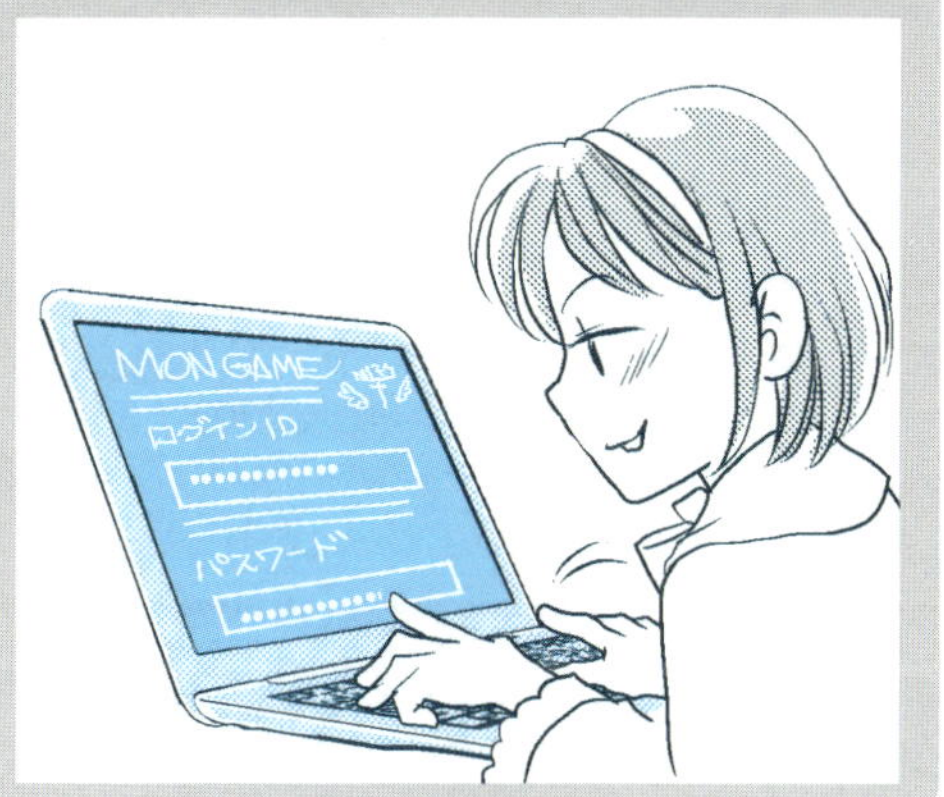

不正アクセス禁止法違反の摘発者の4割は未成年者です。この女児は、犯罪の手口を体験的に学んでいます。ただ女児は、これを犯罪と認識していたのでしょうか。「ゲームサイトでいじわるされた。腹が立って別の人にやり返してやった」というような意識だったのではないでしょうか。子どもたちの群れ遊びの中で、よく起きることです。子どもとしてよくある行動が、犯罪になってしまう環境。それを、私たち大人が子どもに安易に与えてしまっていることこそ、問題にすべきでしょう。

危険な力試し

自分ができることを試してみたいと思うのは、子どもとして当然の欲求です。高度な技術を持った子どもたちが、その技術を試してみたくなるのもそのひとつでしょう。

事例4

高校3年男子生徒が不正アクセス禁止法違反容疑で逮捕された。この生徒は、個人情報を読み取って盗んだ情報を指定サイトに転送するプログラム（マルウエア）を自作し、アダルトサイトを開設してそこで配布。アダルト動画を見ようとするとダウンロードされる仕組みにしていた。生徒はこのマルウエアと入手した個人情報を販売し、100万円以上を稼いでいた。（2008年10月）

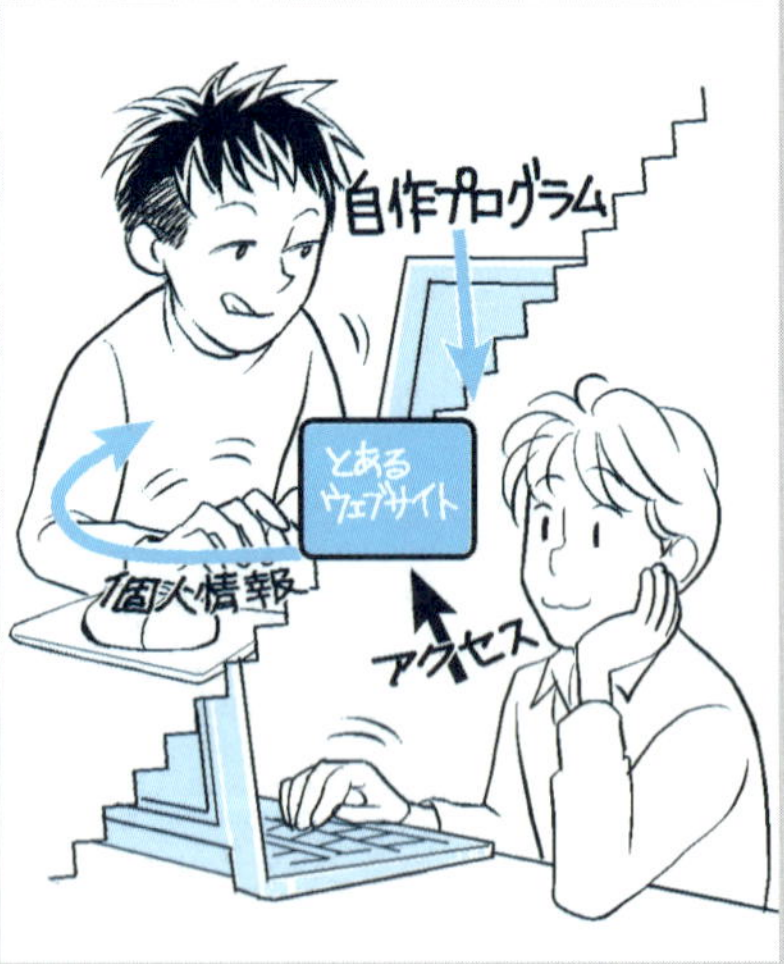

手にした力が大きければ、それを正しい方向に向けるだけの倫理観が育っていなければなりません。スマホ・ネットの力は、使える人にはとても大きなものになり、想像もしなかったような成果の誘惑に負けてしまいます。

事例5

正規のＡｎｄｒｏｉｄ用アプリを遠隔操作できるように数分で改造できるツールキットが販売されている。改造アプリは正規のものと見分けがつかず、知らずにインストールされたスマホは、遠隔操作でアドレス帳や保存データの盗み出し、音声の盗聴、位置情報の送信などができる。（２０１３年６月）

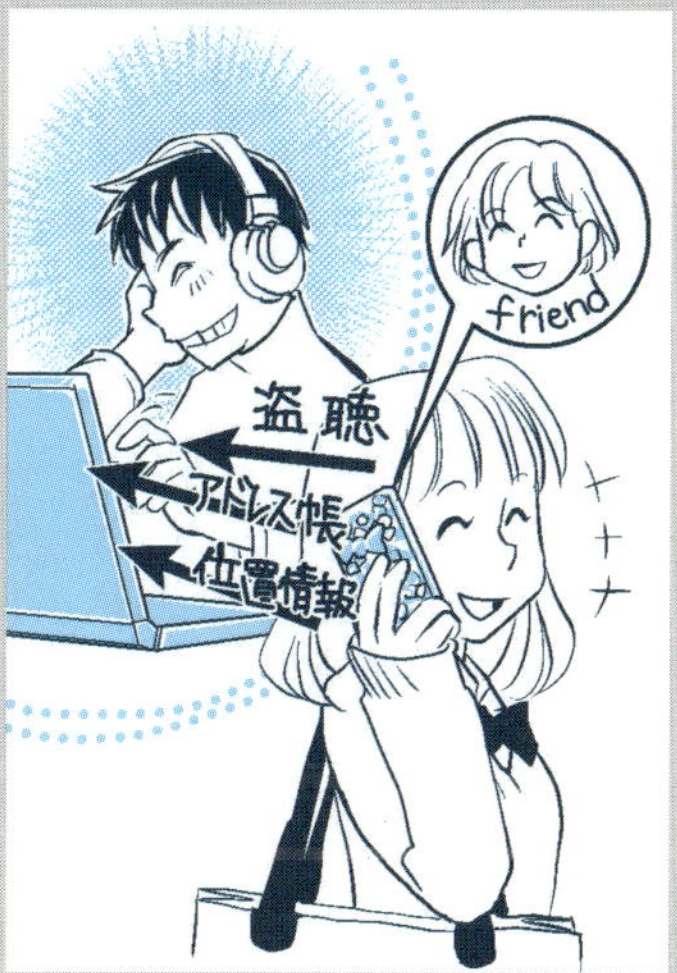

先の事件に挙げた高校生の技術は専門的です。しかし、このアプリならちょっとした操作で、ずっと悪質なアプリがいくらでも作れます。少しアプリの操作に長《た》けた小学生なら十分扱えます。

「高度な技術が手軽に世界規模で普及」これがスマホ社会の特徴です。このような犯罪的なツールが今後、続々と出てくると思われます。ターゲットとなるスマホは世界中に数十億台もあり、一人ひとりの日常生活と密接に結びついています。

「できることを試してみたい！」

そんな子どもの欲求をスマホ社会で野放しに満たしたら、想像を絶することが起きかねません。

過激に走る自己表現

ネットが個人に与えた最も大きなメリットは、文章、映像、動画などの様々な方法で自分を世界に向けて表現できるようにしたことでしょう。特に動画サイトでは、無名の個人が発表した音楽や映像が高い評価を受け、全世界的にデビューする例が次々と起きています。スマホ社会で最も明るい可能性を感じる部分です。

しかし、その可能性は次のような危険性と表裏の関係なのです。

事例6

中学3年女子生徒がマンション14階の踊り場から飛び降り自殺した。少女はその状況を自分のスマホから動画生中継している。

荒い呼吸。「こわいよ、こわい…」少女の声。踏み台に上がる足元。14階下の地面が映る。「うっ」。映像が激しく揺れ踊り場の天井が映る。「バーン」。響く落下音。静寂。

学校ではまじめで大人しい普通の子。彼女は、自分を表現できる場として動画生中継にハマった。ピアノ演奏の中継から始まり、より視線を集めるために「エロ中継」も行っていた。禁を破ることの快感が彼女を虜《とりこ》にしていたのかもしれない。「2ちゃんねるにスレ(スレッド:話題)立って、伝説になる」死の1週間前のメッセージにはそんな言葉もあった。(2013年11月 滋賀県)

誰でも、自分の表現を認めてくれる人がいることは、うれしいことです。すぐに反応や評価が得られるスマホ社会では、見てくれる人の求めに応じることで喜びが高まります。過激な自己表現には、平凡な日常のタブーを破る刺激的な快感も伴います。このような快感のサイクルが、彼女の表現をより過激にさせていったのではないでしょうか。

さらに、メディア依存度が高い子には、命の私物化が起きています。下記のグラフでは、メディア依存度の高い群では、26・2％が「自分の命は自分で好きなようにして良い」と回答しています。メディア依存度の低い群ではわずか6.3％です。メディア依存度が高くなるほど命が軽くなっていくと考えられます。

女子生徒の命を奪ったのは、過激な自己表現を求める場とメディア依存の作用によるものと考えられはしないでしょうか。

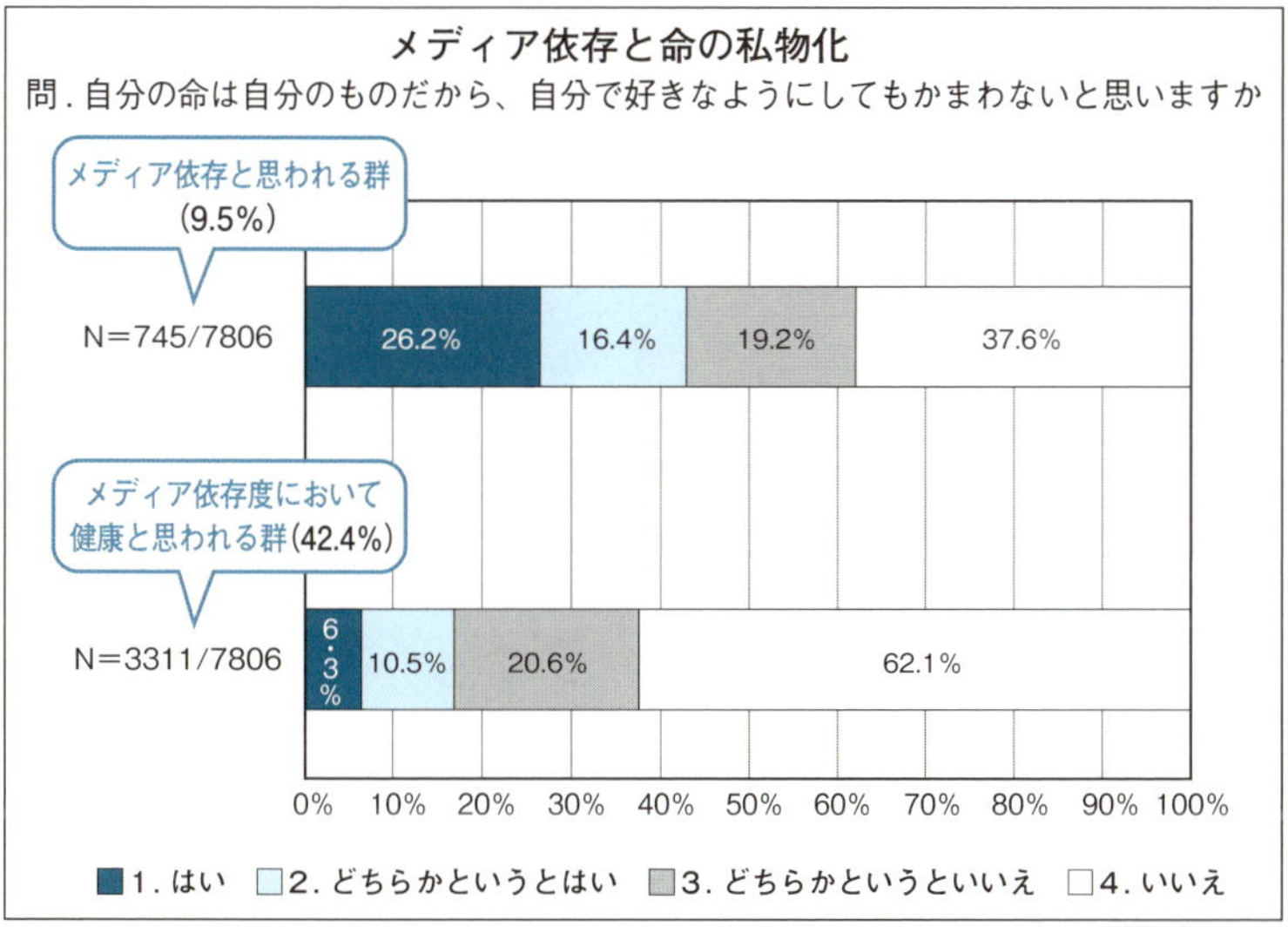

出典：福岡市教育委員会・NPO子どもとメディア共働事業「小中学生のメディアに関する意識と生活調査」(2009)

子どもの日常に忍び寄る犯罪者（スマホ編）

スマホ社会では、子どもたちの日常にストーカー、児童性愛者のような犯罪者が容易に入り込みます。

事例7

中学3年女子生徒が、自宅の前で待ち伏せをしていた30代の男にいきなりナイフで切りつけられ、顔、腹部など全身をメッタ刺しにされた。幸いにして命は助かったものの重い後遺症が残った。男は数か月前にケータイのゲームサイトで女子生徒を見つけ、友だち登録してもらっていた。男は好意を持ち毎日のようにメッセージを送る。しかし女子生徒にとっては迷惑でしかなかった。「無視された」と感じた男は、プロフィールの情報を頼りに、彼女の自宅前にたどり着き、写真で見た顔を確認して凶行に及んだ。（2008年5月）

子どもたちが使っているゲームサイトやSNSのプロフィールには、顔写真、本名、学校名、時には自宅のマンション名や住所まで書いてあるものが多数あります。この事件が起きた2008年頃はケータイ用ゲームサイトが、子どもたちがネット上の「友だち」を作る場でした。スマホの普及に合わせて、LINE、フェイスブック、ツイッターなどのSNSを使用する中高校生が増えています。特にフェイスブックは、顔写真付き、実名登録が基本ルールです。子どもたちは、個人情報を世界中にさらしているのです。

ＬＩＮＥは、スマホ内の電話番号帳で人のつながりを自動的につくっていきます。双方が携帯番号を登録していると自動的に友だちリストに登録され、相手がこちらの携帯番号を登録している場合は「知り合いかも？」に出てきます。

事例8

高校1年女子。LINEの「知り合いかも？」に知らない女性が表示されていた。プロフィールを見てみると中学時代の先輩と同じ高校。先輩の友だちかもと考えトークでメッセージを送った。やはり先輩の知り合いの様子。同じ趣味を持っていることもわかり、毎日のようにトークしてすっかり仲良くなった。「買い物に行こうよ」と誘われ、何の疑いもなく会いに行った。ところが待っていたのは30代の男。車に連れ込まれて性的暴行を受けた。（2013年5月）

ＬＩＮＥなどのスマホアプリからの出会い事件が、２０１３年上半期１１７件（前年比3倍）と急増しています。ネット上のＩＤ掲示板からの被害が多く、18歳未満のＩＤ利用が制限されました。しかし、事例のように「知り合いかも？」から事件に発展するケースもあります。闇市場に流れる電話番号帳データを犯罪者が利用することも考えられます。

子どもの日常に忍び寄る犯罪者（携帯ゲーム機編）

危険なのはスマホ、パソコンだけではありません。

小学生の多くが持っている携帯ゲーム機が危険な状態になっています。小学生の携帯ゲーム機のネット接続率が上がっているのです。２年ほど前は、小学生に「ゲーム機をネットにつないだことある？」と聞くと1、２割しか手が上がりませんでした。今では７〜９割も手が上がります。これもスマホの影響です。スマホの登場以降、携帯電話回線はパンク寸前のため、携帯電話各社は街中に無線ＬＡＮ（ＷｉーＦｉ）の装置を設置し、家庭にも無料で配布しています。この無線ＬＡＮにゲーム機は簡単に接続できます。スマホ社会では、ゲーム機も当然ネットにつながる機器になるのです。そして、現在販売されているゲームのほとんどが、ネットにつなぐと遠くの人と一緒にゲームができる機能を備えています。また、ゲームの販売方法も、パッケージ販売からネットを使ったダウンロード販売が主流になりつつあります。一旦ネットにつながれば、携帯ゲーム機はスマホと変わらない高機能ネット端末になります。

事例９

ニンテンドー３ＤＳを利用して12歳の女児をホテルに連れ込み、性的暴行を働いた２人の男が逮捕された。２人は女児の３ＤＳのフレンドコードをネット上の掲示板で知り、画

像や日記を交換できる3DS付属ソフトで女児とメッセージを交換して仲良くなり、誘い出し犯行に及んだ。（2013年11月）

ニンテンドー3DSには、フレンドコードと呼ばれる12桁の番号が1台ごとに付いています。この番号を交換してフレンドリストに登録すると、3DS同士でネットを介してゲームが一緒にできます。付属のソフトでメッセージ、画像、動画などの交換もできます。「フレコ掲示板」でネット検索すると、何百もの3DSフレンドコード交換用の掲示板が出てきます。掲示板には多くの小学生、時には幼児までフレンドコードを書き込んでいます。ネット掲示板への書き込みは、もちろん3DSからです。特に新作のポケモンX、Yのためにフレンドコードを交換している子どもが何万人もいます。これはゲームの中で「フレンドを1人登録するごとに特定のタイプのポケモン3匹が出現する場所に入れる」という特典があるからです。ゲームのために交換したフレンドコードは、フレンドリストに登録され、メッセージや画像のやりとりにも使われます。

極めて危険な状態は、保護者がきちんとペアレンタルコントロール機能を設定することで回避できますが、解除の方法もネット上で広まっていますので、定期的に設定を確認する必要があるでしょう。

出会い系サイト・神待ちサイト

※神待ちサイト…家出掲示板サイト

事例10

宮城県の塩釜港で、宇都宮市の高校1年女子が遺体で見つかった。警察の捜査により、女子の携帯電話を所持していた塩釜市在住の30代男性が逮捕され、女子と出会い系サイトで出会い、首を絞めて殺害、遺体を遺棄していたことが判明した。（２００2年8月）

ケータイが普及し始めた２００１年頃、警察関係者は性暴力被害に遭う未成年者の行動が変わってきたことに気付きました。

被害者は、しっかりとケータイを握りしめ、遠隔地からわざわざ犯罪者の元にやってきているのです。それまでは、帰宅途中に襲われるといった犯人が被害者に接近していく形でした。出会い系サイトによる誘い出し、持ち歩けるケータイというネット社会が生み出した、新しい形の子どもが被害者になる犯罪でした。

やがて、家庭に居場所をなくした少女らが、ケータイを大人の社会を渡っていく道具として使い始めました。

事例11

17歳の少女は1週間も家に帰ってない。「これさえあれば、食事や寝るところには困らない」とケータイを示す。
「やってみせようか?」と言うと、神待ちサイトに、「今夜ゴハン食べさせて」と書き込む。ほどなく何通か返事が届く。しばらくやりとりをして、「この人は多分OKな人」と言う。メッセージの雰囲気で親切な人か、そうでない人かがわかるらしい。

　最初は駅の近くのカフェで待ち合わせをし、約束の時間に来た相手を値踏みする。いやな感じだったら会わずに立ち去り、良さそうだったら少し話をしてみる。そのとき危険を感じたら、駅に逃げ込めばよい。「お礼」として一緒にホテルで一夜を過ごし「おこづかい」をもらう。たまに話だけして「おこづかい」をくれる人もいるらしい。

　親は心配していないのかと聞くと、「あんまり。なんかあったらケータイにメール来るし」とこともなげに答えた。(2007年9月群馬県)

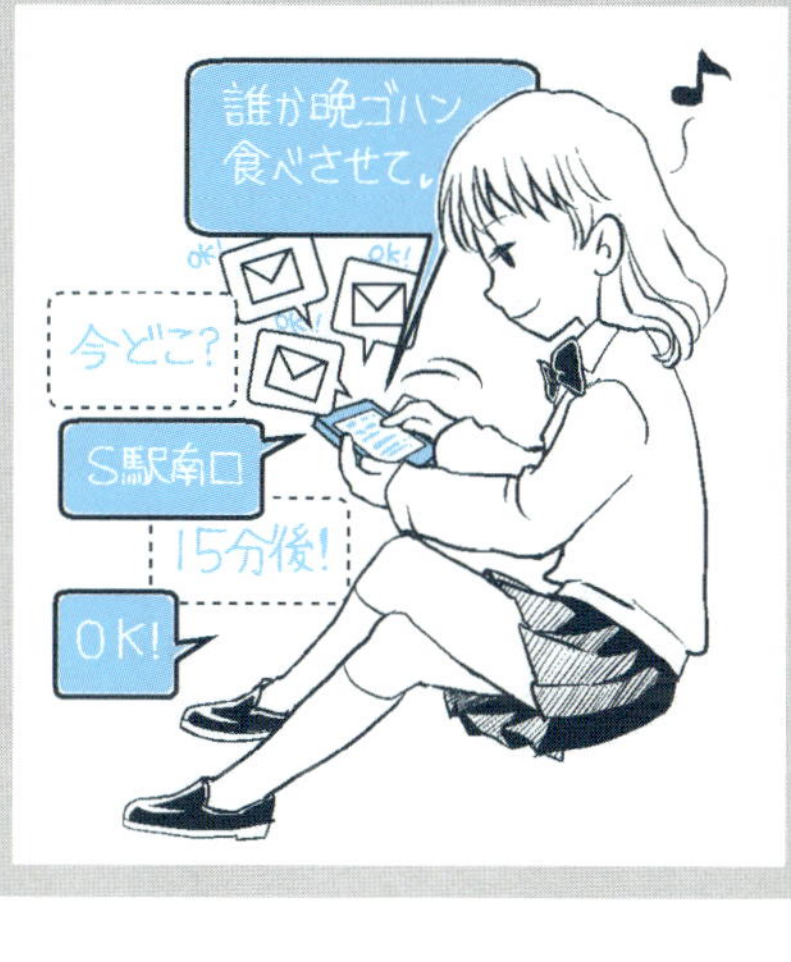
誰か晩ゴハン食べさせて。
今どこ?
S駅南口
15分後!
OK!

　スマホ社会の今、ケータイがスマホに変わっただけで、少女らは同じように彷徨《さまよ》っているのです。これは、おそらく世界に先駆けて日本に起きたことでしょう。しかし、未だに対応策を見いだせていません。

3 ネットいじめと人間関係

ネットいじめと機能の進化

子どもたちが使う機器やサービスの変化とともに、いじめの形が変わっています。ケータイにカメラが付いて写真が撮れ、ネット上にプロフィールが作れるようになったころ、このようないじめが起きました。

事例12

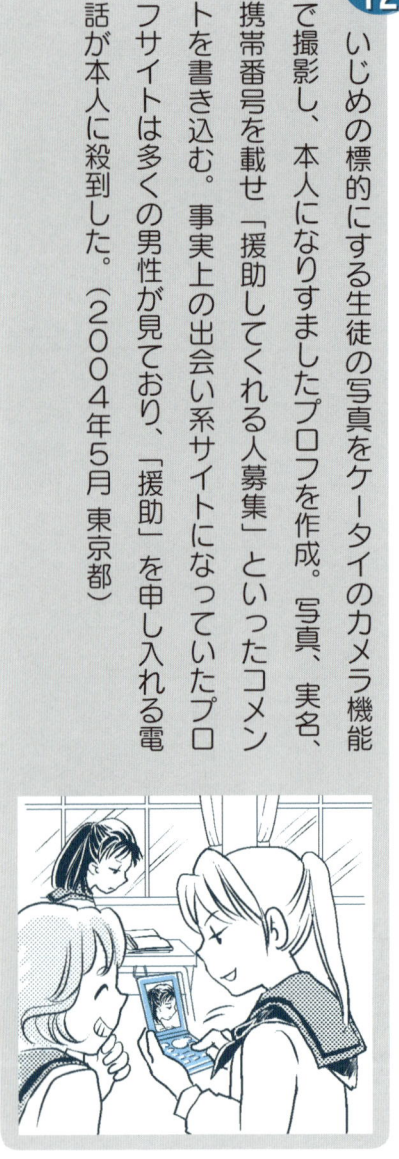

いじめの標的にする生徒の写真をケータイのカメラ機能で撮影し、本人になりすましたプロフを作成。写真、実名、携帯番号を載せ「援助してくれる人募集」といったコメントを書き込む。事実上の出会い系サイトになっていたプロフサイトは多くの男性が見ており、「援助」を申し入れる電話が本人に殺到した。（2004年5月 東京都）

※プロフ…プロフィールサイト

動画撮影機能が付いたころ、動画サイトを舞台に次のようないじめが起きました。

事例13

公立高校の生徒と思われる人物が教室などでいじめられている動画が動画投稿サイトに流出。2ちゃんねるなどの掲示板で話題となり、学校や教育委員会に抗議の電話が殺到した。動画は加害側生徒が携帯電話の動画機能で撮影したものだった。（2006年11月北海道）

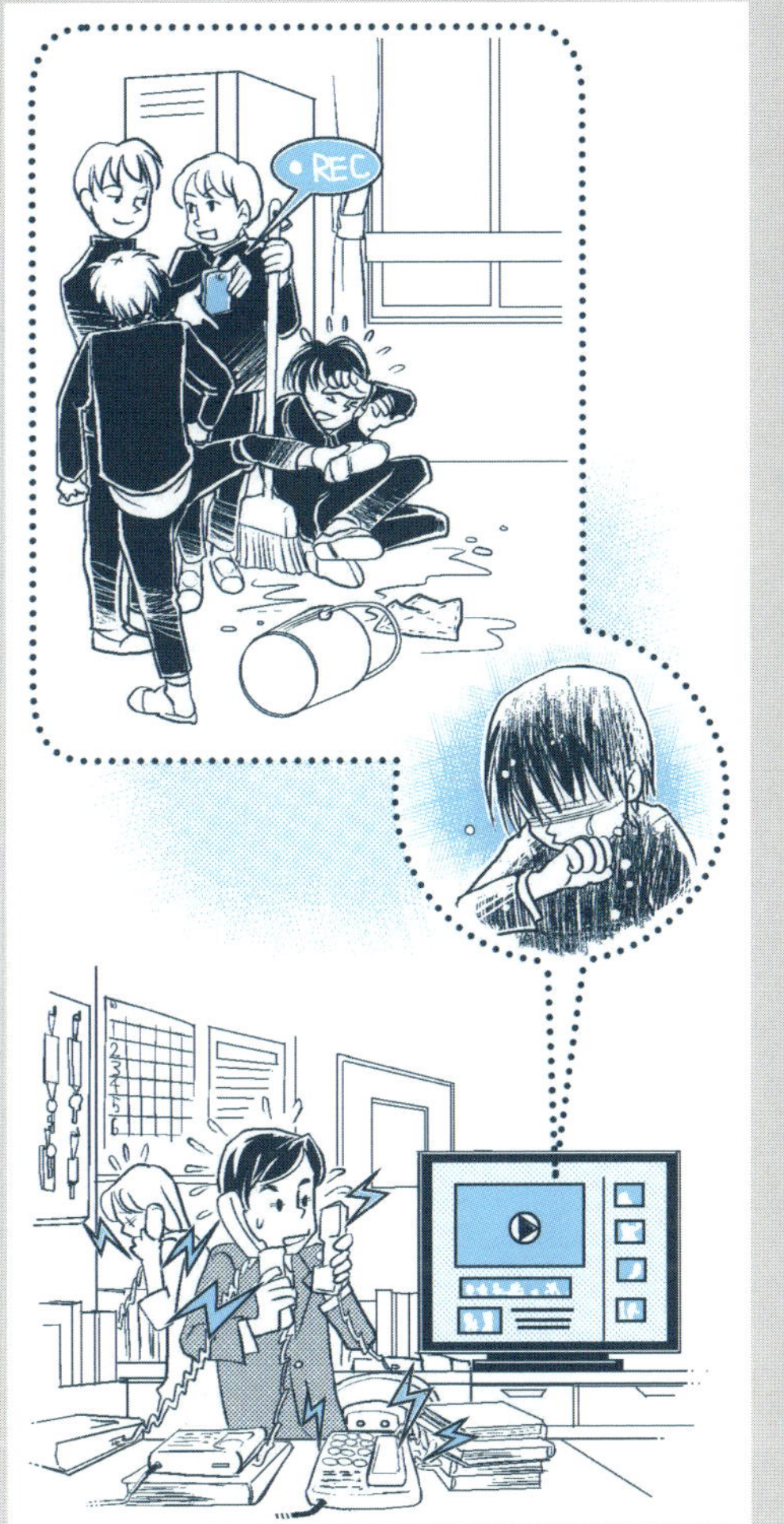

グループ機能が手軽に使えるＬＩＮＥが登場すると、その機能を使ったいじめが登場しています。

事例 14

ターゲットを数人の仲間で決めると、仲間でつくったグループにターゲットを招待する。同時に仲間だけのグループもつくり、そちらではどのようにいじるかを相談する。相談した通りの役割分担で、ある者はターゲットの味方をし、ある者は敵対する。ターゲットの反応を楽しみながら、対立を盛り上げていく。ターゲットが調子に乗ってきたところで、味方はターゲットを裏切り一斉にターゲットを攻撃する。（２０１３年５月）

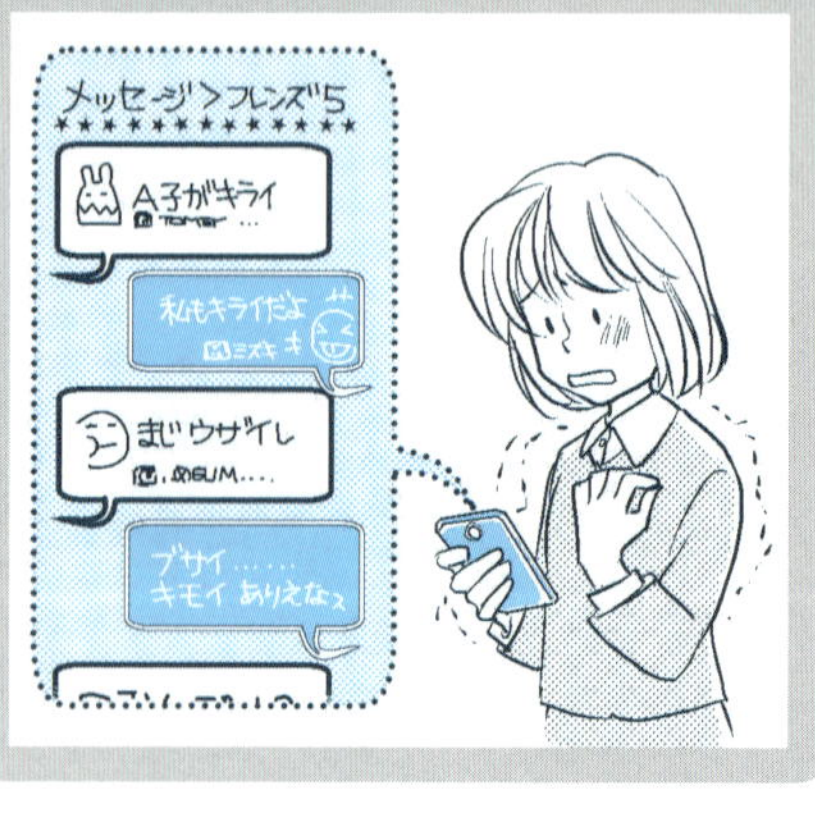
メッセージ＞フレンズ5
A子がキライ
私もキライだよ
ミズキ
まじウザイし
ブサイ……
キモイ ありえなぇ

新たないじめやいたずらなどの犯罪が発生したときに、「機器やサービスそのものが悪いわけではない」「きちんと使えるように教育しないことが問題なのだ」といった考えを見受けます。確かにそうかもしれません。しかし、それは子どもや親にだけ責任を押し付けることになってはいないでしょうか。強力な道具を提供する企業も、相応の責任を持って問題を予測し、予防策を施しておくべきではないかと考えます。

コラム

スマホの安全設定

スマホの落とし穴に落ちないために、セキュリティやフィルタリングなどの安全設定が有効です。スマホの機種（OS）によって、設定できることが異なります。

●iOS（iPhone、iPod touch、iPad）

アップル社のiPhone、iPod touch、iPadはiOSで動いています。iOSは、ほかのアプリに影響を与えるアプリが作れませんし、基本機能を変更するようなこともできません。そのため、ウイルスのような悪質なアプリは非常に作りにくくなっています。さらに、アプリの追加はAppストア経由しかできません。その審査は厳しく、2013年時点でウイルスは出ていません。保護者が機能制限をするペアレンタルコントロールが標準でありますす。ただし、アプリの起動制限や最も重要な使用時間の制限ができず、依存予防や危険回避が十分できるとは言えません。

●Android

Androidは、グーグル社が基本機能を無料で各メーカーに提供し、メーカー側はあらゆる作り替えができます。アプリからできることにも制限が掛かっていません。公式なアプリ提供はGooglePlayですが、ほかのサイトから勝手にアプリをインストールすることもできます。ウイルスもすでに多数出ています。標準ではセキュリティ機能はなく、セキュリティアプリを入れなければ危険な状態です。大人でもセキュリティアプリは必須です。適切なセキュリティアプリを入れれば、危険なアプリの制限、詐欺サイトなどの危険なサイトへのアクセス制限、使用時間制限などができるので、iOSより安全度を上げることができます。

リベンジ（報復）する失恋

スマホ社会の恋愛は、軽率な行動が生涯取り消せない痛手につながることがあります。

事例15

高校2年生の男女。2人は、LINEのトークで毎日楽しくメッセージ交換。ある日、男子から「秘密の写真が欲しい」と言われ、女子は指示されるままにいろいろなポーズで撮った裸の写真を送った。それから2か月ほどしてけんかが増え、お互いに罵倒し合って別れた。女子はLINEの履歴を削除した。

数か月後、学校から女子は保護者とともに呼び出され、女子の写真がネット上に流出していることを知らされた。付き合っていた男子が、友人とのグループに女子の写真を流して広まり、誰かが画像掲示板に投稿したところで学校に発覚したとのこと。可能な限り削除したものの、完全に削除できたという保証はない。

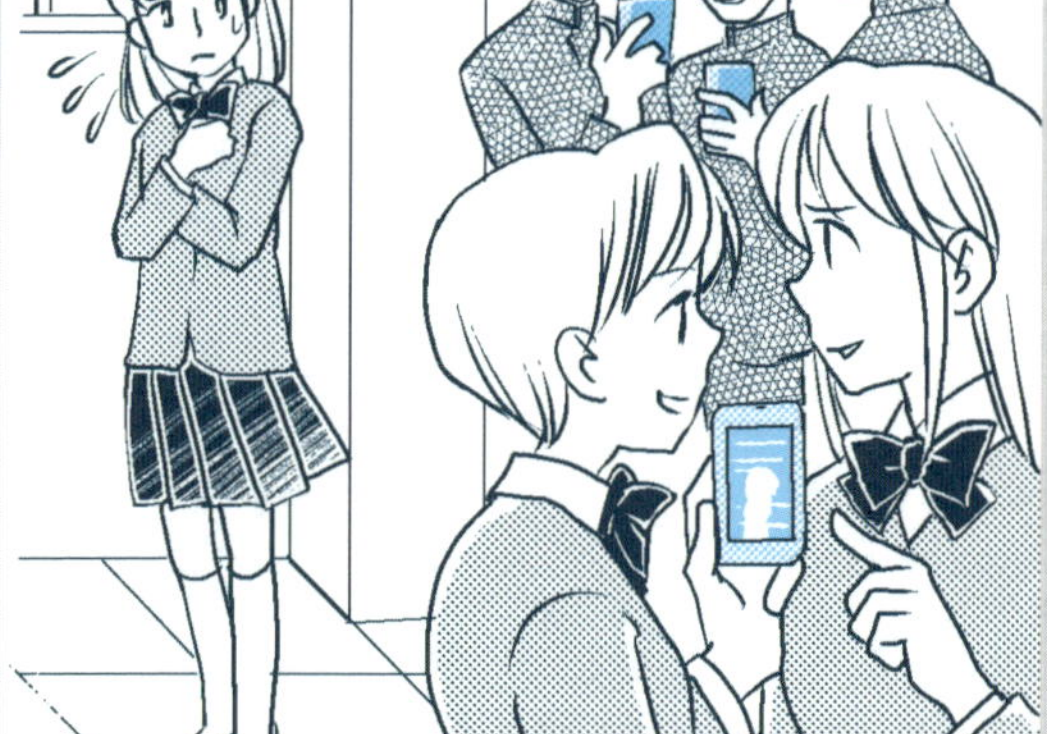

女子は、同級生や近所の人の視線が怖くなり、家から外出できなくなった。結局一家そろってほかの地域に引っ越し、学校も転校した。（2013年3月 福岡県）

恋愛時に撮った裸の写真や動画などを、別れたあとに画像掲示板や動画サイトに投稿する「リベンジポルノ」が広がっています。投稿した本人はもちろん、転送などで広げていった人たちも共犯者になります。犯罪性がある書き込みですから、確実に検挙されます。しかし、被害者のほうは救われません。一旦、ネット上に出回った画像は、どこで複写、保管されているのかわからないからです。この事件の女子生徒は、「どこかで、また画像が出てくるのではないか」と、今なお不安な日々を過ごしています。

メールやＬＩＮＥのトークは、特定の相手に送るものなので、信頼した相手であれば「秘密」のものを送りがちです。データで送られたものは、いくら複写しても長く保存しても全く劣化しません。ある日、相手がネット上に流してしまうことも考えておかなければなりません。相手への信頼は、いつまでも確かなものとは限らないのですから。

一行の暗転　～脆《もろ》い友情～

ＬＩＮＥの便利な機能としてグループトークがあります。簡単に１００人までのグループが作れ、手軽にグループコミュニケーションをとれる機能です。

事例16

A子の仲良し5人組の中で1人だけガラケーだったB子がスマホに変えた。B子をさっそくLINEのグループに入れて5人でトークを始めた。
A子：あ～ぁB子、返事遅い…話の流れじゃましてるよ～。スタンプも変！　そんなスタンプ、私たち使わない。全然空気読めてないし。しばらく黙って見とけばいいのに
慣れないB子の書き込みにA子はいらだち、ほかのみんなのためと思って書き込む。
A子：B子　じゃま　だまれ
3人から一斉に反応。
C子：だまれ　ひどくない
D子：A子　えらそ～
E子：べつにじゃまじゃないし
当然同意してもらえると思っていたA子は、3人の予想外の応答を「攻撃」ととらえた。
A子：みんなのために言った

A子：空気読めないのはじゃま
1対3で激しい言葉の応酬が1時間以上続く。

〈C子がA子をはずしました〉

突然、A子はグループからはずされる。すぐC子に直接メッセージを送る。しかし、いつまでも「既読」マークは付かない。D子、E子、そしてB子にも。やはり「既読」は付かない。A子は4人から一斉にブロックされたことに気付く。

4人の親友を失った痛みがA子を襲い夜通し泣いた。翌日から、どうしても学校に行くことができず、そのまま不登校になっていった。


グループトークは、部外者には見られない仲間内の秘密の場になります。グループには管理者がいません。誰でもが同じ権限で仲間を増やしたり、はずしたりできるのです。ちょっとしたトラブルから仲間はずしが起きます。また、一旦誹謗《ひぼう》中傷が始まると、歯止めがきかなくなります。LINEのトークは、短時間にほとんど考えずに短文で送る傾向があります。真意が伝わりにくく、特に親しく信頼している相手とトラブルになり、「裏切られる」体験になります。

親友や仲間から「裏切られる」体験を自身がしたり、人の体験を見たりすることで、人と深く関わることが怖い、人と深く関わるのは面倒という考え方が出来上がっていきます。

広がり過ぎる人間関係の重圧

ＬＩＮＥやフェイスブック、ツイッターなどのＳＮＳでは、新たな人間関係を際限なく広げることができます。それは楽しいこと、可能性が広がることかもしれません。

事例 17

２０１３年、高校１年生入学前

３月の合格発表直後に、塾の友だちから入学予定の高校の新１年生のＬＩＮＥグループに誘われ入れてもらった。「知り合いかも」に数十人が登場。すべて「友だち登録」した。グループはすぐに１００人の定員一杯になり、別のグループもできた。毎晩、明け方近くまでトークが続く。多い日は1日１０００回もメッセージが来る。もう1年生の約半分と知り合い、とても仲良くなった。

卒業した中学の友だちともＬＩＮＥのグループをつくっている。友だちは全部で２５０人以上、クラス、部活、遊び仲間とグループは約20個ある。時間のある春休みは、ずっとＬＩＮＥをやっていた気がする。

人間がちゃんと付きあえる人数には限度があります。新しい人間関係が１００人単位で増えたうえ、過去の人間関係もずるずると続きます。24時間３６５日、常に数多くの人とつながっていることは、人間関係の力が発展途上にある子どもたちにとって、大きなストレスになっています。

2013年　高校1年生入学後

ＬＩＮＥでいいヤツと思っていた相手は案外そうでもなかった。盛ってる（飾っている）ヤツ、かなりいる。メッセージも大変。読むだけで1時間、返事を書いたらさらに2時間。部活も課外も始まってきついし、時間の浪費だと思う。

でも、みんな「いいヤツ」と思ってくれているから、返事しておかないと。中学の時の友だちのグループも相変わらずメッセージが来る。新しい友だちよりなじんでいるので、こちらのほうが返事しやすい。

でも、やっぱり250人と付き合うのは大変だなぁ。少し友だち整理しなきゃ。あー、誰、はずそう。あいつはずしたら気分悪くするよな…。

ＬＩＮＥについて高校の教員から最初に上がった悲鳴は、「グループトークでクラスの大半が徹夜して授業にならない」でした。お互いが気を遣いあって、抜けるに抜けられない状況が何日も続き、生活習慣を乱して体調を崩す生徒も出ています。

友人といつでもつながるスマホ社会は、互いを泥沼に沈めてしまう社会なのかもしれません。

4 愚かな日常が奪う未来

スマホ社会では、フェイスブック、ツイッター、ブログなどに、日常的なプライバシーを公開することを当然のことのようにしています。全世界に公開され、長期間保存され、どこかで複写、保管されるかもしれないというリスクは当然知っています。しかし、あまりにも日常的な行動であるため、その行動のリスクに意識が向かなくなってしまうのではないでしょうか。

事例18

高校3年生男子は、指定校推薦を受けて大学に合格した。数週間後、学校から「推薦を取り下げたい」と申し入れがあった。保護者とともに理由を聞きに行くと、高校生が1年生のときブログに、写真入りで飲酒、喫煙、その他の非行行動を克明に書いていたことが発覚したためだった。(2012年2月 福岡県)

この高校生は、そのようなことをブログに書いたことすら忘れていました。

●続発するバカッター事件（2013年4月～10月）
・22歳コンビニ店員がアイスの冷蔵ケース内で寝転ぶ写真を投稿
↓解雇。店舗はフランチャイズ解約
・19歳アルバイト、ステーキレストランで冷蔵庫に入り撮影して投稿
↓解雇。店舗閉鎖。2000万円の損害賠償請求か？
・看護学生が患者から摘出された臓器を撮影して投稿
↓退学。専門学校は倫理教育の不足を謝罪
・19歳漁師、二人組でパトカーの屋根に乗った画像を投稿
↓器物損壊罪で逮捕

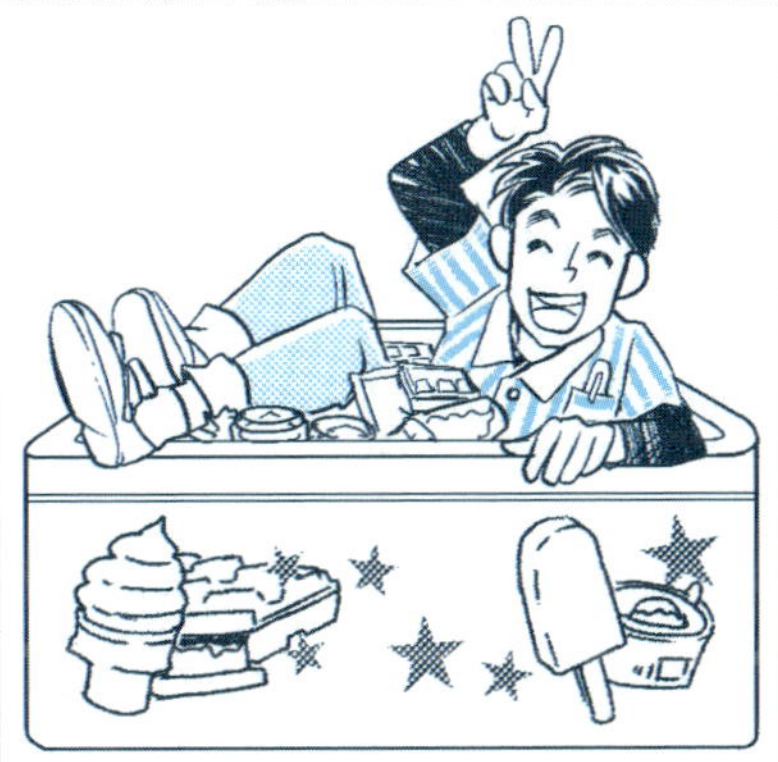

日常的に持ち歩く身近なものであればあるほど、その大きな力に意識が向かなくなります。その力は、多くの人を巻き込み、自分の未来にわたってとんでもない被害を及ぼすことを想像する力を、日常生活の中で維持しておくのは困難です。

スマホの巨大な力を、私たちは制御できるのでしょうか。

バカッターとは…犯罪行為や問題のある発言・行動をネット上に（主にツイッター上に）投稿する行為。

コラム

政府も本腰、カナダのネットいじめ対策

カナダでは2012、2013年の2年間に4人の少年少女がネットいじめによって自殺に追い込まれました。なかでも、17歳の少女が4人の友だちから性的暴力を受け、その写真をネット上にさらされ、誹謗《ひぼう》中傷の嵐の中で、4回も転校を繰り返したあげく自殺に追い込まれた事件（2013年4月）は、多くのカナダ国民に衝撃を与えました。

本格的なネットいじめ対策を望む国民の声を受けて、カナダ政府が打ち出した政策は2つ。ひとつは、IPアドレスを入手したり、パソコンやケータイを押収してネットいじめの犯人を調べる強力な権限を持った5人の専従調査官からなる調査組織の設置。そしてもうひとつが、他人に見られたくない写真や動画をネット上にアップすることを禁止して処罰の対象にしたり、学校内で勝手に他人の顔や様子を写真や動画で撮ったりすることを禁じる法律の制定です。2013年11月には、政府の肝煎りでネットいじめに関する初めての国際会議がカナダで開かれ、活発な論議が行われました。

第5章

ネット中毒対策先進国「韓国」に学ぶ

取材協力／資料提供

韓国情報化振興院（ＮＩＡ）ネット中毒対応センター長　コ・ヨンサム

1 ネット中毒対策先進国「韓国」

急激に起きた深刻なネット中毒

韓国は1997年の経済危機からの回復政策として、国を挙げてIT産業の振興に取り組みました。中でもネットゲームは数多くのヒット作を生み、世界市場の30％以上を占める有力な輸出産業になりました。都会から地方までPC房（ピーシーバン）と呼ばれるインターネットカフェがたくさん作られ、安い料金で24時間365日過ごせるので、失業者の居場所、中高生の遊び場となりました。彼らはネットゲームにハマり、家に帰ることも忘れてPC房に入り浸りました。ネット中毒は最初、「家出」という形で表れたのです。

1999年にPC房から子どもを取り返す市民運動が始まり、2001年には政策として、PC房深夜利用の年齢制限が実施されました。次いで市民団体と小児精神科医は、ネット中毒の問題に気付き、対策の必要性を訴える運動を起こしました。

2002年には、ネットゲームを86時間やり続けた24歳無職男性が極度の疲労で死亡、ネットゲーム中毒の兄が弟を殺害といったネット中毒が要因とみられる事件が続きました。ネットにハマって学校に行かない、職場に来ないといった問題は数えきれないほど起きていました。韓国の男性は18歳で徴兵検査を受けますが、ネット中毒が原因で不合格になる若者が続出しました。

深刻な社会問題として取り上げられ、韓国政府は本格的な対策に着手したのです。

韓国の特殊性

韓国では、日本にあるようなゲーム専用機がほとんど流通していません。2004年まで、ゲームやテレビ番組などの日本文化の持ち込みが制限されていたからです。子どもも大人も最初に触れたゲームは、パソコンのネットゲームでした。

韓国は教育熱が高く受験戦争は苛烈です。幼児の習い事は週に5日以上で1日に掛け持ちすることも珍しくありません。小学生以上になるとこれに塾通いが加わります。子どもの教育に有害なものは排除する風潮があり、テレビ番組にも厳しい規制が掛けられています。15歳未満はほとんどのドラマを、12歳未満では歌番組すら見ることができません。

このような土壌ですから、IT産業振興と合わせてネットを使った教育「eラーニング」が急激に広がりました。幼少児（3～9歳）の約7割、青少年（10～18歳）の9割がeラーニングを利用しています。eラーニングのために、子どもの勉強部屋には、高速ネット回線のつながったパソコンが置かれました。ようやくPC房から奪い返した子どもたちは、親の期待とは裏腹に、自分の部屋でネットゲームの世界に溺れていったのです。

日本独自の問題と言われていた「ひきこもり・不登校問題」が、海外で初めて「発見」されたのは韓国です。2000年ごろから問題になりはじめており、ネット中毒との関係が強く指摘されています。

青少年の2割がネット中毒

ネット中毒対策として、韓国政府が最初に行ったのはネット中毒の診断尺度の作成と全国的な実態調査でした。2002年から尺度作りに着手し、2004年に最初の全国調査を行い、ネット中毒が疑われる人の割合は、成人で8.9%（169万人）、青少年では20・3%（154万人）と判明しました。

「青少年の2割がネット中毒」

その衝撃は大きく、最も深刻な社会問題として政府が本腰を入れることになったのです。

韓国の官僚は、新しい行政課題に積極的に取り組む気

ネット中毒率の変化と青少年の中毒率の深刻さ

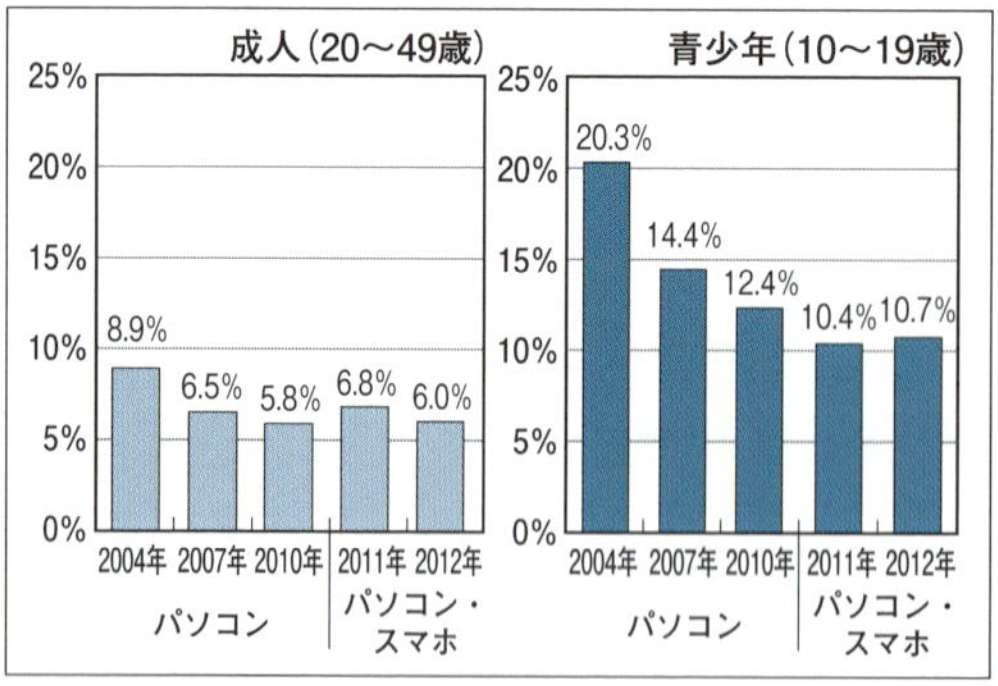

風があります。政府の8つの部署で一斉に取り組みが始まりました。行政安全部（通信事業）、教育科学技術部（教育）、女性家族部（家庭問題）、保健福祉部（健康問題）、文化観光体育部（ゲーム産業）、法務部（法律）、国防軍、地方自治の8部署です。部は日本の省に当たります。

本格的な政策が功を奏して、ネット中毒率は年々下がり、２０１２年には青少年10・７％、成人6.0％になりました。

対策が進むにつれ、当初、視野になかった低学年および幼児にも、ネット中毒が疑われる子が多数いることがわかり、２０１１年から幼少児（３～９歳）のネット中毒の調査を始めました。ネット中毒率は7.9％で、成人より深刻な状況です。２０１２年も7.3％と依然深刻な状況です。

２０１２年の学齢別中毒率です。中学生が最も高く11・７％で、高校は受験勉強が厳しいため9.6％に下がります。小学生は9.4％、幼児は4.3％と高い率を示しています。

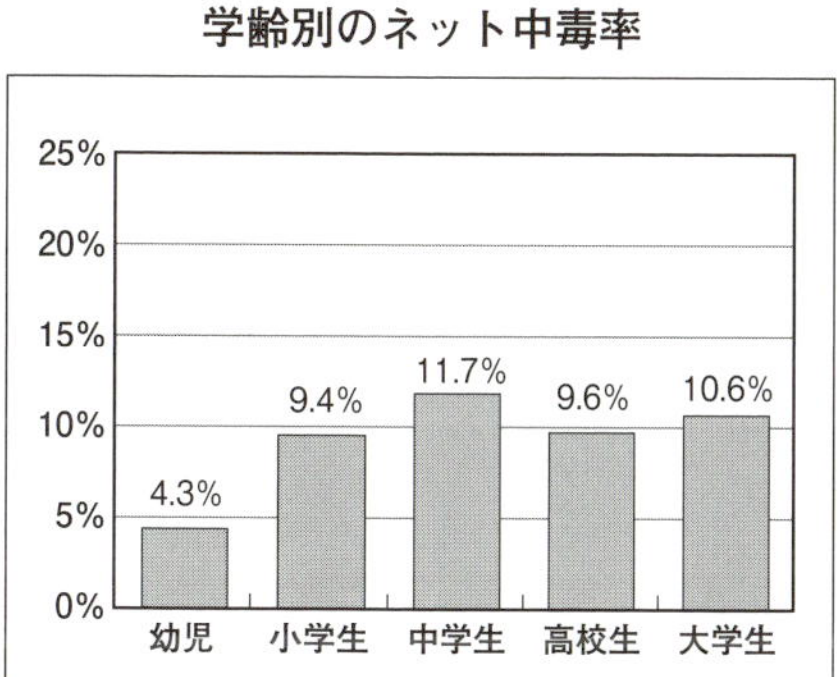

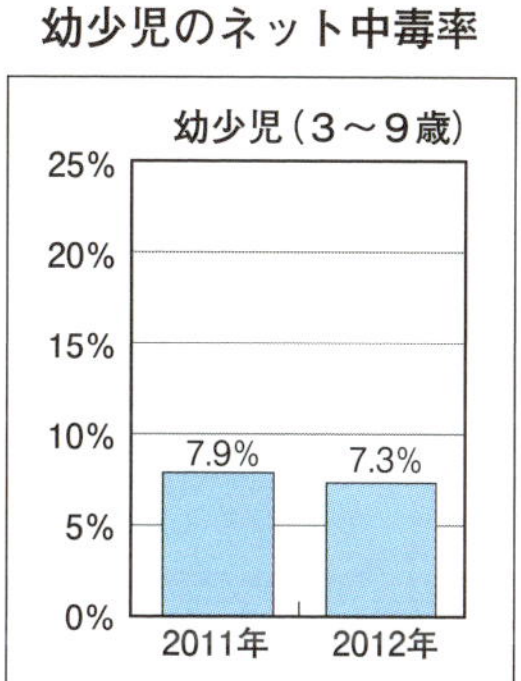

新たな脅威 ～スマホ中毒～

韓国でもネット中毒に新たな脅威が現れました。それは、２０１０年から急速に普及したスマホです。韓国で普及していた携帯電話は、電話とショートメールのみでインターネット接続機能のないものだったのです。

２０１３年現在、韓国のスマホ生産台数は全世界のトップとなり、国策上、最も重要な産業になりました。韓国内でもスマホは、わずか2年で全年齢層に急激に広がり、中学生の8割、高校生では9割以上がスマホを持っています。これを受けて韓国政府は〝スマホ中毒診断尺度〟を作り、２０１１年から調査を始めました。２０１１年の調査では、スマホ中毒は全体（10～49歳）で8.4％、青少年（10～19歳）では11・4％でした。２０１２年には普及率が上昇したこともあって、全体で11・1％、青少年では18・4％になりました。

再び「青少年の2割が中毒」の危機です。

スマホ中毒率

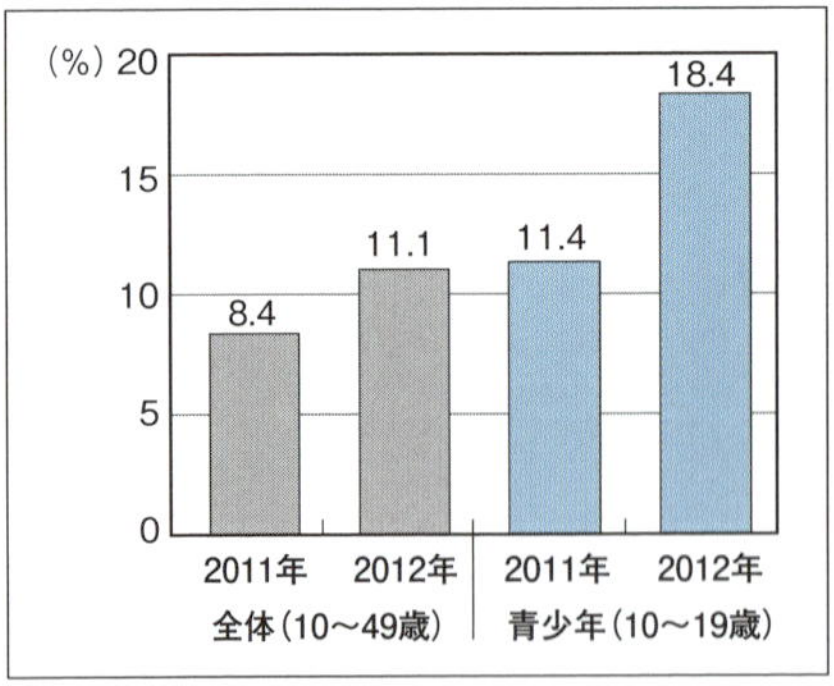

2 韓国の具体的な対応策

第一次総合計画（2010～2012年）

8つの部署でばらばらに行われていたネット中毒への対応策を、統一的に実施するため、2010年に行政安全部韓国情報化振興院（NIA）に、ネット中毒対応センターが設置されることになりました。そこが中心となって、総合計画「i－ACTION2012」が作られました。

2012年までに、ネット中毒率を5％以下に減少させるという目標を掲げ、A、C、T、I、O、Nを頭文字に持つ6つの分野で行動を起こすという計画です。

ネット中毒予防及び解消総合計画（2010）

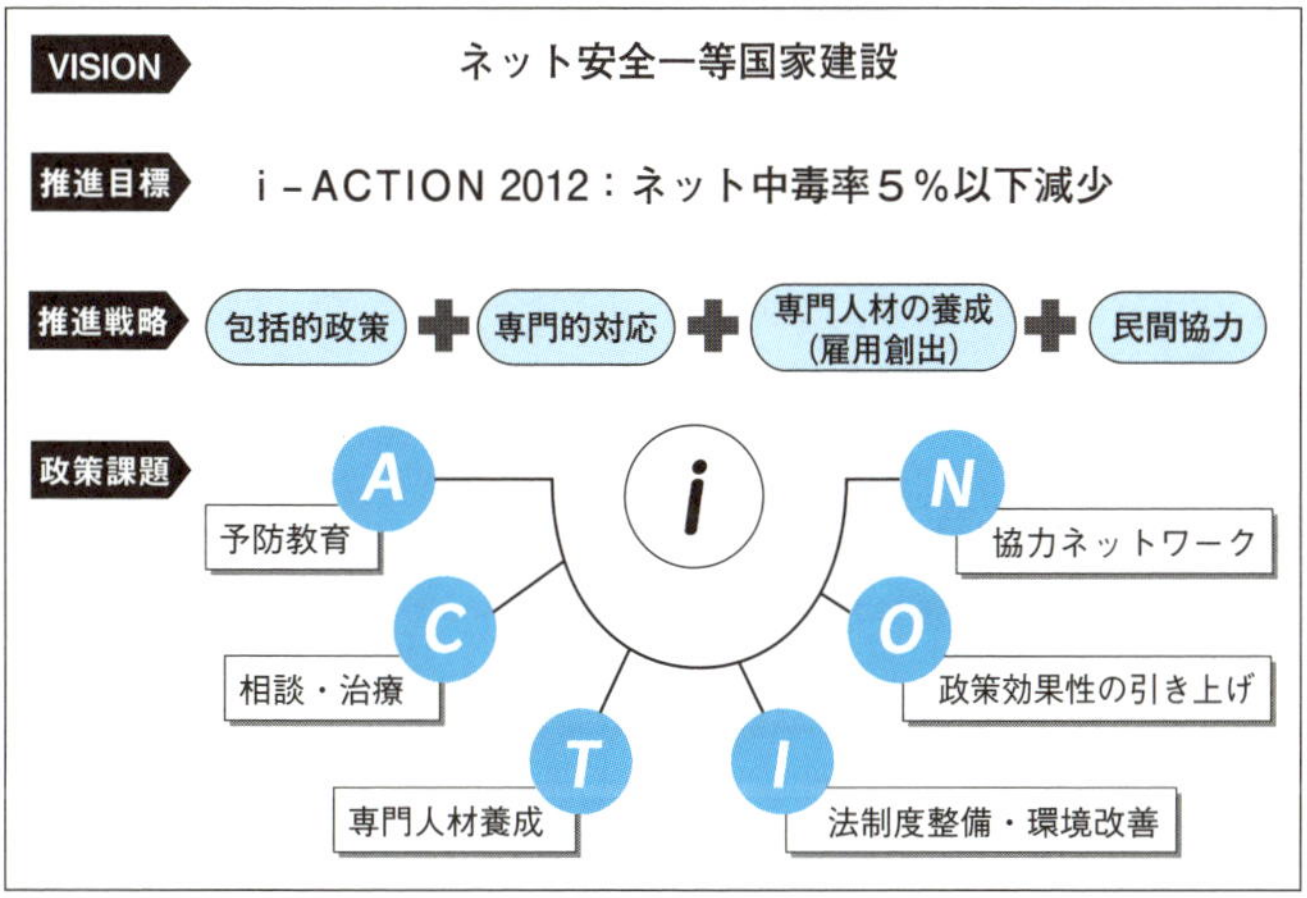

ACTIONの内容

A ネット中毒予防教育

幼児期から成人まで生涯全般にわたっての予防教育が必要と考えられ、そのための教育カリキュラム、実施体制がつくられています。幼稚園、学校などで行う集合教育とネットを使うｅラーニング形態があります。

C ネット中毒相談及び治療

ネット中毒相談として３つの形態をとっています。①全国どこからでもかけられ、朝の９時から深夜２時まで対応するフリーダイヤルの電話相談、②ホームページやメールを通してのネット相談、③全国で 160 か所以上ある相談窓口での面談による相談で、いずれも無料です。低所得、一人親、多文化などリスクの高い家庭には、家庭訪問による相談も実施されています。治療は、ネット中毒の要因を分析し実証的な検証を踏まえて、専門家の管理下での各種の治療キャンプ、医療機関での個別治療などの方法が開発されています。

T ネット中毒対応専門人材養成

全国で相談や診断を行う 4000 人以上の専門家を養成する計画です。幼稚園教師、小中高教師に対しては、ネット中毒専門講師、学校・一般相談士（日本のスクールカウンセラーに相当）に対しては、ネット中毒専門相談士、ネット中毒専門支援センター相談士を養成しています。

I ネット中毒解消のための法制度整備及び環境改善

2011 年 11 月に、深夜０時から６時まで 16 歳未満のネットゲーム接続を強制的に遮断する「強制シャットダウン制度」が実施されました。シンデレラ法と呼ばれています。

2012 年１月には、18 歳未満の子どもに対して、保護者が特定時間のネットゲーム接続を遮断できる「選択的シャットダウン制度」も実施されています。

O 政策の効果判定、科学性の検証

2004 年のネット中毒尺度Ｋ尺度をはじめとして、ゲーム中毒のＧ尺度、スマホ中毒のＳ尺度、幼児・青少年期・成人期など年代別の尺度、観察者尺度など、用途に応じた多様な尺度が作られています。科学的検証を繰り返し、３回の高度化改定が行われています。

これらの尺度を用いた調査を毎年行い、実施した政策の効果がどのように現れているかを検証して、次の政策に反映させています。

N ネット中毒解消に関する民間及び国際協力の強化

ネット関連製品は、韓国の主要な輸出製品です。政府は、ネット中毒対策は、製品を安全に世界に広げていくために必要なものだと考え、ネット関連企業に積極的に取り組むことを求めています。ネット利用教育やネット中毒予防対策は、健康教育や安全教育と同様に一般企業への働きかけが必要とも考えられています。

ネット中毒対策において、韓国は世界的に見ても最先端の位置にあり、国際的協力ネットワークの要になろうという意欲が強くあります。

第二次総合計画（2013～2015年）

現在、第二次3か年総合計画が実施されています。一次計画との違いは以下の3点で、「生涯周期総合対策」と称しています。

1．スマホなどの新しい機器（ニューメディア）への対応を重点項目とする
2．予防、相談に加えて治療、治療後の予後対応に力を入れる
3．乳幼児期、小学生、中学生、高校生、大学生、成人と幅を広げて対応する

学校でのスマホ利用制限

小学生5割、中学生8割、高校生9割と、子どもたちのスマホ所持率が極めて高く、授業中にスマホを使う子どもが続出し、義務教育を受ける権利が侵害されています。学校近隣ではネットに接続を妨げる技術（劇場などで使用されている通信機能抑止装置）や時間制限により、学校でのスマホ使用に強制的に制限をかける政策が検討されています。

中毒対象と問題の変化

ネット中毒は、主にネットゲームが中心でしたが、スマホ中毒は、メッセンジャーアプリ（韓国ではカカオトーク、日本ではＬＩＮＥ）中毒が目立っています。日本と同様に、

メッセンジャーアプリや動画サイトを使ったいじめ、人間関係のトラブル、画像・動画の流出が問題になっています。

これらの問題は、当事者の中毒状況と関係性があり、問題を引き起こしやすくなる要因と考えられています。

メディア肥満指数

これまでのネット中毒は、1つのコンテンツにハマって、抜け出せなくなるという状態を扱っていましたが、様々なコンテンツ、様々なメディア機器を合計で長時間使っている状態が問題だという捉え方に変わりつつあります。メディア機器の使い過ぎを肥満に例えて、「メディア肥満指数」とでもいうべきものを導入することが検討されています。

予防教育の広がり

乳幼児期の依存が想像以上に深刻だったことから、親への啓発が2013年11月から行われています。学校教育では、枠が拡大され、幼児から大学生まで最低年1回1時間以上の予防教育が義務付けられています。行政関係などの公的施設に勤務する成人にも、年に1回1時間以上の教育が義務付けられました。

中毒可能性予想尺度の制定

一人ひとりの特性や生活環境、ネット状況が異なるのに、同じ予防教育を行うのは効果、効率の両面から適切ではありません。そこで、予防教育に入る前に、ネット中毒のなりやすさを指標にした「中毒可能性予想尺度」を調べ、中毒可能性の高い人には、重点的に予防教育を行う方法を計画しています。

相談・治療体制

韓国でいう「相談」は、診断や心理療法を含むカウンセリングの意味です。

相談を担う「ネット中毒専門相談士」は、青少年相談士の有資格者が4日〜5日間の研修でネット中毒への対応を学び、ネット中毒の相談、診断、心理療法に携わります。2012年までに4000人以上が養成されています。「青少年相談士」は、9〜25歳の青少年を専門に扱うカウンセリングの国家資格です。カウンセリングを専攻し、1級は博士号相当、2級は修士号相当、3級は学士号相当でなければ受験できない専門性の高い資格です。

相談窓口は、電話、ネット、訪問と3つの形があります。電話相談は、全国共通の番号で朝9時から深夜2時まで相談を受け付けています。ネット相談はNIAネット中毒対応センターのホームページで常時受け付けています。訪問相談ができる窓口は、全国で16

0か所以上あります。これらの相談窓口では、下図の手順で相談業務が行われます。

本人や家族からの依頼、学校などの機関からの依頼、小学3年・中学2年・高校2年の全児童・生徒対象の調査結果からの依頼などで相談が受け付けられます。

まず、一次診断でK尺度と面談基準を使って状態を三群に分類します。面接に本人が来ない場合や幼少児の場合には、保護者など本人を日頃から見ている人に対して「観察者尺度」を用います。

一般使用者群は、予防教育を行うかこのまま終結します。潜在的危険群、高危険群は、二次診断を行います。MMPI（ミネソタ多面人格テスト）、SCT（文章完成法）、BAI（ベック不安尺度）、BDI（ベック抑うつ評価尺度）などの総合的な心理テストを行い、その結果によって、病院と連携して治療を行うか、相談を受け付けた機関で相談・治療を行うかを決定します。二次診断や相談治療が行えない相談窓口では、対応できる相談機関につなぎます。

相談から治療までの流れ

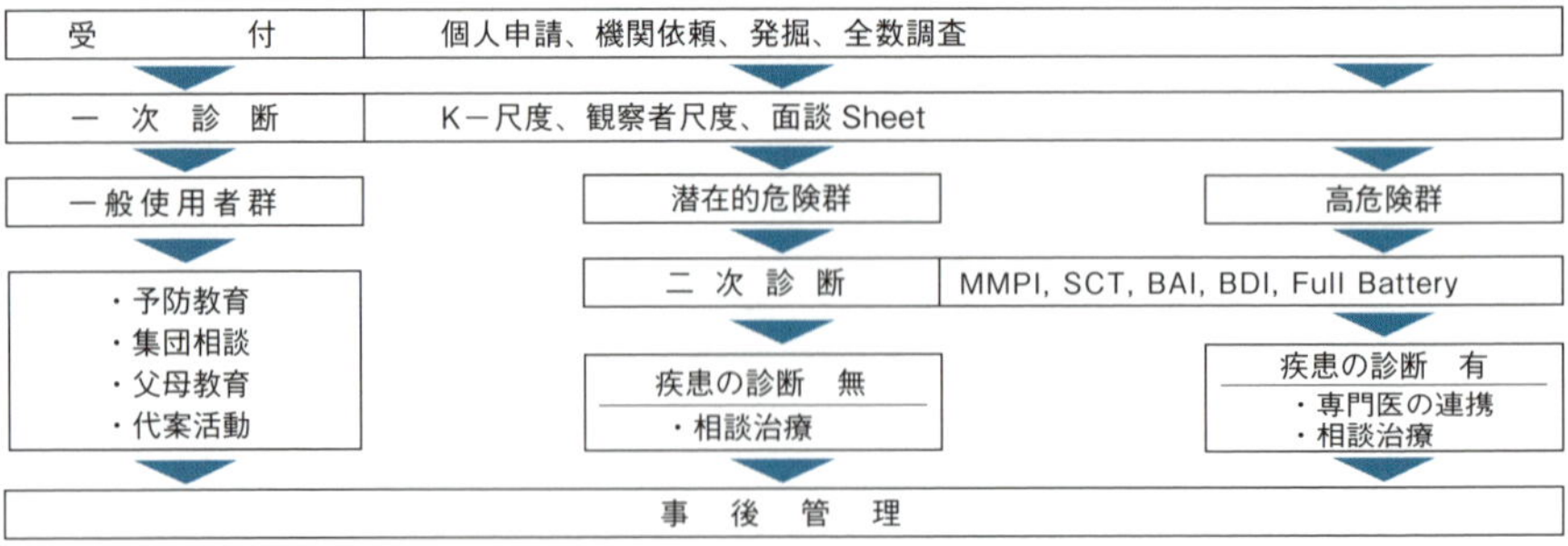

ネット中毒の個別治療

韓国のネット中毒治療は、小児精神科医を中心に開発されてきました。

韓国では、ほとんどの大学医学部に小児精神科の専門講座があり、医療分野全体でも重要な政策に対してもかなりの発言力を持っています。一方、日本では専門学科を持つ大学はなく、2012年浜松医科大学にようやく児童精神科の専門講座ができたばかりです。メディア依存以外に、発達障害などで児童精神科を必要とする子どもは何十万人もいるにもかかわらず、日本の児童精神科医の養成は寒々とした状況です。

ネット中毒治療の体系

韓国では、表1のようにネット中毒の危険要素を分類してリスクレベルを判断し、治療対応を決めています。ライトユーザー群、中リスク群は、相談機関の教育や心理療法を中心に対応し、高リ

表1　リスクレベルの分類

		日常生活	過度のゲーム使用	過度使用の期間	家族との衝突度	アイテム交換（課金）	ゲーム内チーム加入	友人と会う	暴力行為	対処
ライトユーザー群		継続	時折	1年未満	低い	ない	ない	ある	ない	スクリーニングして教育
リスク群	中リスク	継続	半日弱	1年未満	高い	ない	ある	ある	ない	教育治療
	高リスク	継続あるいは不能	半日強	1年以上	高い	ある	ある	ある	ない	より高度な教育治療
中毒群	中リスク	不能	ほとんどずっと	2年以上	非常に高い	ある	ある	ない	ある	集中的な治療
	高リスク	不能	1日中ずっと	2年以上	非常に高い	ある	ある	ない	ある	キャンプ治療

スク群、中毒群では小児精神科医などの専門医と相談機関の連携で対応しています。

専門的個別治療法の例

個別治療においては、ネット中毒の発症過程を次の図の①〜③のように考えます。ゲームは、それをプレイする人の最もつらい感情、例えば親の押さえつけに対する怒り、試験で挫折した敗北感、そのような感情を癒やしてくれるものと考えられます。

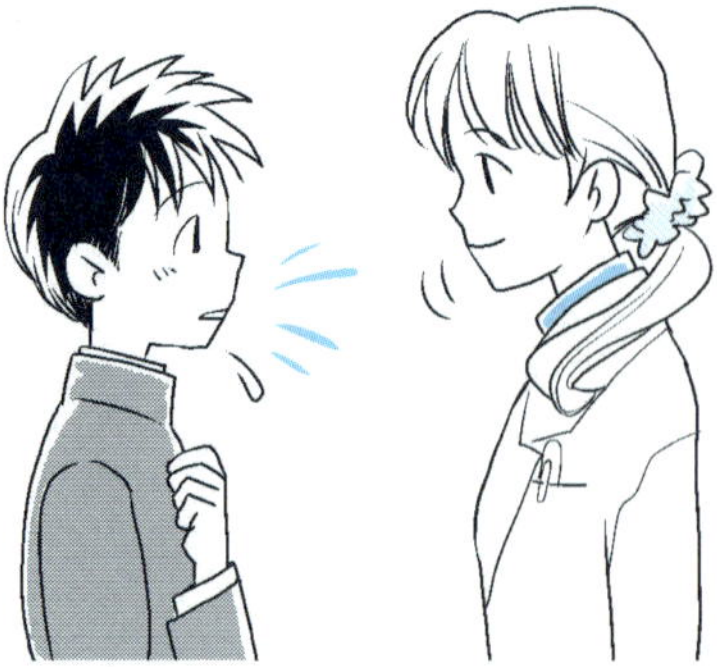

ゲーム中毒の発症過程と治療過程

精神的な脆さ

①子どもたちの心の中に何か欠けているものがあり精神的な脆《もろ》さとなっている

↓

特別な感情

②欠けているものを満たされたい特別な感情が生じる

↓

ゲーム中毒

③ネットやゲームが特別な感情を満たすため中毒になる

④中毒になっているネットやゲームの内容を詳しく把握する

↑

⑤ネットやゲーム類型・分類から満たしている特別な感情を見いだす

↑

⑥精神的な脆《もろ》さを生み出す、欠けているものを見極めて対処する

治療過程はこれを右の図の④～⑥のように逆にたどることになります。

個別治療法の一例として、ネット中毒治療の第一人者キム・ヒョンス氏（Hyun-Soo Kim 関東《クァンドン》大学教授・明知《ミョンジ》病院精神科医）が開発したＣＯＰＥ（Control-Oriented-Personal-Empowerment）を紹介します。

ＣＯＰＥは、丁寧な10段階のアプローチで、当事者自身の力で自分をネットやゲームにはめている根本的な要因を見つけ出し、治療の入り口にたどり着くことを目的としたプログラムです。

1段階：治療者は、最初に当事者との間に、ネットやゲームの話を楽しくできるような関係を築きます。禁止や規制を前面に出すことはしません。

2段階：当事者がネットやゲームで何を楽しんでどんなことをしているのかを、興味を持って詳しく聞きます。それが治療の土台になります。

3段階：聞き取った内容から表2のように、ゲームの種類、動機、報酬などを分類して治療方針を立てます。例えば、ＲＰＧ（キャラクターを作り役割を演じて進めるゲーム）で戦闘に身を投じることを好む場合には、日常生活で鬱屈した怒りの感情があることが多く、怒りの調整訓練や鬱の治療が必要になります。

4段階：当事者のもつ人間関係の課題をネットやゲームでやっていることから見極めます。ダンスゲームにハマっていた子は、誰かと一緒に何かをすることを求めており、その根底にあるものが家族から孤立している寂しさだと気付いたときに治療の糸口が見つかりました。

5段階：当事者が自分の状況を客観的に見て、自分自身でなぜネットやゲームにハマっているのかを考えられるようにします。

6段階：ゲームを使用して自分にとってゲームがなんだったのかを確認します。

7・8段階：ネットやゲームによって自分が得ているもの、失っているものを考え、自分の幸福や将来を考えます。

9・10段階：どうすればネットやゲームから離れられるのか、その大変さをどうやって乗り越えるのかを自身で考え、ネット中毒脱出の行動に向かいます。

表2　ゲームの分類と動機

分類	動　機
動機先行型	ストレス解消
	達成感
	冒険心
	コミュニケーション
成果・報酬関係型	楽しみのため
	関係性（友だち）を得るため
	お金のため
	社会的地位（アイデンティティ）のため
ゲーム種立脚型	RPG（ロールプレイングゲーム）
	FPS（ファーストパーソンシューティング）
	RTS（リアルタイムストラテジー）
気質由来型	新しもの好き
	社会交流回避的
病気併発型	ADHD や衝動性によるゲーム中毒（スリル中毒群）
	鬱一情動性（気分転換を求める群）
	非社会性群一社会性ゲーム中毒（社会的交流を回避したがる群）
	現実衝突群（現実ではない、熱中できるものを探している群）
心理学的目標型	自分探し
	破壊願望
	孤独の解消

ネット中毒治療キャンプ

ネット中毒治療キャンプは、ネット中毒からの脱出を目的に集団の合宿形式で行う治療方法です。対象者や目的により何種類かのキャンプがあり、いずれもネット中毒治療の研究成果をもとに組み立てられています。

ネットRESCUEスクール

女性家族部（女性の社会参画、家庭や子どもに関することを扱う部。日本では厚生労働省が所轄）の事業として韓国全土で行われているものが、11泊12日のネットRESCUEスクールです。2010年には8本実施でしたが、2011年には効果が認められ24本実施と拡大しています。COPE開発者のキム・ヒョンス氏など精神科医、心理学者、青少年活動家などのチームで企画されました。

RESCUEには下記のような意味があり、「ネットから離れて新しい自分を発見する」ことを目的としています。

R（Reexperience）キャンプでの新しい経験を通じて、
E（Excitement）ワクワク・ドキドキするような気持ちを感じ、
S（Socialization）友だち・メント※・先生たちとの社会的関係を形成し、
C（Change）変化のためのチャレンジを始め、
U（Union）バラバラになった家族が再び一つになり、
E（Escape）ネット中毒から脱出する

※メント（mentor）…専門性をもったサポートスタッフ

参加者と地域に応じたプログラム

このキャンプには、開催地域に近い相談窓口や学校からの紹介と、直接の申し込みによって、参加者が集まります。地域の宿泊型社会教育施設のような、スポーツや芸術活動など多様な活動ができる場所で行われます。１つのプログラムには、男子のみまたは女子のみ20～30名程度が参加し、2人の参加者（メンティ：Ｍｅｎｔｅｅ）に1人のサポートスタッフ（メント：Ｍｅｎｔｏｒ）が付き、生活を共にします。

参加者に対して、事前に心理検査を行ってグループの特性をつかみ、プログラムの内容を決めます。参加者の状況を判断して組み立てられるため、内容は固定的ではありません。プログラムの柱は、相談、代案活動、家族活動の３つからなります。１３９ページの表3はプログラムの一例です。

終了後一定期間は、相談を継続して受けられるようになっており、日常生活の中でネット中毒からの脱出がしっかり定着するようにフォローアップされます。

重要なメントの役割

このプログラムでメントが担う役割は重要です。

激しく抵抗するメンティを徹底的に受容し、彼らが生活規範を破ろうとするときには、毅然とした態度で接し、彼らが活動に自発的に積極的に取り組めるように、ほめたり励ましたりして支えます。

メントは有償ボランティアで、青少年相談を専攻し兵役を終えた大学生が応募します。大変な仕事にも関わらず、定員の何倍もの応募があり、厳しい選抜を通過してメントとして採用されます。メントの経験は、相談者としてのスキルを向上させ、就職においても高く評価されるからです。

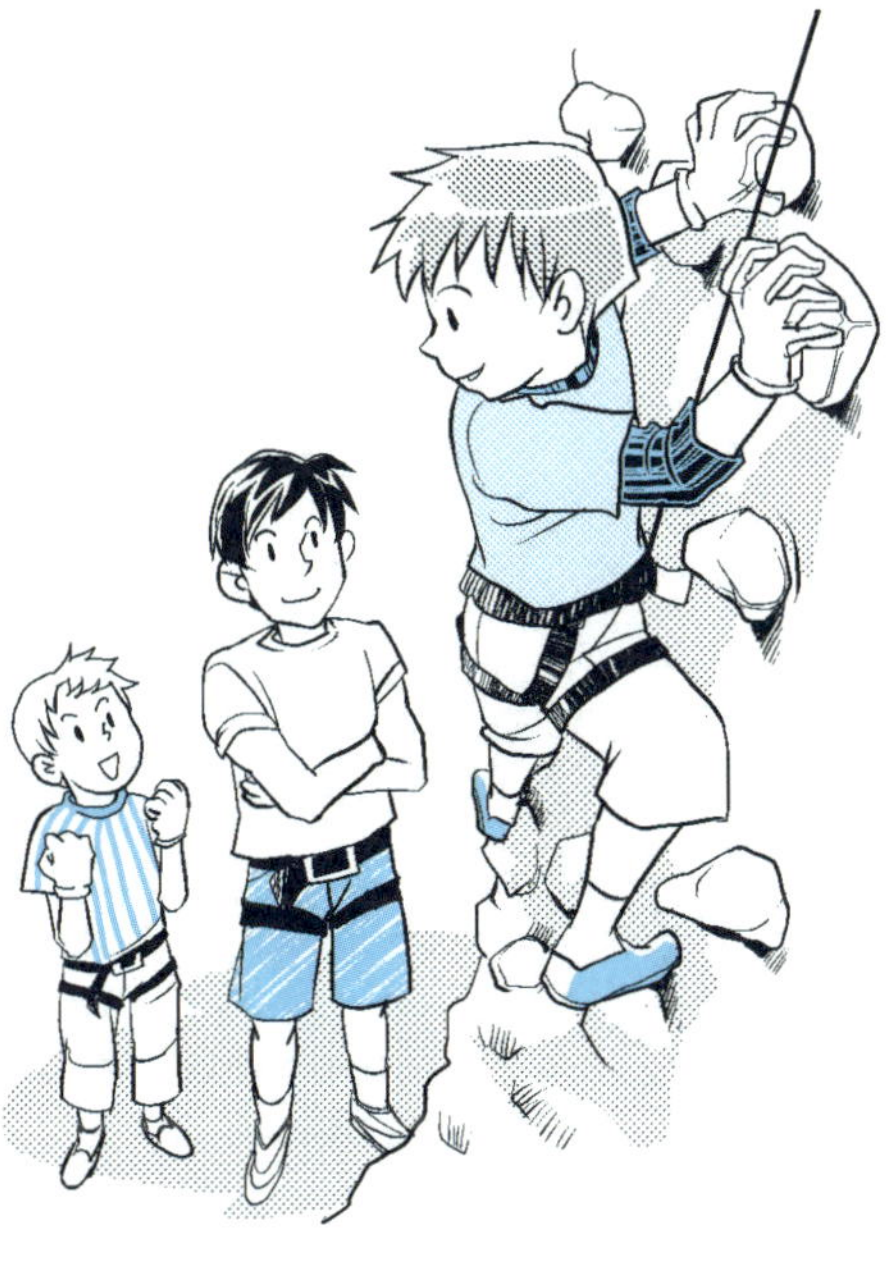

12日間の 子どもの様子

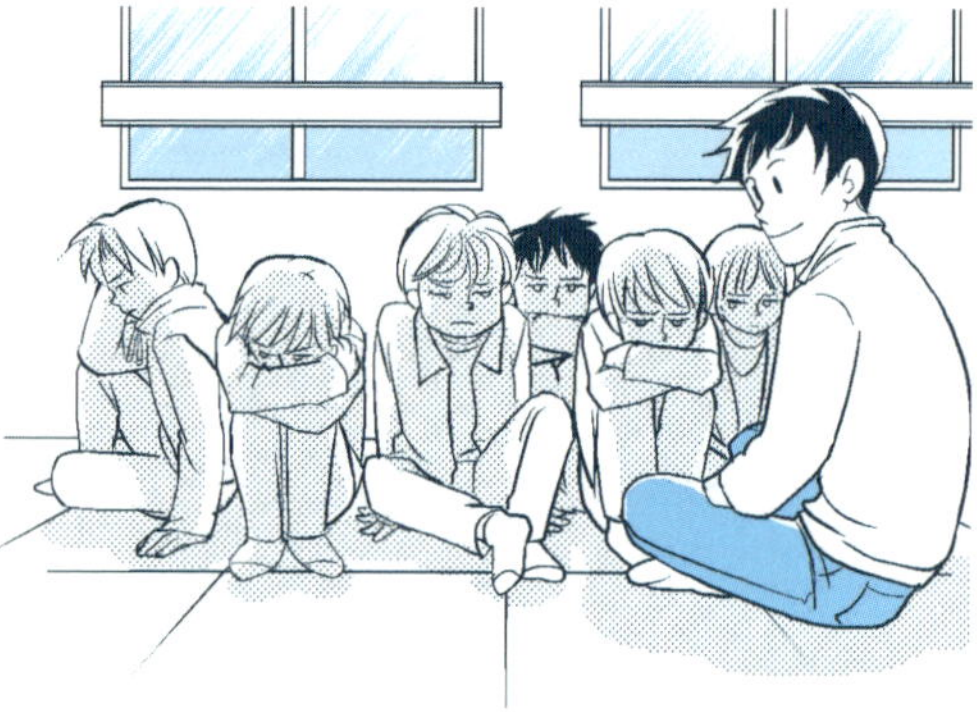

①キャンプ期間中子どもたちは、一切の電子メディア機器の所持、使用を許されません。1日目、2日目、子どもたちは不機嫌の極み。言葉もほとんどなく、うつむいている。

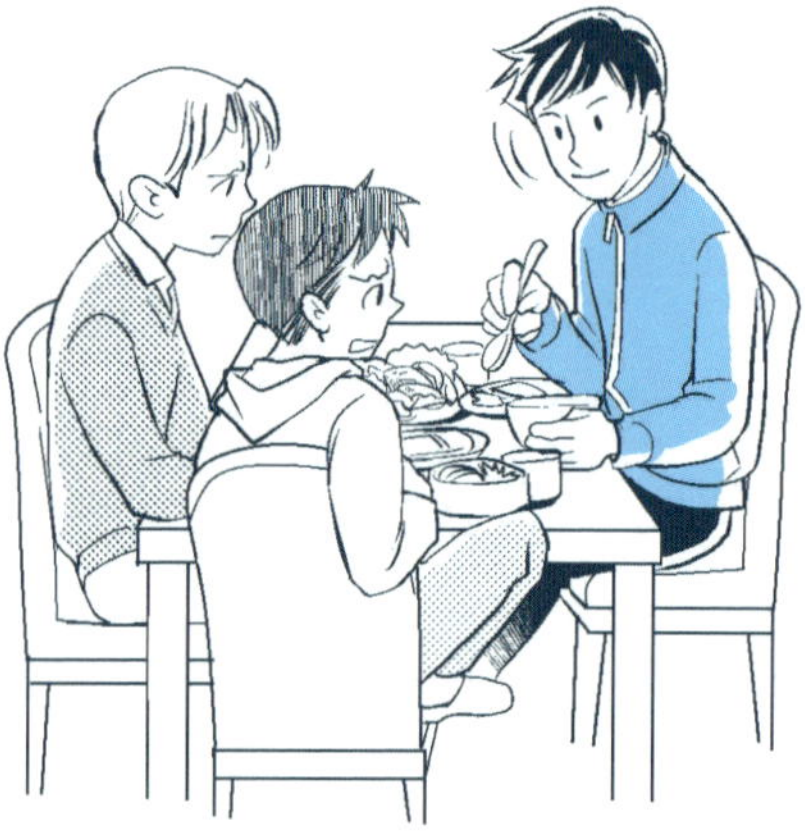

②メントとメンティ２人は、24時間寝食を共にし、トイレも一緒に付き添います。信頼関係づくりが最初の課題。イライラするメンティのわがままもひたすら受け止める。

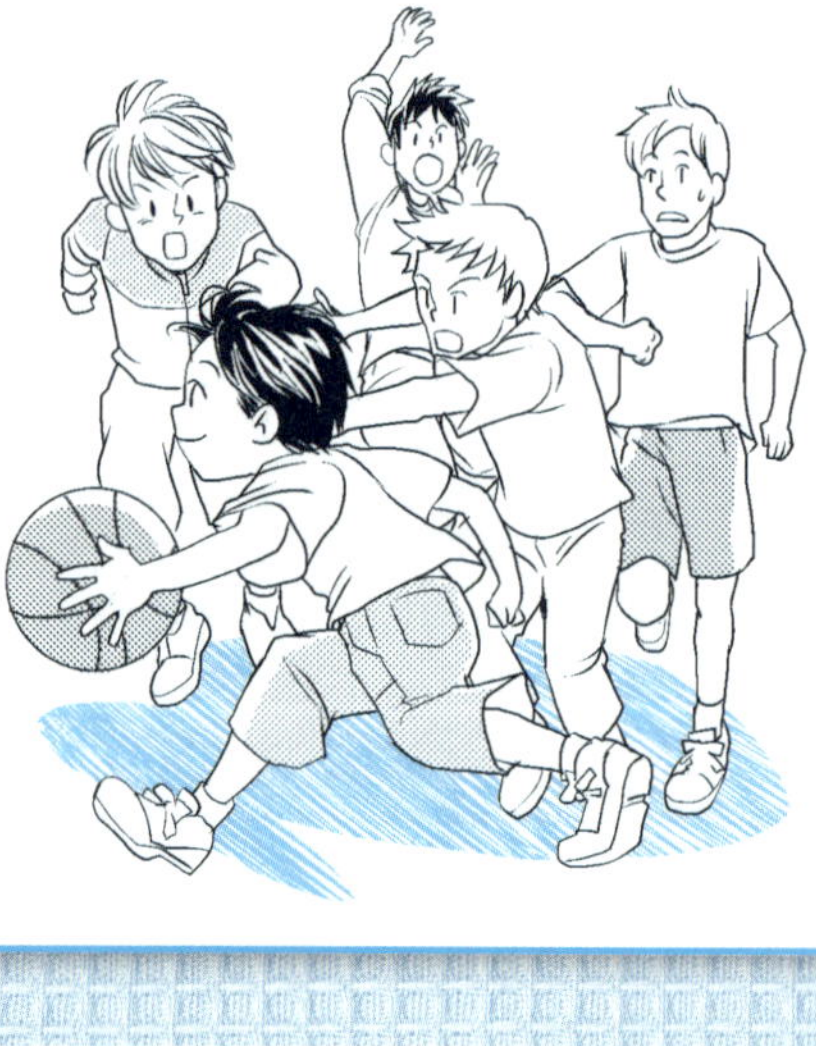

③集団でのアイスブレイク、バスケットやヨガなどのスポーツ、音楽やロッククライミングなどの代案活動にチャレンジしていく中で、子どもたちの表情が次第に明るくなっていく。

※アイスブレイク…初対面の人間同士の緊張をほぐす活動

インターネット RESCUE《レスキュー》スクール

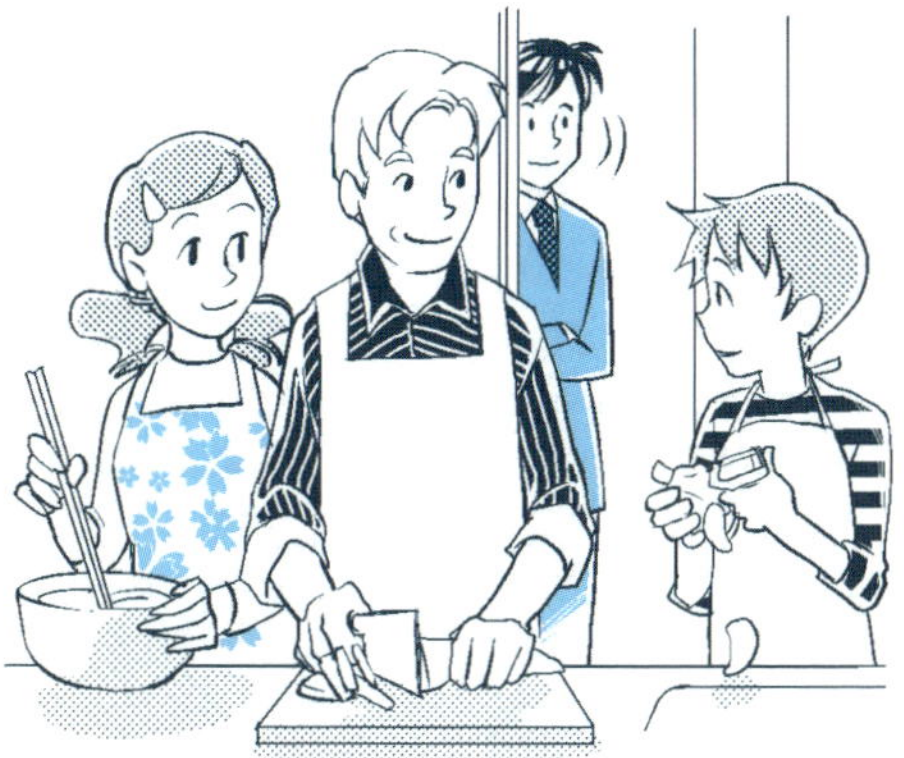

④中間点の金、土、日の2泊3日、家族との時間。一緒に料理を作り、絵を描き、散歩し、語り合う。親子が協力しないとできないクイズなども。親はこの時点で子どもの変化が始まっているのを実感。

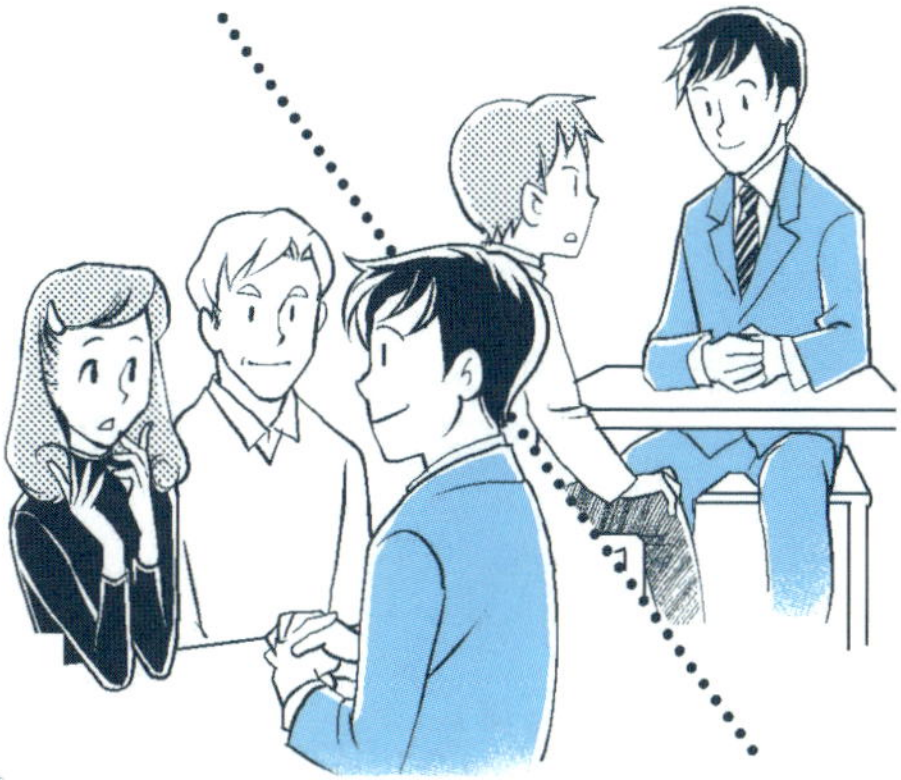

⑤ 12日間の中で専門家による相談活動（子どもだけ、親だけ、親子一緒）。３種の相談の中でネット中毒の処方箋を見つけ、これからどのようにしたいか、改善法を話し合う。

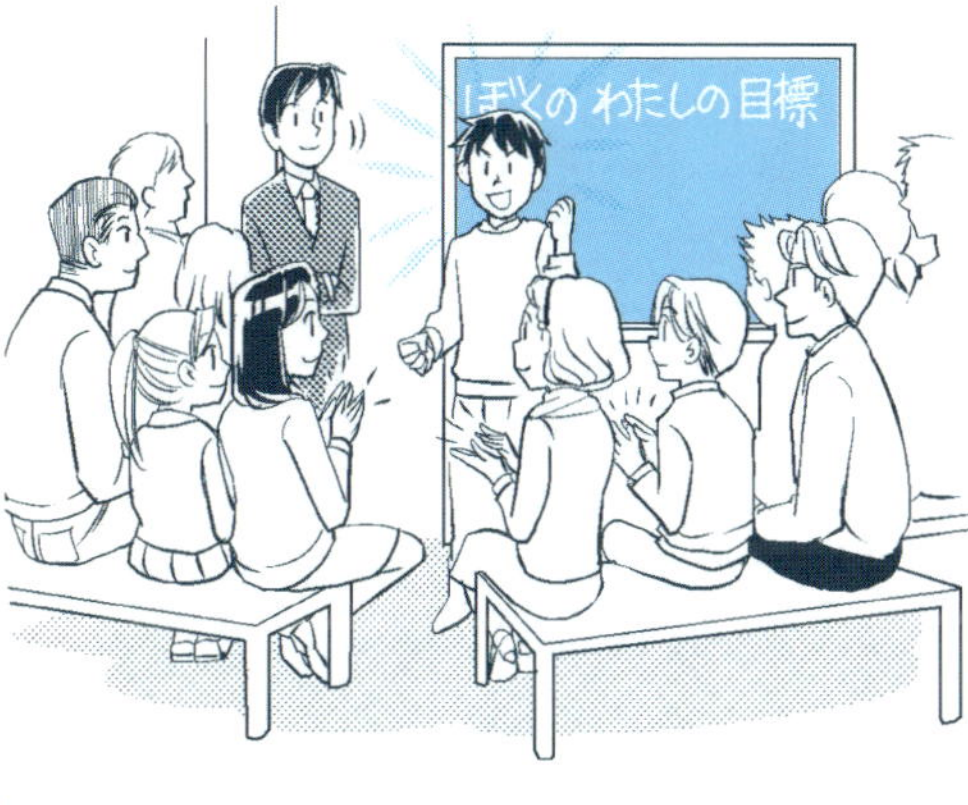

⑥ 12日目、修了式。家族、メント、専門スタッフが見守る中で「自分の人生を切り開き、新しい自分を探す挑戦をした人であることを証明します」の言葉と共に修了証が一人ひとりに渡され、子どもたちはネットとの付き合い方や人生の目標についての「自分との約束」を披露する。

しっかりした基盤が必要

韓国で行われているネット中毒治療キャンプは、ただネットを離れて体験活動をするといったものではありません。一人ひとり異なるネット中毒の根本的な原因を個別相談によって丁寧につかみ、つらい禁断症状をメントの厳しく優しい関わりで乗り越えます。仲間やメントとともに代案活動の楽しさを知り、未来に向けて「新しい自分」を見つけ、その実現に向けたフォローアップの仕組みまで準備されたプログラムで周到に構成されています。ここまで念入りにやらなければ、キャンプから日常生活に戻ったときに、より深刻なネット中毒に再び陥るでしょう。

ネット中毒治療キャンプは、青少年相談の経験の蓄積、ネット中毒に関する深い研究、それらを支える豊富な人材、相談窓口や学校、社会教育施設など各種関係機関の連携があって成り立っているものです。

表3　ネット RESCUE スクールプログラム

日程 時間	1日目 土	2日目 日	3日目 月	4日目 火	5日目 水	6日目 木	7日目 金	8日目 土	9日目 日	10日目 月	11日目 火	12日目 水
07:30〜08:00		起床	起床	起床	起床	起床	起床	起床	起床	起床	起床	起床
08:00〜09:00		朝食	朝食	朝食	朝食	朝食	朝食	朝食	朝食	朝食	朝食	朝食
09:00〜10:00		散歩	散歩	散歩	散歩	散歩	散歩	散歩	野営整理／父母相談	家族相談／代案活動	散歩	準備
10:00〜11:00		集団1	集団2	集団3	集団4	集団5	集団6	集団7	代案活動／父母相談	家族相談／代案活動	色紙書き	発表会
11:00〜12:00												
12:00〜13:00		昼食	昼食	昼食	昼食	昼食	昼食	昼食	昼食	昼食	昼食	修了式
13:00〜14:00	受付	個人相談1／代案活動	集団ブック	個人相談2／代案活動	チャレンジー	個人相談3／代案活動	ボランティア活動（療養院）	宿営地設置	代案活動／父母相談	家族相談／同伴者ミーティング	水上活動（水泳など）	
14:00〜14:30	入校式							家族と楽しむ週末プログラム家族OL（雨のときはクイズゲーム）料理作り				
14:30〜16:00	OTアイスブレイキング／父母教育&集団相談											
16:00〜18:00									森治療	陶芸		
18:00〜19:00	夕食	夕食	夕食	夕食	夕食	夕食	夕食		夕食	夕食	夕食	
19:00〜20:00	共同体活動	体育活動	自由時間	体育活動	自由時間	自由時間	自由時間		自由時間	自由時間	自由時間	
20:00〜21:00		自治活動	自治活動	自治活動	自治活動	自治活動	自治活動	家族との時間	自治活動	自治活動	分かち合いの時間評価	
21:00〜21:30	瞑想	瞑想	瞑想	瞑想	瞑想	瞑想	瞑想	瞑想	瞑想	瞑想		
21:30〜22:00	就寝	就寝	就寝	就寝	就寝	就寝	就寝	就寝	就寝	就寝	就寝	

教育を通じて自ら変わる予防教育

韓国では、乳幼児期から小学校、中学校、高校、大学、成人と全世代にわたってネット中毒の予防教育が実施されています。予防教育は、2つの柱からなっています。

1．ネット中毒の危険性を知らせる

2．ネットの禁止ではなく長所、短所を伝えて自分で選択する

生活や行動の変化は、人から強要されてできるものではなく、教育を通じて自ら変わっていくことだと考えられています。子どもたちに「何かをするな」と指導するのではなく、考える材料を提供し、それをもとに自らが判断して選ぶような教育を地域や学校で行います。

小学校での連続型啓発授業の例

ソウル市の小学校で講師が訪問して6回の授業を行った例を紹介します。一クラス30名を6名ずつの5チームに分け、その中で子どもたち同士が話し合いをしながら進める形式です。

1回目　ネットの長所と短所

ネットの長所、短所についてマインドマップを作成します。

2回目　個人情報の保護

ネット上で自分の情報を守ることがいかに大事なのかを説明します。マスコミで報道された事例などを通して、違法行為についても説明します。

3回目　心身への影響

ネットの過剰な使用で自分の体や心にどんな影響があるかについて話します。目が悪くなることや、脳にどのような影響があるかを示します。50分ネットを使ったら10分は休むことを提案して、10分間でできるストレッチなどを教えます。

4回目　仮想現実と現実

ネットゲームの世界では、仮想現実と本当の現実を混同してしまう危険性があることを教えます。ゲームと同様の楽しさを、現実の中で見つけられないかを問いかけます。

5回目　代案活動

ネットゲームに頼らず、楽しさを味わえるような代案活動をします。

6回目　ネット中毒の予防啓発

子どもたち自身が予防啓発活動をやってみます。啓発に使用するマスコットを作り、ここで得た知識を親や周りの人に伝えます。周囲の人に予防教育をするリーダーシップが発揮できるようにして授業を終えます。

韓国から学ぶべきこと

韓国の教育事情を調べていくと、子どもや若者に対して、親も国も大きな期待を抱いていることがよくわかります。子どもにとって「期待されること」は必要なことです。しかし、その過度な期待―例えば異常なまでの教育熱のように―が、子どもの最善の利益を押しつぶしている様子もうかがえました。韓国のネット中毒は、子どもたちへの過度の期待を背景に生まれたとも言えるのです。

私たちが目にした韓国のネット中毒対策は、健康な生活、自己表現、子どもの自立など「子どもの最善の利益を取り戻す」ことに土台を置いたものでした。政策の中心にいる方々が、それを常に念頭に置き対策を推し進めているからです。

韓国のネット中毒対策は、専門的な研究成果を背景に、ＩＴ産業の拡大や変化の速さに劣らないスピードで、政府を中心に進められています。子どもに関わる豊富な人材がそれを支えています。新たな課題「スマホ中毒」にも的確に対応するでしょう。

日本は、韓国の総合的な対応政策から様々な点を学び、どんどん取り入れるべきです。ただ、韓国と日本の状況の違いに対して、何をどうアレンジすべきなのか、そこが難しいところです。日韓の似ているところ、違うところを十分知った上で、「子どもの最善の利益を取り戻す」ことに土台を置いて考えれば、答えは見えてくるでしょう。

第6章

社会がネットに奪われる前に

～ネット社会とどう向き合うか～

1 ネット・スマホで人々は幸せになったのか

ネット社会の広がりは様々な経済活動、災害時の情報連絡や医療情報の広域化、そして高齢者や過疎地に暮らす人々の情報連絡手段などの分野でこれまでになかった新しい世界を創り出し、人々に福音をもたらし始めています。

しかし、一方ネット社会の進展で、若者や子どもにまでスマホやタブレット端末が普及していくにつれて、これまでに見られなかったネット社会の負の部分も急速に肥大してきました。

フェイスブックが女子高生殺人事件のきっかけをつくったり、ネットで誘拐事件を決行する仲間を集めたり…とネットが関係した犯罪は毎日のように起きています。また犯罪とは言えないものも含めるとネットいじめは日常的な現象となっていますし、ネットの世界での憎悪の増幅、嘲笑の増幅、そして炎上なども狂気とさえ思えるものとなっています。

さらにネット依存症の劇的な増加は、多くの家庭を悩ませ始めています。第2章で紹介したように、依存への入り口は多様ですが、ひとたび依存症に陥ると本人はもちろんですが、家族は苦悩の日々が続くことになります。

内閣府は、2013年7月「子どもの安全に関する世論調査」を実施しました。それによると、子どもがスマホを利用することに「不安を感じる」と回答した人が71・9％、「感じない」13・6％と、多くの大人たちが子どものスマホ利用に不安を抱いていることが明らかになりました（グラフ1）。その理由としては（複数回答）「ウェブサイトやアプリの利用で、他者とのトラブルや犯罪被害に巻き込まれる怖れが高くなる」が72・4％と最も多く、「子どもに悪影響を与える情報を閲覧する恐れが高くなる」69・0％、「子どもがインターネットなどを利用する時間が長時間になる恐れが高くなる」49・9％とネット利用への懸念が上位を占めています（グラフ2）。

グラフ1　スマホを利用することについての不安

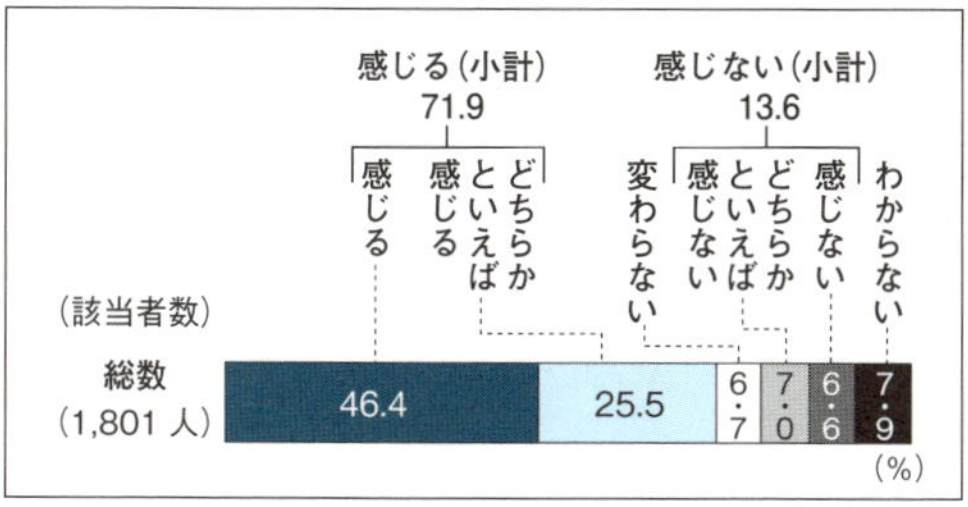

グラフ2　不安の内容

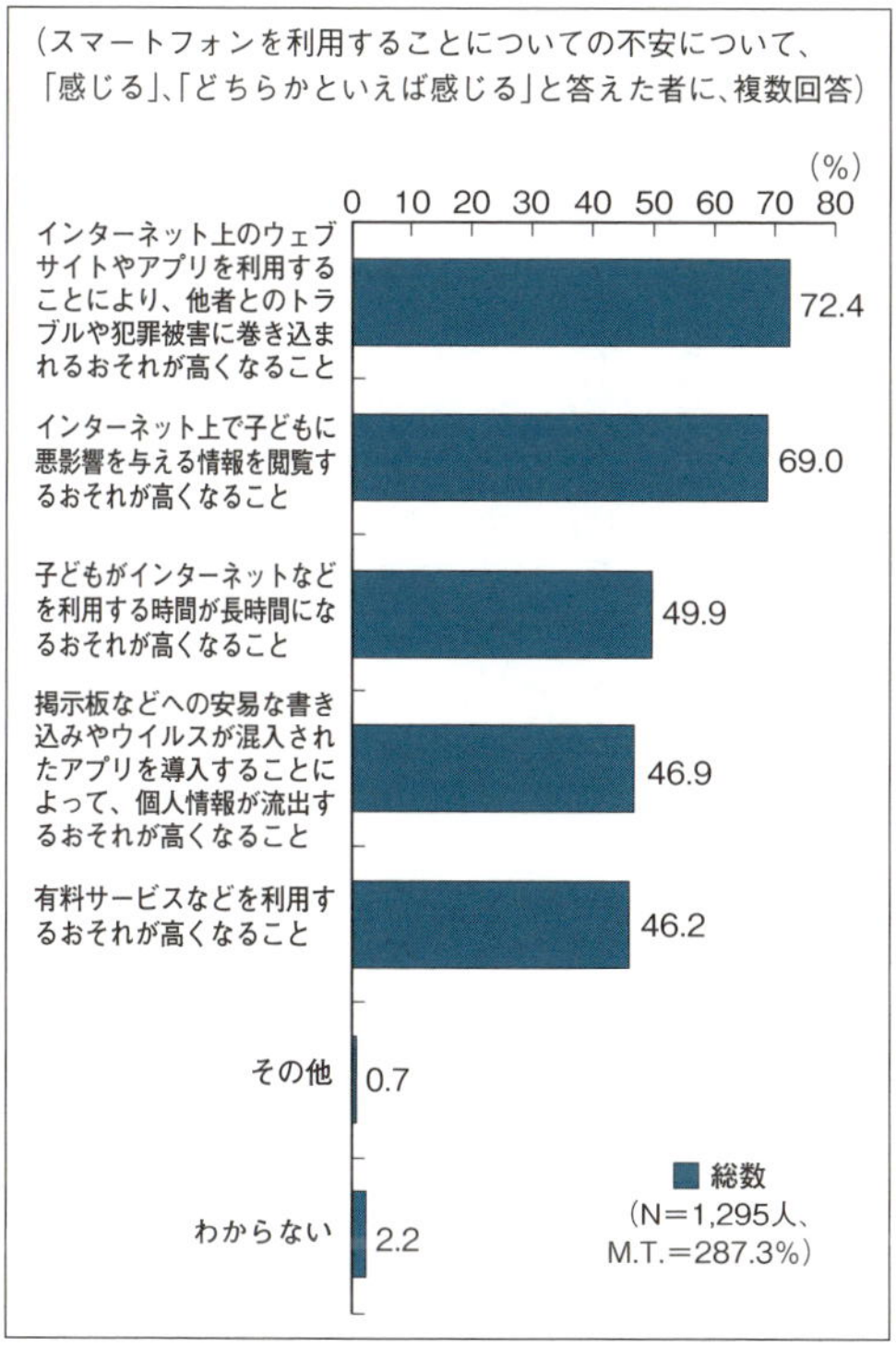

出典：内閣府「子どもの安全に関する世論調査」2013年

中高生のスマホ所持、急上昇

こうした親たちの不安にもかかわらず中高生のスマホ所持率は急上昇しています。NPO子どもとメディアと福岡市教育委員会の共働調査（2013年）では、表1のように中学生で34・5%、小学生（高学年）でも12・8%になりました。高校生は内閣府の調査（2013年）で携帯所持率が97%でそのうちスマホが83%を占めるまでになっていることがわかりました。スマホは急激に子どもたちに普及が進んでいるのです（グラフ3）。

そして、私たちの前記調査の中学生の分析（表2）では、スマホは従来型のケータイに比べて、長時間使用が約4倍、遅い就寝時間、不登校傾向は約2倍となっています。友人とのトラブル、いじめ・悪口、ネットでの出会いも顕著に増えています。

親たちの懸念はすでに現実になっているのです。

表1　小学生・中学生の所持率

調査年度	2010年	2013年			
所持率	携帯電話合計	従来型携帯電話	スマートフォン	機種不明	携帯電話合計
小学校	29.8%	37.0%	12.8%	3.3%	53.1%
中学校	50.1%	27.7%	34.5%	1.9%	64.1%

出典：福岡市・NPO子どもとメディア共働「小中学生のメディアに関する生活・意識調査」2010年、2013年

グラフ３　青少年の携帯電話・スマートフォンの所有率及び所有機種

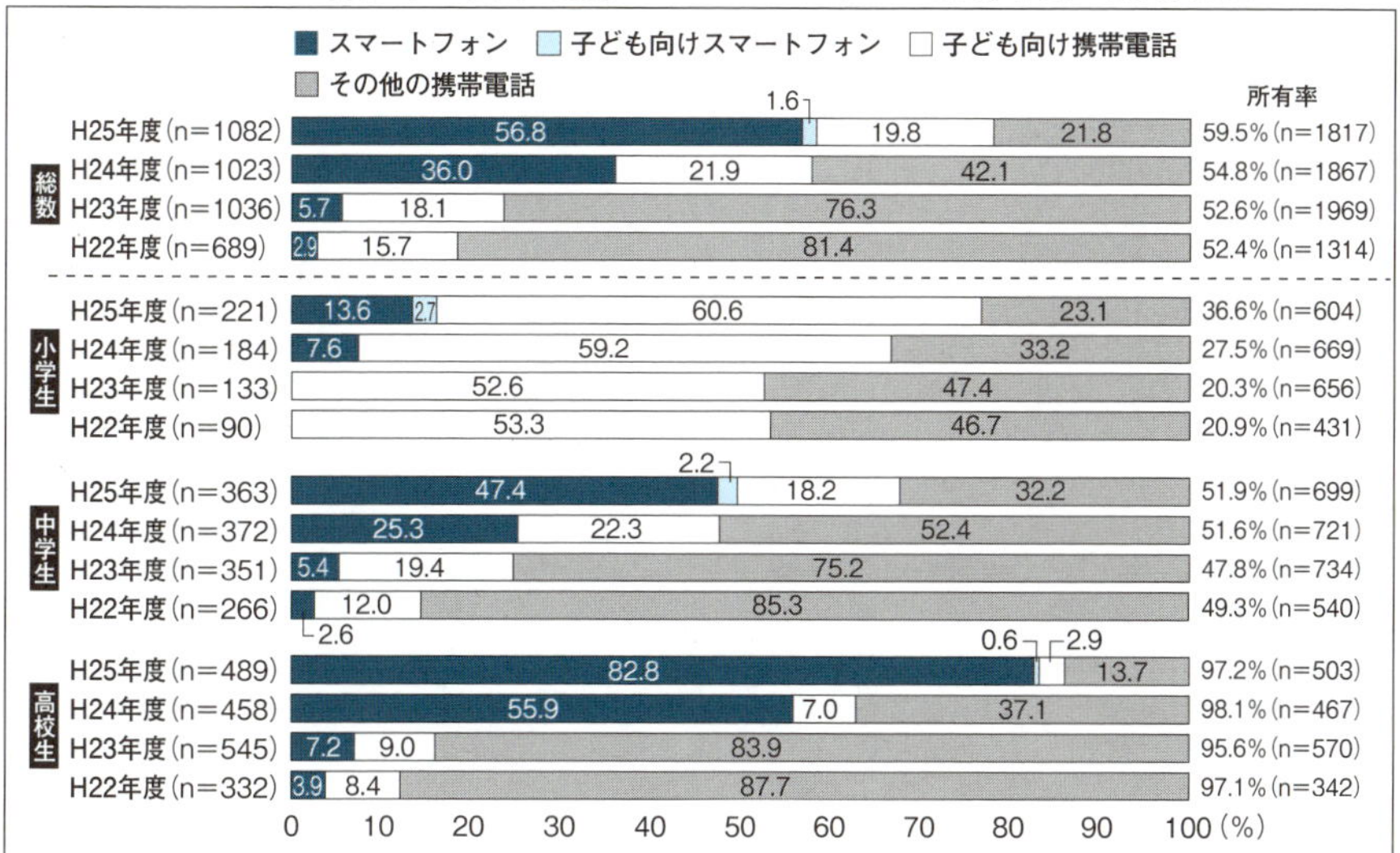

（注１）「青少年の携帯電話・スマートフォンの所有機種」は、携帯電話・スマートフォンを持っていると回答した青少年をベースに集計。
（注２）「所有率」は、青少年回答者全体のうち、携帯電話・スマートフォンを持っている率を示す。
（注３）平成 22 年度～平成 24 年度における「子ども向け携帯電話」は、「子ども向けスマートフォン」を含む。

出典：内閣府「平成 24 年度青少年のインターネット利用環境実態調査」

表２　福岡市内中学（３校）の 2010 年と 2013 年の比較調査

項　目	2010 年	2013 年	
有効データ数（中学校３校）	1822 件	1939 件	
所持率・生活習慣	携帯電話	携帯電話(従来型)	スマートフォン
所持率（家族と共用含む）	50.1%	27.7%	34.5%
ケータイ長時間使用（平日３時間以上）	17.2%	11.6%	41.6%
ケータイ長時間使用（平日６時間以上）	4.9%	2.9%	11.7%
平日夜ＡＭ１時以降に寝る	11.8%	14.5%	22.4%
明日から学校に行きたくないとよく思う	14.0%	12.8%	21.6%
メール・ＬＩＮＥでの出会い行動	携帯電話	携帯電話(従来型)	スマートフォン
友だちとけんかをしたことがある	9.2%	10.0%	12.9%
やめられないで困った	10.1%	8.7%	11.8%
いじめ・悪口を受け取った	4.8%	6.9%	8.5%
いじめ・悪口を送った	4.9%	6.5%	7.6%
メール・ＬＩＮＥだけの仲の良い人がいる	12.7%	14.7%	25.3%
メール・ＬＩＮＥで仲良くなった人と会ったことがある	7.4%	6.7%	14.6%

出典：福岡市・NPO 子どもとメディア共働「小中学生のメディアに関する生活・意識調査」2010 年、2013 年

2 未来予想図 ～スマホで子どもが育ったら～

新たな「人体実験」が始まった

スマホやタブレット端末の普及が進む前から、国際調査（ＩＥＡ２００３年）などで日本の子どもたちの電子映像メディア接触時間は世界一長いことが明らかになり、日本の子どもたちの心身の発達の遅れや歪《ゆが》みにつながることが懸念されていました。

１９６４年東京オリンピックの年から続けられている子どもたちの体力・運動能力調査では、日本の子どもたちの体力、運動能力は、テレビゲームが発売された２年後の１９８５年をピークに低下傾向が続き、現在もほとんどの種目でピーク時を大きく下回った状態となっています。子どもたちが、室内でのメディア接触に時間をとられて屋外での活動時間が大幅に減少したために体力・運動能力の低下につながったのです。

体力・運動能力ばかりではありません。子どもたちが、人間としての様々な能力を獲得していく子ども時代に、仲間と過ごす時間が劇的に減ったことで、「言葉の力」や「社会性」といった重要な能力の獲得も低い水準にとどまることになりました。

こうした状態を私たちは人類の歴史にかつてなかった「人体実験」状態ととらえ、15年ほど前からメディア漬けの子育てや子どもの発達破壊のあり方に警鐘を鳴らしてきました。「ノーテレビデー」や「アウトメディア」などの提唱もそうした取り組みの一環でした。

ところが、スマホやタブレット端末の普及で状態はさらに悪化し始めています。

変化の一つ目は、乳幼児期からの電子映像メディアへの接触がまるで変わり、メディア接触がいわば〝無法地帯化〟していることです。メディアコントロールが効かないのです。

二つ目は、中高生や大学生のコミュニケーション手段の変化です。ネット上のやりとりや連絡が日常生活の大きな部分を占め、生身の交流が希薄になっていきます。複雑な会話や微妙な感情表現は疎まれ、スタンプに象徴されるように表現の単純化が進みます。

そして三つ目の変化は、子どもや若者たちの情報入手の手段がネットの世界だけに単純化されたことです。テレビも見ない、本も新聞も読まない若者が増えています。こうした状況下では、同調圧力などが働きやすく、権力や企業などからの情報操作も簡単にできることになるのでしょう。

このような変化の中で子どもたちが育っていくことは、子どもたちの発達にこれまでにも増して大きな歪みをもたらす可能性を秘めています。そして、その子どもたちが構成する社会は、これまでの社会とはまるで異なったものになっていくのかもしれません。

まさに新たな「人体実験」が始まったのです。

スマホで子どもが育ったら… 世の中にどんな変化が起きるのか、社会の変質をいくつかの断面で予想してみることにします。

子どもの「劣化」が加速

五感を育て、筋肉や身体操作能力をレベルアップし、自律神経の発達を促したりするのにスマホやタブレット端末は何の役にも立ちません。それどころか子どもがそうした能力を獲得したり育んだりする機会を奪いとってしまうのです。依存が増え多面的発達不全＝「劣化」が進む。スマホ育児で育てられた世代が大人になる十数年後、社会は発達の遅れや歪《ゆが》みを体現した人々であふれかえっていなければいいのですが…。

人とつながれない、言葉が出ない

言語形成期の幼児期にスマホやタブレットに向き合う時間が増えていけば、言葉の力が育たないのは自明です。そしてスマホやタブレットは、人との直接的な関わりを奪うため対人関係調整能力や社会性を育てる機会を持てなくなるというのも自明のことです。

現在、孤独を感じている子どもは日本が世界一多く29・8％にも達していることが国際調査（ユニセフ２００７年）で明らかになっています。スマホやタブレット、パソコンでのネット上の友だちは数えきれないくらいなのに…。さらに、日本の子どもたちは、諸外国と比べて異様に自己肯定感が低いこともよく知られています。

人間の孤独を癒し、自己肯定感を高めるのは生身の人間同士のぬくもりのある関わりだといわれています。とすれば、スマホ育児の広がりやネット社会の深化は、子どもたちの孤独を助長し、自己肯定感のますますの低下につながるものとなるでしょう。

幼児性、短絡的思考の氾濫《はんらん》

中高生や大学生のネット生活での発信は、ＬＩＮＥやツイッターに象徴される極めて短い文章や〝いいね〟スタンプのような記号が圧倒的に多くなっています。さらにレストランの料理や現在居る場所を〝見て！　見て！〟と発信する様子もよく見かけます。こうした幼児性丸出しの行動や反射的短絡的思考が、繰り返し毎日毎日続くとどんな人間になっていくのでしょうか。しかも、本や新聞も読まずテレビも見ないで、情報の取り入れ口はネットだけという生活です。

いずれこの日本では、「複眼の視点」とか「多角的重層的な物の見方」とか「熟慮」といった言葉は死語になるのかもしれません。

親子の愛着形成は

赤ちゃんは出産直後から匂いや感触、声で親（第一養育者）を覚え、親が赤ちゃんの授乳や世話の求めに適切に応じることで、親子の間に安定した愛着が形成されるといわれます。この親子の愛着が人を信頼する土台です。スマホ育児などの過剰なメディア接触のために、親の応答が少なすぎる状態が続くと愛着形成に強いダメージを与えるのです。

国際調査で「自分は厄介者だと思う」と答えた15歳児が日本は世界一多く、18・1％もいることが多くの人に衝撃を与えました。しかし、これから電子ベビーシッターに子どもを任せるスマホ育児が進むと、そして、子どもが大きくなっても親子の会話よりもネット優先という生活が続くと、そうした傾向に拍車がかかり「親子の愛着」や「親子の絆」という言葉もまた死語となっていくのかもしれません。

3 今こそ国を挙げての取り組みを

では、私たちはネット社会とどう向き合えばいいのでしょうか。ネット依存症に陥る子どもや若者をできるだけ少なくし、スマホ子育ての危険からできるだけ多くの乳幼児を守るためには何をしなければならないのでしょうか。この節では、緊急性の高いものから、誰が何をしなければならないのかを具体的に挙げてみることにします。

（1）国が緊急に取り組むべきことは…

①早急に「ネット依存の調査診断基準」の作成を

わが国にはネット依存症の実態調査をしたり、相談治療に不可欠なネット依存症の「調査診断基準」がまだありません。対策を進める第一歩がこの「調査診断基準」づくりです。厚生労働省の仕事です。日本の大学医学部にはネット依存症の専門家はまだいませんし、医師の養成課程にそうした講座もありません。海外の専門家の協力も得ながら日本のネット普及の特殊性も考慮した日本独自の基準づくりが急務です。

②ネット依存相談センターの設置を

２０１３年８月、厚生労働省の研究班は中高生の8.1％、51万８０００人がネット依存状態と推計されると発表しましたが、その子たちがどうすればよいのか、どこへ相談すればよいのかについては何も語りませんでした。せめて、各都道府県、政令指定都市、医学部附属病院には大人も（親も）子どももネット依存について相談できる組織を設置することが、ネット社会がここまで進んだ今緊急の課題です。これも厚生労働省の仕事です。

③人材養成を急げ

②の課題を具体化するには、対応できる専門性を持つ人材が少なくとも数百人規模で必要となります。現在わが国では、機能している児童精神科医は200人ほどしかいないといわれています。厚生労働省は大学医学部に特設講座を設けるなどあらゆる手段を講じて、ネット依存の相談治療、予防啓発に対応できる人材養成を急ぐ必要があります。

国が①、②、③の対策にとりかかるのが遅れると、民間の怪しげな組織がネット依存治療をかたって法外な金額を巻き上げるといったトンデモナイ事態も予想されるだけに、厚生労働省の対応は待ったなしの状態だといえます。

④学校教育に本格的なネットリテラシー教育の導入を

次は文部科学省の仕事です。51万8000人の中高生がネット依存状態だと判明したということは、これまで文部科学省が推進してきた「情報教育」なるものがほとんどネット依存予防に役に立っていなかったことを示しています。しかも現在、全国の学校、特に中学校では毎日のようにネットに関してのトラブルが発生し、教師たちはその対応に追われています。子どもたちのネット利用の実態に教師たちの対応力が追いついていないのです。

教師の研修を急いで本格的なネットリテラシー教育の準備をする一方で、ネット社会にふさわしいカリキュラムを開発し、ネット依存を予防啓発する教育を導入していく必要がありります。文部科学省にしかできない仕事です。

⑤不登校・ひきこもりとネット依存の関わりの解明を

第2章で紹介したように、不登校・ひきこもりとネット・メディア依存の関係は、依存が原因で不登校・ひきこもりになる場合と不登校・ひきこもりをきっかけに依存になってしまう場合とがあります。しかし、これまで文部科学省は不登校・ひきこもりとネット依存・メディア依存の関係については、本格的な実態調査や解明をしたことはなく、ネット依存対策についても学校では何も実施されていません。わが国の不登校の児童生徒の数が依然として高水準にある今、不登校とネット・メディア依存への一体的な取り組みが文部科学省に求められています。これも急を要する課題です。

(2) それぞれの立場でできることは…

①園医・学校医は

学校医は、ネット依存症の専門家ではなくても、学校におけるネット依存症予防活動の中心的役割を果たす必要があります。また、園医は、乳幼児の保護者に対してスマホ育児の危険性を伝える役割を担うべきでしょう。日本医師会、日本学校保健会などは学校医、園医を対象に緊急にネット依存症についての研修を実施する必要があるでしょう。近い将来、国でネット依存症の調査診断基準ができたとき、それを使って子どもたちの状態をまず判別するのも学校医の仕事ですから。

②スクールカウンセラー、臨床心理士は

現在、スクールカウンセラーや臨床心理士は、ネット依存症についてほとんど何も学んでいない状態です。しかし、中高生の51万8000人が依存の疑いがあるという発表があった今、手をこまねいているわけにはいきません。学会主催でも自主研修会でもまずはネット依存について学ぶ機会をつくることが第一歩です。そして学校医と協力しながら、予防啓発活動の中核として動いてほしいのです。

③養護教諭は

学校で子どもたちの異変に最も気づきやすいのが、養護教諭です。メディア漬けやネット依存が原因の睡眠不足や生活リズムの乱れ、ネットトラブルに起因する心身の変調にいち早く気づいて重症化を防いだり、深刻な事態に陥ることを防ぐ上で、養護教諭の役割は極めて重要です。また学校医やスクールカウンセラーに予防啓発の必要性を子どもたちの実態をふまえて説得できるのも養護教諭でしょう。そのためには、学校内でほかの誰よりも、メディア依存やネット依存に関しての知識を身につけておく必要があるのは言うまでもありません。

④保健師は

スマホ育児の危険から乳幼児を救う母親父親への啓発活動の最前線にいるのが保健師です。そして地域のひきこもりの子ども・若者との接点が多いのも保健師です。それだけにネット依存症やスマホ育児の危険性についてしっかりと学ぶ機会を急いで設定する必要があります。

子育て中の親に適切なアドバイスをしたり、ひきこもりの若者がネット依存症から脱出するキッカケづくりをしたりと、非常に大きな役割が期待されています。

⑤教育委員会は

各地の教育委員会がまず取り組んでほしいのが、子どもたちのメディア機器利用、ネット生活の実態調査です。変化が激しいので毎年調べないと子どもたちの実態についていけなくなり、対応も後手後手になってしまいます。

教職員に対してメディアやインターネットに関しての研修会を定期的に開催することも不可欠です。調査で明らかになった子どもたちの実情を教職員が共有し、ネットに関して子どもと会話が成立するだけの知識を身につけておくことが重要なのです。

そしてもうひとつ重要なことは、管内の小中高校でメディアリテラシー、ネットリテラシーについての授業を実施することを各学校に強く促し、必要な予算措置を講ずるということです。すでに２００９年から予算措置をしている福岡県教育委員会や、教育委員会に専任のメディア対策担当者2名を置いている松江市の取り組みは、高く評価していいものでしょう。

⑥学校では

文部科学省や教育委員会の指示がなくても、校長や教師たちの独自の判断でメディアやインターネットについての学習活動を実施しているところも少なくありません。小学校では、教師主導型にならざるを得ませんが、中学・高校では生徒たちの自主的な取り組みでスマホの問題点などを話し合う学校も出始めています。業者を呼んできて、短時間話をしてお茶を濁す学校も多い中で、こうした教師や生徒たちの自主的な取り組みはネットリテラシーの確立に大きな力を発揮するものと思われます（第8章参照）。

⑦教師は

現在、ネットに関するトラブルが多発している中学校では、教師たちの多くが事態に対応できる知識も経験も乏しく、「禁止」「没収」「懲罰」「説諭」「黙認」「放任」などおよそ教育現場とは思えない対応で苦慮しています。子どもたちの自主性、主体性を大事にしながら、教育の場にふさわしい対応を創り出す教師の能力アップが、今緊急に求められています。そのためにはネットリテラシーについて教師自身が学ぶ必要があり、自分の担当する子どもたちのメディア生活について実情を把握しておくことも重要です。

⑧保育園・幼稚園では

第3章で見たように現在若い親たちを中心に、急速にスマホ育児が広がっています。子どものころからゲームやパソコンに親しんできた親たちは、多くが乳幼児期のわが子がスマホやタブレット端末、テレビ、ＤＶＤなどのメディア機器に長時間接触することに何の疑いも持っていないのです。中には子どもが喜ぶからと積極的に与えたり、自分自身の育児ストレス軽減のためにスマホやタブレット端末を子どもに与える親もいます。しかし、親たちはもちろん毎日乳幼児に接している保育者にも、スマホ育児の危険性や問題点はほとんど認識されていないのが実態です。乳幼児期は取り返しのできない大事な時期です。若い親たちにスマホ育児の危険性や、親のネット依存が子どもの発達に与える影響について的確な助言や啓発を行うのが、保育園や幼稚園の非常に重要な役割です。そのために、保育者がメディアやネットについて学ぶ機会が不可欠なのはいうまでもありません。

4 メディア依存・ネット依存をチェックしよう

子どもや若者が、メディア依存・ネット依存に陥る場合、必ず何らかの予兆が日常生活に現れます。重症化してからの相談・治療体制が極めて不十分なわが国では、予防的なチェックと軽症のうちに早期に対応することが非常に重要です。

まず、子どもの年齢に応じたチェックをしてみてください。

0〜3歳の乳幼児は日常生活を観察して、「A　乳幼児のメディア依存チェック」の思い当たる項目にチェックを付けてください。2つ以上にチェックが付くと要注意です。

3〜9歳は「B　幼少期メディア依存観察者チェックシート」、10歳以上は「C　青少年メディア依存観察者チェックシート」を使い、観察者（保護者）が日常生活を振り返って記入します。

おかしいな？と思ったら　〜NPO子どもとメディア版〜

A 乳幼児のメディア依存・ネット依存チェック

「①メディアとの関わり」が2つ以上で要注意群です。「①メディアとの関わり」が1つでも「②子どもの状態」に1つ以上当てはまれば同じく要注意群です。

①メディアとの関わり

□ テレビやDVDなどがついていると機嫌がいい

□ スマホ・タブレットをいつまでも見たり触ったりしている

□ テレビやDVDを消す、スマホ・タブレットを取り上げると泣いたり、不機嫌になったりする

□ いつでもどこでもスマホ・タブレットを触りたがる

□ タッチパネルを操作するような仕草が増えた

②子どもの状態

□ 言葉の発達が気になる

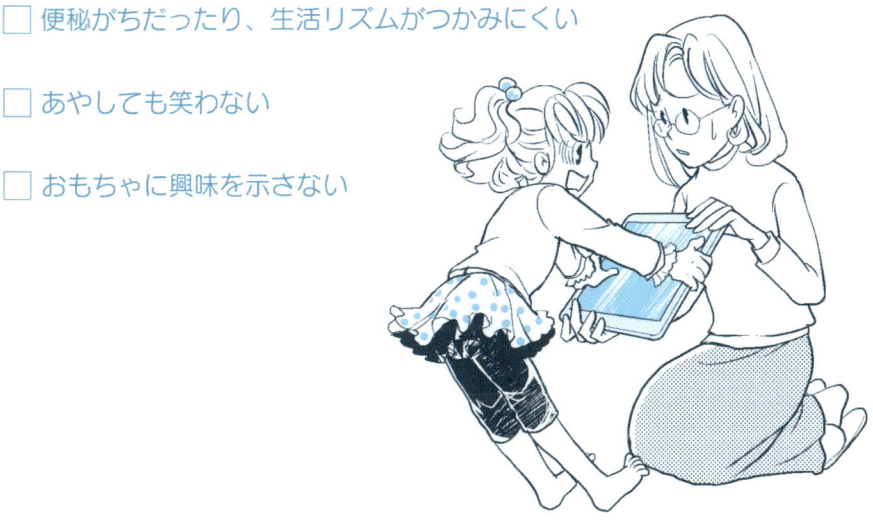

□ 便秘がちだったり、生活リズムがつかみにくい

□ あやしても笑わない

□ おもちゃに興味を示さない

メディア依存・ネット依存チェック

メディア依存観察者チェックシートを利用して、観察者（保護者）が対象となる子どもの日常の行動・言動を振り返って記入し、依存度をチェックします。

Ⓑ 幼少・児童期メディア依存観察者チェックシート　3〜9歳用（164ページ）

Ⓒ 青少年メディア依存観察者チェックシート　10歳以上用（166ページ）

チェック項目を読んで、「全くそうでない」と思えば1、「ややそうでない」なら2、「ややそうである」なら3、「とてもそうである」なら4に○を付けてください。質問の「ケータイ」にはスマホも含まれます。

C. 青少年（10歳以上）メディア依存　観察者チェックシート

No.	質問項目	全くそうでない	ややそうでない	ややそうである	とてもそうである
1	ゲーム・ネット・ケータイの使用によって家族とトラブルが起きる。	1	2	3	4
2	普段と異なり、ゲーム・ネット・ケータイを使用している間だけ、言いたいことが言えて自信があるように見える	1	2	3	4
3	ゲーム・ネット・ケータイにハマってから暴力的（言語的・身体的）になった。	1	2	3	4
4	1日に4時間以上動きもせず同じ場所で（または目を離さず持ち歩いて）ずっとゲーム・ネット・ケータイを使用する。	1	2	3	4
5	食事や休憩なしでトイレにもいかず（または持ち込んで）ゲーム・ネット・ケータイをする。	1	2	3	4
6	ゲーム・ネット・ケータイ使用によりまわりの人たちの目線や反応に無関心になった。	1	2	3	4
7	ゲーム・ネット・ケータイを使用している間に声をかけると怒ったりイライラしたりする。	1	2	3	4
8	1日以上徹夜でゲーム・ネット・ケータイをする。	1	2	3	4
9	ゲーム・ネット・ケータイ使用によって学校の成績が落ちた。	1	2	3	4
10	ゲーム・ネット・ケータイをやめさせようとすると人が変わったように暴力的な言葉や行動になる。	1	2	3	4
11	ゲーム・ネット・ケータイの時間制限を約束するが守れない。	1	2	3	4
12	ゲーム・ネット・ケータイ使用で疲れるため、授業時間に眠ってしまうことがある（または眠ってしまうらしい）。	1	2	3	4
13	ゲーム・ネット・ケータイをしないときは、ほかのことに集中できず不安に見える。	1	2	3	4
14	ゲーム・ネット・ケータイの使用時間が段々長くなる。	1	2	3	4
15	ゲーム・ネット・ケータイ使用により約束を守らず、うそをよくつく。	1	2	3	4

【注意事項】

本書のメディア依存チェックは、韓国の研究成果をもとに、NPO子どもとメディア独自の調査・研究の成果を加えて試行的に作成した、メディア依存の度合いを評価する尺度です。

メディア依存症の診断尺度は、世界的にも国内でも策定途上です。

従って本書のチェックシートと評価基準は、依存症の診断に必要な医学的な検証を経たものではないことを十分ご理解の上、目安としてご使用ください。

チェックシートで採点する

各チェックの採点シート（165・167ページ）を使って点数を計算します。

C. 青少年メディア依存　観察者チェック採点シート

No.	全体	a	b	c
1				
2				
3				
4				
5				
6				
7				
8				
9				
10				
11				
12				
13				
14				
15				
合計				

		全体	a	b	c
評価 中高生	高危険群	35 以上	14 以上	12 以上	11 以上
	要注意群	32 以上	13 以上	11 以上	10 以上
評価 小学生	高危険群	30 以上	14 以上	12 以上	11 以上
	要注意群	28 以上	13 以上	11 以上	10 以上

①全体列の記入
採点シートの「全体列」に各項目の点数を書き写してください。

②ａ列の記入
採点シートの「ａ列」の白ヌキ枠に、「全体列」の点数を書き写してください。

③ｂ列の記入
採点シートの「ｂ列」の白ヌキ枠に、「全体列」の点数を書き写してください。

④ｃ列の記入
採点シートの「ｃ列」の白ヌキ枠に、「全体列」の点数を書き写してください。

⑤合計計算
全体列、ａ列、ｂ列、ｃ列の点数をそれぞれ合計して合計欄に記入してください。

⑥評価点数比較　評価点数と比較して、合計点数が評価点以上の項目（高危険群、要注意群）に○を付けてください。
Ｃ青少年の採点シートでは、小学生と中高生の評価点の欄が異なります。

⑦評価点数判定
「高危険群」の全体欄に○が付くかａ、ｂ、ｃ３つの欄とも○が付くと「高危険群」と評価します。

「高危険群」ではないが、全体欄の「要注意群」、ａ、ｂ、ｃの「高危険群」「要注意群」のどれかに○が付くと「要注意群」と評価します。

　どれにも○が付いてなければ、危険というほど依存度は高くない「一般群」という評価になります。

B. 幼児・児童期（3～9歳）メディア依存　観察者チェックシート

No.	質問項目	全くそうでない	ややそうでない	ややそうである	とてもそうである
1	食事や休憩なしでトイレも行かずにゲーム・ネット・スマホ・タブレットをする。	1	2	3	4
2	ゲーム・ネット・スマホ・タブレットを途中でやめさせると、またしたいとぐずることが多い。	1	2	3	4
3	ゲーム・ネット・スマホ・タブレットを使えないときは落ち着きがなくなる。	1	2	3	4
4	ゲーム・ネット・スマホ・タブレットを使っている間だけ、興味しんしんでイキイキして見える。	1	2	3	4
5	ゲーム・ネット・スマホ・タブレットをしないときは、ほかのことに集中できず不安に見える。	1	2	3	4
6	ほかにしなければならないことがあるときも、ゲーム・ネット・スマホ・タブレットをし続ける。	1	2	3	4
7	ゲーム・ネット・スマホ・タブレットをしないときは退屈そうである。	1	2	3	4
8	ゲーム・ネット・スマホ・タブレットをしている時間が最も落ち着いて見える。	1	2	3	4
9	ゲーム・ネット・スマホ・タブレットを使い過ぎることによって勉強や活動に集中できず、注意散漫な態度を見せる。	1	2	3	4
10	ゲーム・ネット・スマホ・タブレットの画像で血まみれのシーンが出ても平気に見える。	1	2	3	4
11	ゲーム・ネット・スマホ・タブレットを使い過ぎることによって生活が不規則になっている。	1	2	3	4
12	ゲーム・ネット・スマホ・タブレットの使い方に関する約束をしてもたいていは守れない。	1	2	3	4
13	ゲーム・ネット・スマホ・タブレットを長時間使うようになって、体型が変わったように感じる。	1	2	3	4
14	ゲーム・ネット・スマホ・タブレットをやめさせると怒り出すかイライラする。	1	2	3	4
15	ゲーム・ネット・スマホ・タブレットを使う時間を守ることができない。	1	2	3	4

B. 幼児・児童期メディア依存　観察者チェック採点シート

No.	全体	a	b	c
1				
2				
3				
4				
5				
6				
7				
8				
9				
10				
11				
12				
13				
14				
15				
合計				

評価 幼児・児童期		全体	a	b	c
	高危険群	44 以上	14 以上	12 以上	14 以上
	要注意群	40 以上	13 以上	11 以上	13 以上

C. 青少年（10 歳以上）メディア依存　観察者チェックシート

No.	質問項目	全くそうでない	ややそうでない	ややそうである	とてもそうである
1	ゲーム・ネット・ケータイの使用によって家族とトラブルが起きる。	1	2	3	4
2	普段と異なり、ゲーム・ネット・ケータイを使用している間だけ、言いたいことが言えて自信があるように見える	1	2	3	4
3	ゲーム・ネット・ケータイにハマってから暴力的（言語的・身体的）になった。	1	2	3	4
4	１日に４時間以上動きもせず同じ場所で（または目を離さず持ち歩いて）ずっとゲーム・ネット・ケータイを使用する。	1	2	3	4
5	食事や休憩なしでトイレにもいかず（または持ち込んで）ゲーム・ネット・ケータイをする。	1	2	3	4
6	ゲーム・ネット・ケータイ使用によりまわりの人たちの目線や反応に無関心になった。	1	2	3	4
7	ゲーム・ネット・ケータイを使用している間に声をかけると怒ったりイライラしたりする。	1	2	3	4
8	１日以上徹夜でゲーム・ネット・ケータイをする。	1	2	3	4
9	ゲーム・ネット・ケータイ使用によって学校の成績が落ちた。	1	2	3	4
10	ゲーム・ネット・ケータイをやめさせようとすると人が変わったように暴力的な言葉や行動になる。	1	2	3	4
11	ゲーム・ネット・ケータイの時間制限を約束するが守れない。	1	2	3	4
12	ゲーム・ネット・ケータイ使用で疲れるため、授業時間に眠ってしまうことがある（または眠ってしまうらしい）。	1	2	3	4
13	ゲーム・ネット・ケータイをしないときは、ほかのことに集中できず不安に見える。	1	2	3	4
14	ゲーム・ネット・ケータイの使用時間が段々長くなる。	1	2	3	4
15	ゲーム・ネット・ケータイ使用により約束を守らず、うそをよくつく。	1	2	3	4

C. 青少年メディア依存　観察者チェック採点シート

No.	全体	a	b	c
1				
2				
3				
4				
5				
6				
7				
8				
9				
10				
11				
12				
13				
14				
15				
合計				

		全体	a	b	c
評価 中高生	高危険群	35 以上	14 以上	12 以上	11 以上
	要注意群	32 以上	13 以上	11 以上	10 以上
評価 小学生	高危険群	30 以上	14 以上	12 以上	11 以上
	要注意群	28 以上	13 以上	11 以上	10 以上

チェックシートの評価と対応

高危険群

電子メディアの使いすぎによって日常生活に深刻な支障が生じています。いつも長時間使用しているため、すでに強い刺激を求める状態になっていると考えられます。メディアの使用制限をしようとすると本人は相当の苦痛を感じ、暴力的になることも考えられます。ネット上の人間関係のほうが現実の人間関係より優先され、ネット上の出来事と現実の出来事を混同することもあります。欲求のままに行動することが多く、精神的に不安定になり、家族などに攻撃的になります。しかし、一方で自己否定感や憂鬱が強くなっていることも多いでしょう。

要注意群

メディアの使い過ぎによって日常生活に支障が生じ始めていますが、本人はまだ問題を感じていない場合もあります。ここからさらに、より長時間使いたいと思い始め、強い刺激を求めたりそれに執着したりします。メディアの使用制限をしようとすると、強い抵抗を示すことが多いでしょう。日常の課題などを計画的に行動することが難しくなり始めており、本人も自分に自信がなくなる傾向があります。

一般群

まだ支障が生じていない、一般的な使い方の範囲です。その中でも点数が高めの場合は、気をつけてメディア依存の予防対策に家族とともに取り組み、依存を回避しましょう。

評価に応じた対応

高危険群、要注意群でも、メディアの使い方について親子で冷静に話せる関係であれば、ハマっている機器や子どもの年齢に応じて、第7章の乳幼児（178ページ）、電子ゲーム（180ページ）、スマホ・ネット（188ページ）の取り組みをやってみてください。一般群でも、わが子のメディア接触状況が気になる方は、ぜひ取り組んでみてください。点数が低いほど取り組みやすいでしょう。点数が高い場合には、親子関係が壊れてしまうほど頑張り過ぎないようにしてください。併せて「デジタルデトックスのすすめ」にも取り組んでみましょう。

高危険群、要注意群で、メディアの使い方について子どもと話し合おうとすると、暴力的になる、全く話ができないという場合は、第7章の「メディア依存度が高い子どもへの親の対応」「デジタルデトックスのすすめ」にぜひ取り組んでみてください。本来、専門的な窓口に相談すべき状態ですから、これらの取り組みを行いながら、相談や治療ができる機関を探しましょう。

子どもたちの危機を救うためにスマホ社会の現実にどう向き合うか

「51万8000人の中高生がネット依存」という発表に、日本社会はようやくメディア依存に対する危機感を持ちました。このまま放置すれば、膨大な数の青少年がネット依存状態で膨大な時間を無為に過ごし、20代、30代という近未来に暗い人生を過ごすことになる可能性が非常に高いのです。

この15年、子どもとメディアのより良い関係を追求してきた私たちは、ケータイ、スマホを子どもに与えることに関して極めて慎重でなければならないと考えてきました。長時間使用に伴う依存の可能性、生活リズムや心身の発達への影響はもちろんですが、子どもの責任能力や判断能力をはるかに超える機器を安易に使う危険性を重視したからです。特にスマホは、使い方によって、社会的、法的、経済的な責任が伴うため、子どもの発達段階、自己コントロール力、責任能力を十分考慮しなければなりません。この責任能力という点だけでも小学生はもちろん中学生にも許されるべきものとは言えず、高校生でも保護者が厳格に管理しなければ使用を許可できないものなのです。しかし、前述したように子どものスマホ所持率は高くなる一方です。

私たちは子どもたちの危機を救うために、これまでの基本的な考え方を堅持しながら具体的な対応策を提案することとします。

第7章

家庭で取り組むメディア依存対策

1 家庭での取り組みのポイント
～子どもの成長を促す視点で～

メディア機器への要求を受けたときが、子どもの成長のチャンス

私たちのこれまでの取り組みで、メディア依存に陥りやすい子どもの特徴として

①自己表現が苦手
②直接的な人とのコミュニケーションが苦手
③家族との関係が希薄
④自己コントロールの能力が育っていない

などの点が明らかになっています。子どものメディア依存を予防したり、改善していく上でこうした基本的な部分の発達を促すことがまず重要なポイントになります。逆にいえば、普段からこうした点を意識した子育てをすることがメディア依存の予防につながるというわけです。

親子のコミュニケーションが普通にとれていれば、成長のどこかの段階で、「新しいゲーム機器が欲しい」「スマホの使用制限を緩めてほしい」と、子どもが要求してくる機会が

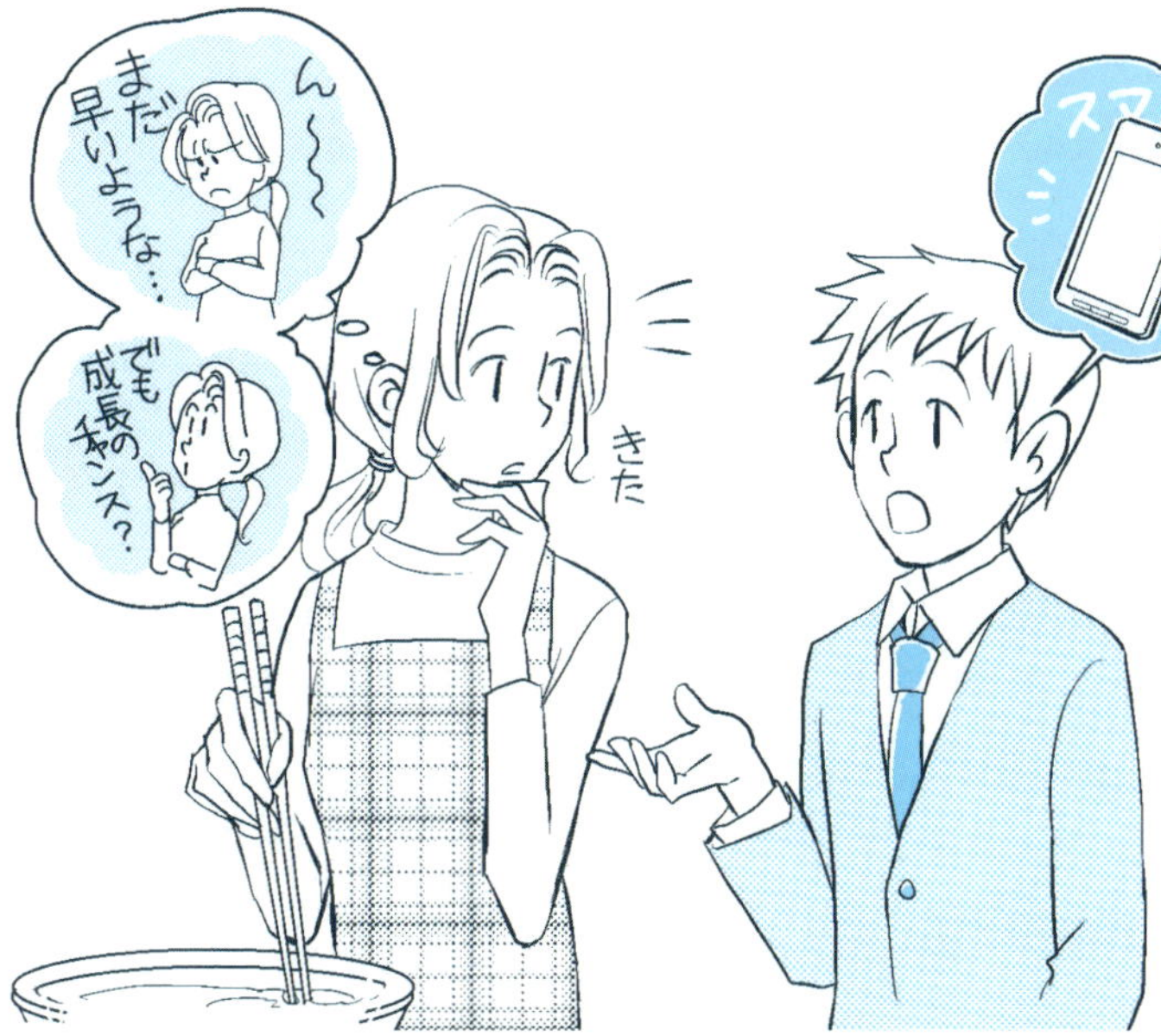
ん〜〜
まだ早いような…
でも成長のチャンス？
きた
スマホ

必ず到来します。そのときに親がどんな姿勢と言葉で子どもに向き合うかが次のポイントです。

「黙認」や「放任」がメディア依存につながる危険な対応だということは自明のことですが、「完全拒否」や「恫喝《どうかつ》」もまた親子関係を険悪なものにした上で結果的に「黙認」につながり、子どものメディア依存を防げなくなります。

では、どうするか。〝ピンチはチャンス〟です。

子どもからメディアに関する新たな要求が出てきたときに、その機会を子どもの自己表現や自己コントロール力を育てる成長へのチャンスにするポイントを紹介しましょう。

ポイント①「約束」

メディア機器使用の約束を親子でつくります。約束づくりには、子どもの自主性を尊重することが大切です。次の5つの点に留意しましょう。

1、約束の目的は子どもの発達を促すこと

2、約束の必要性を子ども自身が自覚すること

3、約束の内容は発達段階に応じて子どもが自分で決めること

4、段階的に子どもが守れるように進化させていくこと

5、子どもが守ろうとする意欲がわく仕組みにすること

ポイント②約束を守るための「イエローカードとチャンスゲーム」

イエローカードは、サッカーでルール違反をしたときに与えられる警告のカードです。そのイエローカードは、子どものメディア依存対策にとっても魔法のカードとなります。

約束を守れなかったらイエローカードを出します。違反の項目によって枚数を変えるのもよいでしょう。イエローカードには罰はありません。代わりに罰ゲームではなく、復活のための課題〝チャンスゲーム〟でイエローカードを消すことができます。イエローカー

ドを消せないまま、何枚か累積するとレッドカードです。

レッドカードには罰が与えられます。レッドカードを短期間に繰り返したときは、より厳しい罰（1年以上の長期使用禁止など）にします。

チャンスゲームは罰ではなく、その名の通り、子どもの成長のチャンスをつくるゲームです。自由な自己表現、人との関わり、心地よい生活体験、楽しい学びなどの取り組みを通じて子どもの力を伸ばすものが、復活への課題としておすすめです。

チャンスゲームでイエローカードが消せますので、自分の努力でレッドカードを阻止できます。チャンスゲームは、やれば楽しい、心地よいものですので、約束を破ったことを隠さなくなります。イエローカード・レッドカード・チャンスゲームを組み合わせることで約束を守るモチベーションを上げましょう。

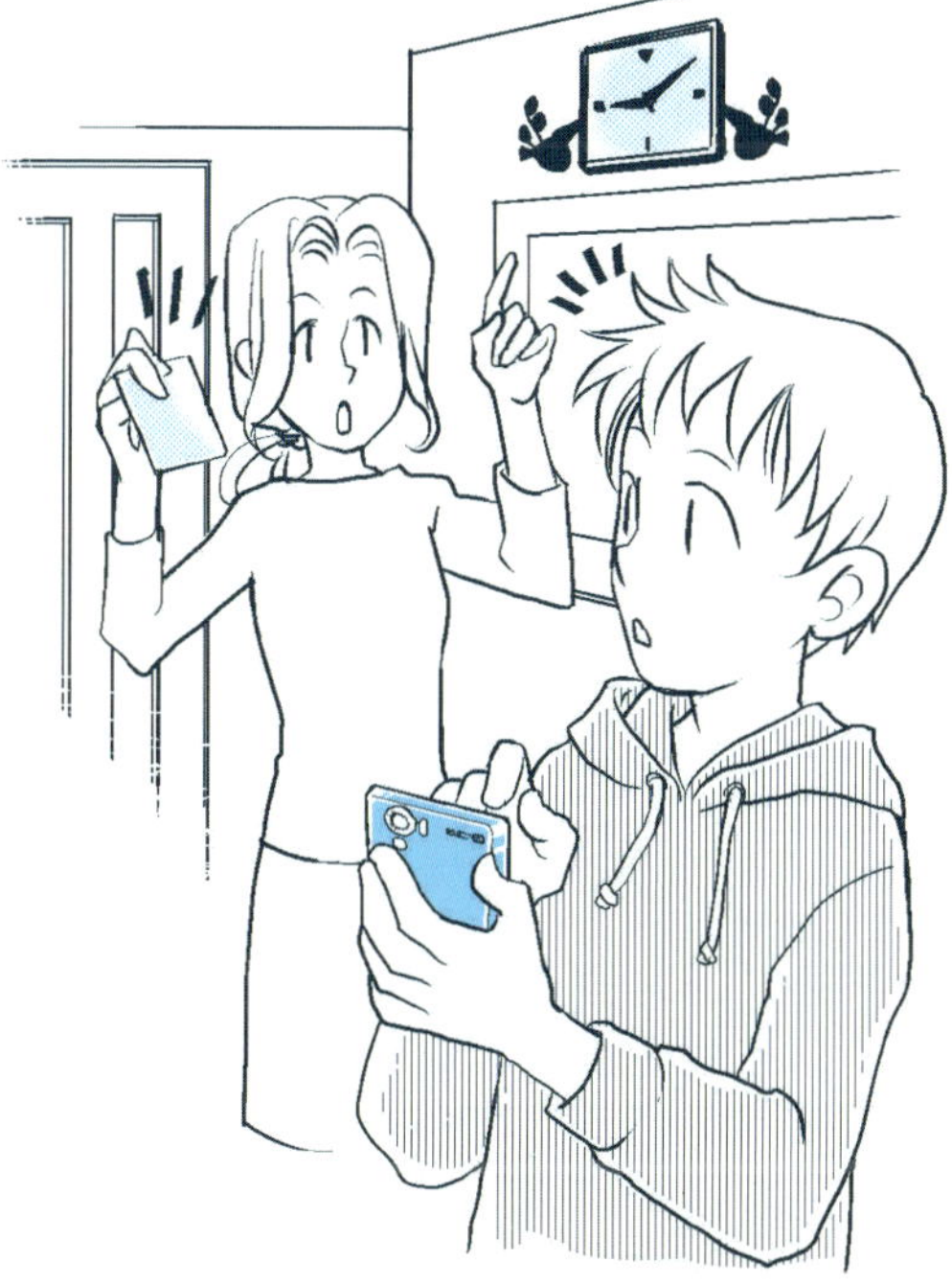

ポイント③「親の聞く力」

ポイント①、②を実現するために必要なのは、親の「聞く力」です。その原則は次の5つです。

①あなたが話す時間より子どもが話す時間が多くなるように

②子どもの話に批判やアドバイスをせず、ひたすら聞く

求められないのに批判やアドバイスをしてしまうと、それ以上話をしなくなります。

③子どもの要求も話の題材に

④意見を求められたら「I《アイ》（私）メッセージ」で

「私は～思う」「私は～が心配」と「私」を主語にした「Iメッセージ」にすると批判的にならずに真意が伝わりやすくなります。さらに「あなたはどう思う」と付け加えると子どもが意見を言いやすくなります。

⑤結論を持たずに聞く

子どもは話をしている自分の言葉の中から結論を発見していきます。親の結論を押しつけないようにしましょう。

自己コントロール力を育てる!!

親の対応"聞く力"

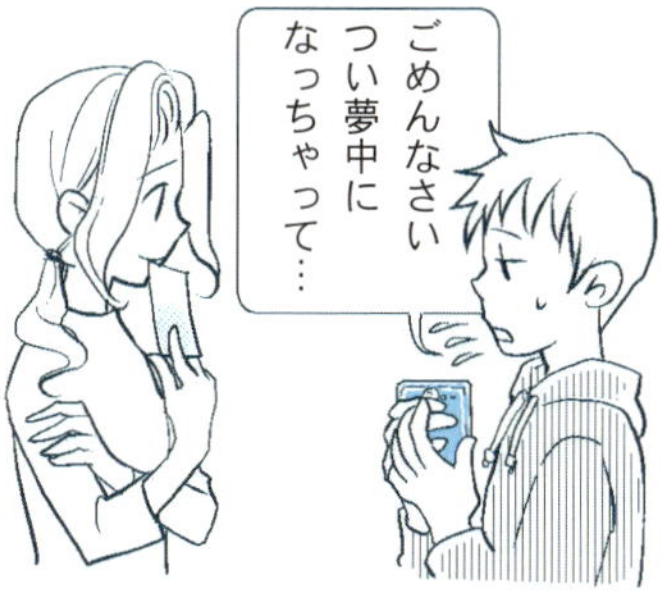
ごめんなさい つい夢中に なっちゃって…

①子どもが話す時間は親よりも長くなるように

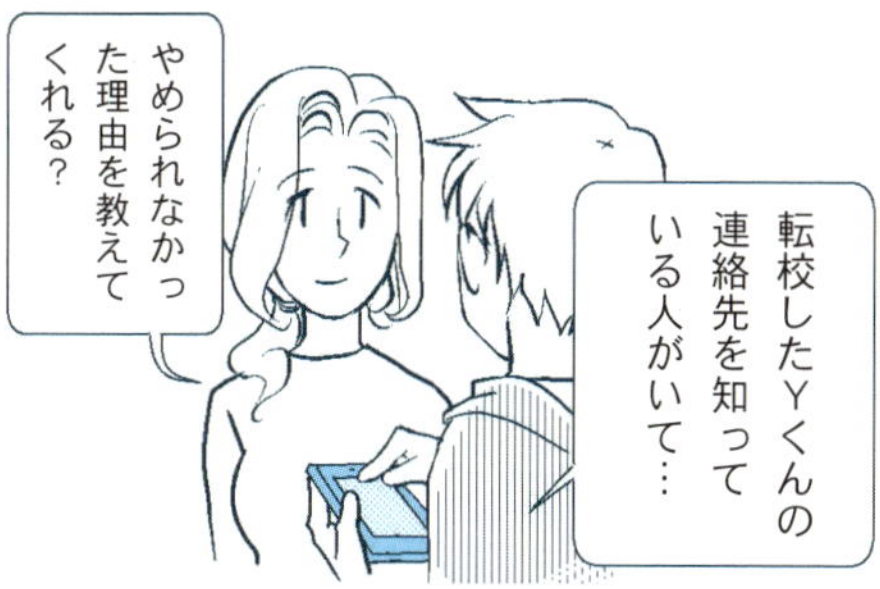
転校したYくんの連絡先を知っている人がいて…
やめられなかった理由を教えてくれる?

②批判やアドバイスをしない ひたすら聞く

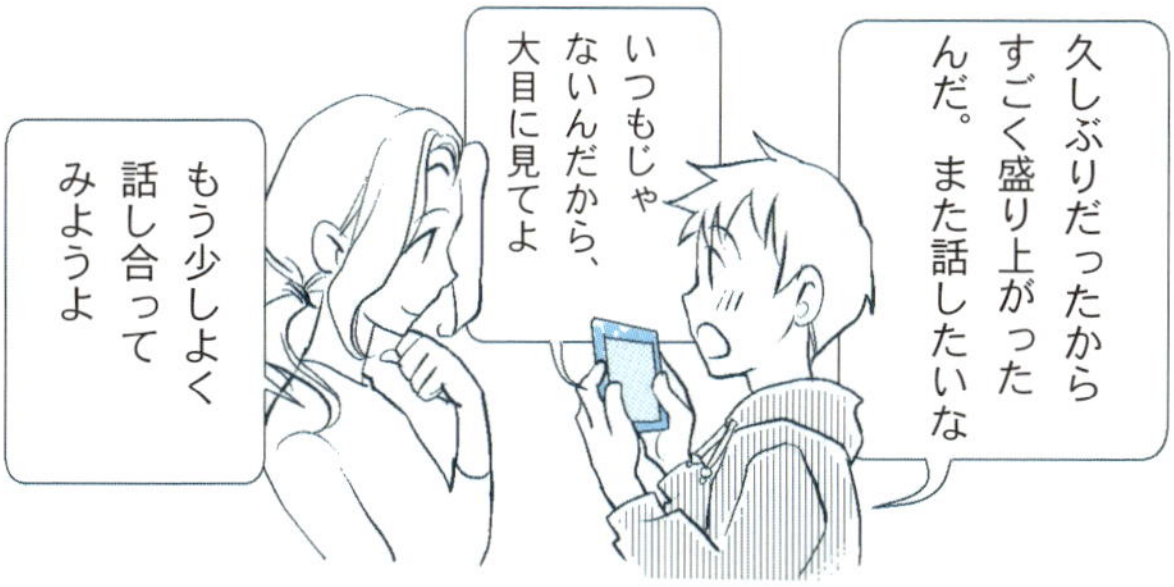
久しぶりだったからすごく盛り上がったんだ。また話したいな
いつもじゃないんだから、大目に見てよ
もう少しよく話し合ってみようよ

③子どもが求めていることは次の話の題材に

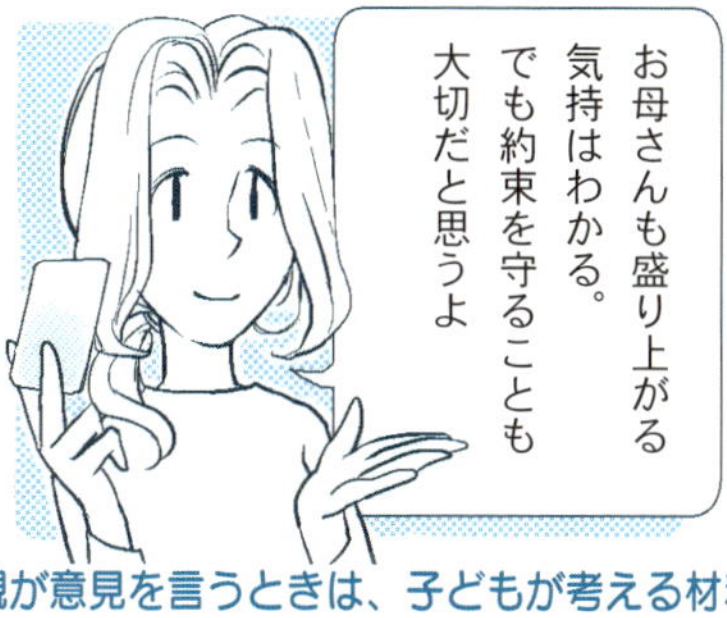
お母さんも盛り上がる気持ちはわかる。でも約束を守ることも大切だと思うよ

④親が意見を言うときは、子どもが考える材料となるように「私の気持ち」として伝える

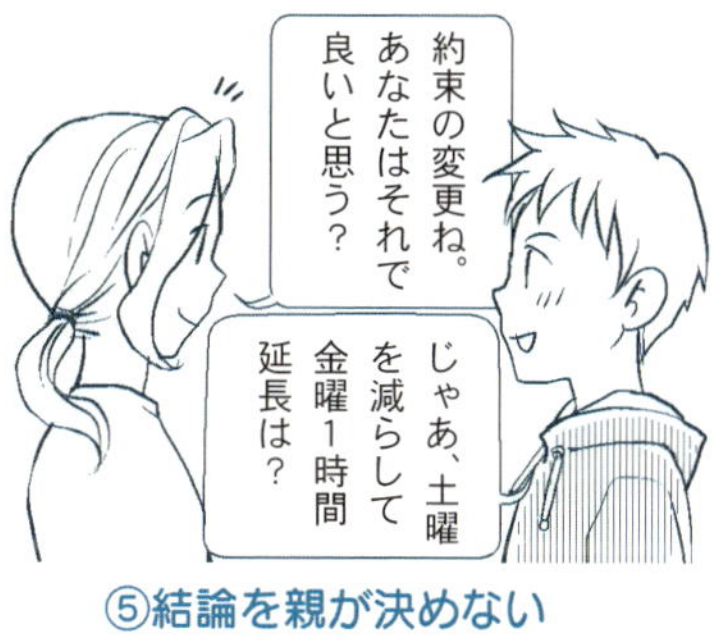
約束の変更ね。あなたはそれで良いと思う?
じゃあ、土曜を減らして金曜1時間延長は?

⑤結論を親が決めない

2 今日から取り組める実践モデル

乳幼児期のメディア接触コントロール

この時期は子ども自身というより、親（家族）の取り組みです。乳幼児期のメディア接触コントロールがちゃんとできると家族の関係がよくなり、小学生、中高生になっても非常によい影響をもたらします。

①テレビを消して家族で楽しむ時間をつくる

子どもは家族の関わりが大好きです。絵本タイムなどもよいでしょう。

②食事中、授乳中はテレビを消す

食事中は家族の楽しいおしゃべりタイムにしましょう。

③スマホ・タブレットを子どもの遊び道具にしない

使わせないことはもちろんですが、子どもの前ではできるだけ使わない、子どもの手が届かないところに置くといった配慮もしましょう。

④電子ゲームを買い与えない、させない

電子ゲームは「自制心」が育ってからです。

⑤毎日外遊びの時間をつくる

体はもちろん脳が最も発達するのは外遊びです。

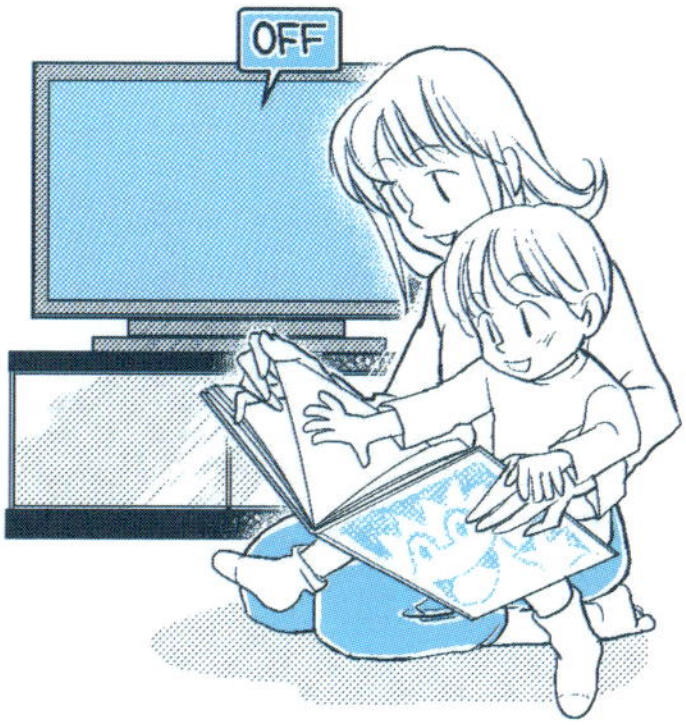

テレビを消して絵本を読む

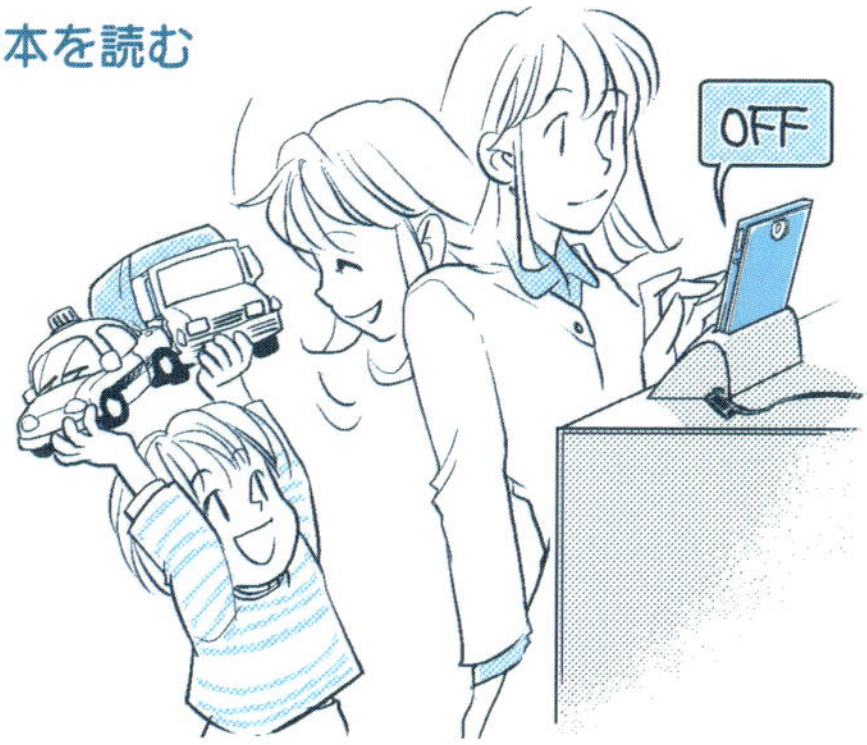

子どもの前ではスマホを使わない

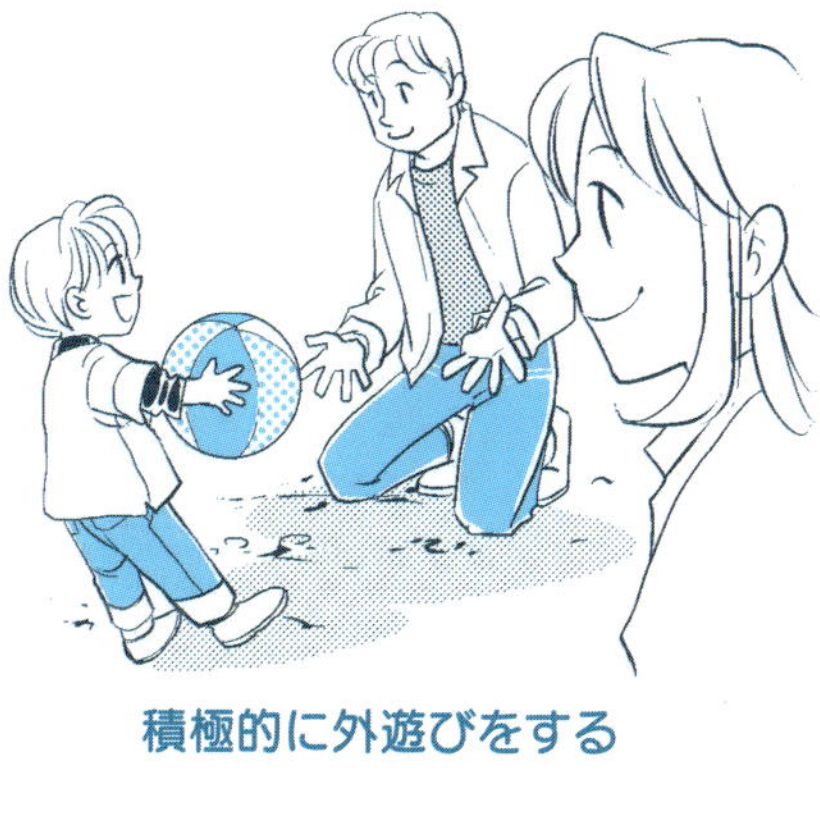

積極的に外遊びをする

ノートでバッチリ！　学童期・電子ゲームの約束づくり

電子ゲームは、使用時間などの約束を守ることが難しいものです。ゲーム機器の使用についての約束を作ることは、親にとっても子にとってもハードなトレーニングだと考えて取り組みましょう。

・対象となる子ども

すでにゲーム機器を持っているか、近いうちに購入予定がある４歳〜15歳。

・目的

①長時間の電子ゲームの害から体と心を守ること

②親子でたくさん話し合うこと

・進め方

ノートを１冊準備し、子どもの話を聞いて、希望の内容をメモし、約束の内容や守れなかったときの記録を取りながら進めます（１８２ページの流れ図参照）。子どもの使い方や約束を破った状況が記録に残るので、親がうるさく言わなくても、子ども自身が自覚して約束を守れるようになっていきます。

約束を守れなかったときの取り組み

その1　イエローカード

約束を破ったときに、まずイエローカードを子どもに渡します。それから

①なぜ約束を破ったのか
②どうしたら約束を守れるのか
③親が協力できることはないか

を話し合います。そして復活のための課題〝チャンスゲーム〟を決めて挑戦させましょう。

その2　チャンスゲーム

①１週間電子ゲームをせずに兄弟でトランプや将棋をする
②１週間電子ゲームをせずに毎日１枚好きな絵を描く
③親子で洗濯物をきれいに片づける競争をする

などから話し合いで選び、挑戦中は電子ゲームをしないことを条件とします。
　課題をクリアすれば、イエローカードを消せます。

その3　レッドカード

　イエローカードを３枚ためたらレッドカードです。

　高学年児では１か月間の使用禁止にしてください。電子ゲーム依存になることを防ぐためです。幼児・低学年児は、大きくなって約束が守れるようになるまで禁止にしましょう。短期間にレッドカードを繰り返すようであれば１年間の使用禁止も必要です。このことは電子ゲーム依存を防ぐための重要な原則です。

電子ゲームの約束の進め方

ノートの準備

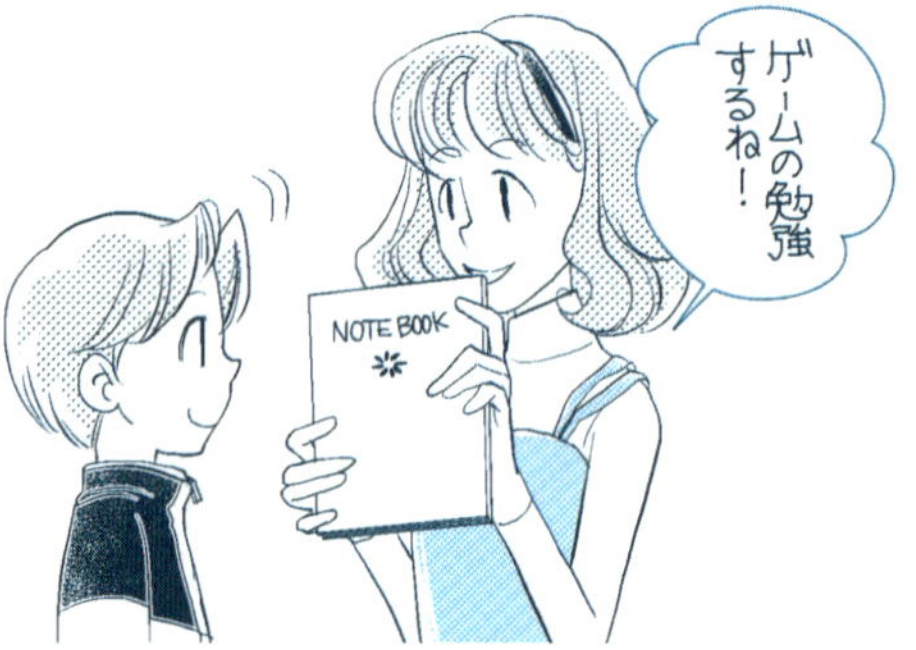

親はノートを１冊準備。「電子ゲームのことを勉強するから教えてね」と子どもに声をかける。

Point
「聞く力」p.176 を参考に

電子ゲーム以外の楽しいこと

子どもに電子ゲーム以外の好きなことや楽しいことを聞く。

電子ゲームの楽しいこと

子どもに電子ゲームの何が楽しいのかを聞く。すでに電子ゲームをやっている場合、どの電子ゲームをどのくらいやっているかといった実態も聞いておく。

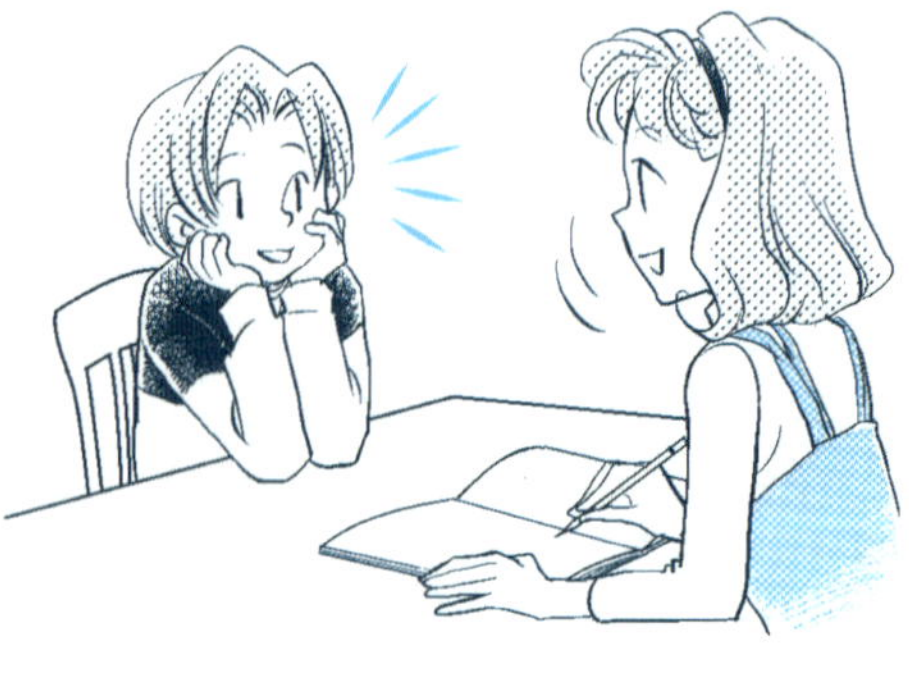

このマークがあるときは、話した内容をノートにメモします。

ペアレンタルコントロールとは

スマホやゲーム機器、タブレット端末などのインターネットに接続ができる機器には、セキュリティ機能として、保護者が機能制限を付けられるペアレンタルコントロールがあります。例えば次のような設定ができます。

・Web 利用、メール、カメラなど主要な機能の利用可否の設定
・アプリやサイトの年齢制限
・アプリや音楽のダウンロード利用可否
・使えるアプリを制限する
・全アプリのネット接続ができなくなる

などです。

電子ゲームをたくさんするとどうなる？

電子ゲームをたくさんすると体や心に何が起きるか、子どもに考えを聞く。

次回の約束をする

「次回までにいろいろ調べてくる」と子どもに伝え、次の話し合いの日時を約束して終わり。

調べる

親は本書で心や体への影響を調べてノートに書き出す。“ゲーム機をネットにつなぐ危険”と“ペアレンタルコントロール”についても調べる。親としての心配や不安もメモしておく。

調べたことを話し考えを聞く

親が調べてきた心や体への影響、ネットの危険を話し、子どもの考えを聞く。

どうしてもイヤと言うときは理由を聞いてメモし、今より使い方が悪くなったら話し合うことを約束して終わる。次はノートをもとに使い方が悪くなっていることを確認できるので約束をつくることを強く推せる。

約束がイヤなら終わる

例）

体と心への影響を少なくするための約束

1. 電子ゲームは１週間合計で３時間以内。セーブするまでの時間も含む。
   ★おすすめは「１週間に１回２時間以内」
2. 電子ゲームをしない日を１週間に３回以上つくる。
3. 電子ゲーム機は外に持っていかない。
4. ペアレンタルコントロールで使用時間を制限し、ネット接続、ｅショップ、フレンドコード登録はできないように設定する。
5. 普段は親が預かり約束の時間だけ貸し出す。

約束をつくる

約束をつくることを提案

どんな約束があれば、体や心、ネットの危険から自分を守れるかを話し合い、約束の内容を決める。最初の約束が肝心。子ども自身が約束するというものだけにすること。約束の更新期限も決めておく。最初は１か月くらいがよい。

親の心配や不安を伝え、「そうならないために電子ゲームの約束をつくろう」と持ちかける。

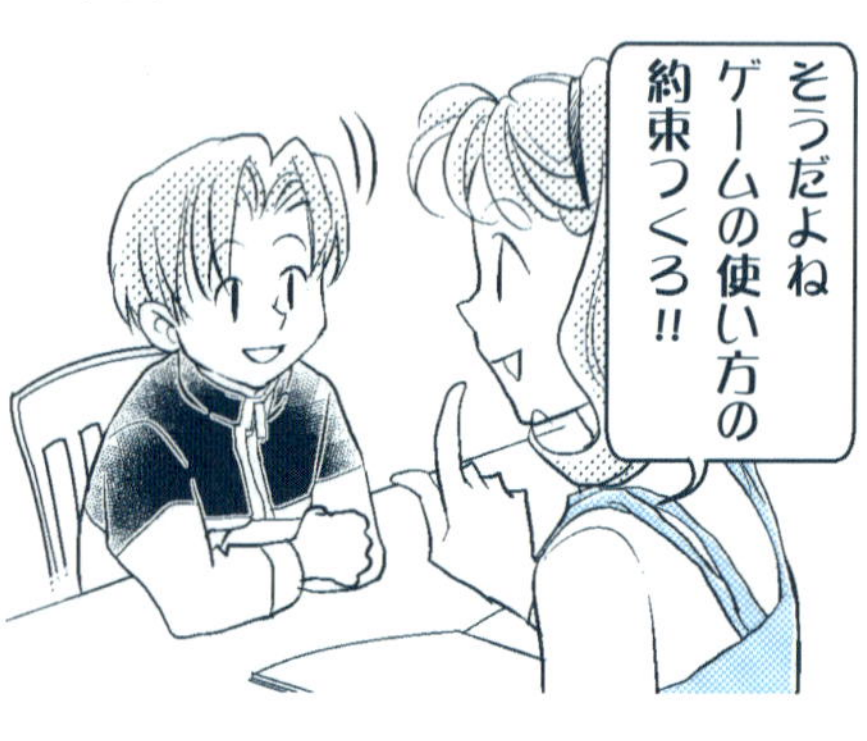

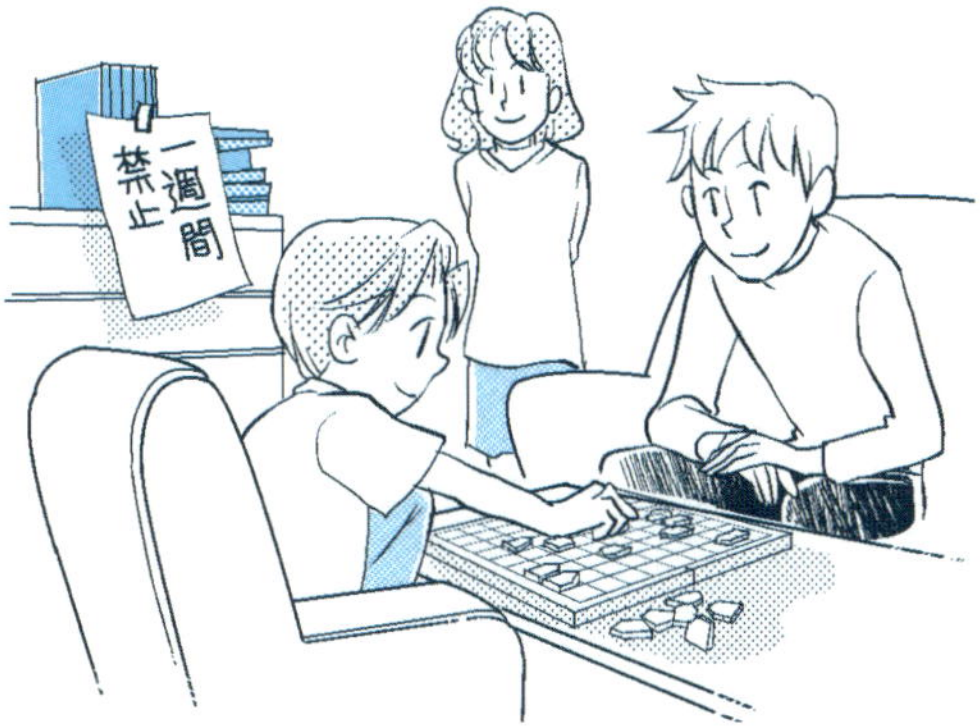

約束を守れなかったときのチャンスゲーム

例）

①１週間電子ゲームをせずに兄弟でトランプや将棋をする。

②１週間電子ゲームをせずに毎日１枚好きな絵を描く。

③親子で洗濯物をきれいに片づける競争をする。

挑戦中は電子ゲームをしないことを条件として提案しましょう。

チャンスゲームをクリアすれば、イエローカードを消せます。

イエローカードとチャンスゲームの説明

約束を破ったらイエローカードを出すこと、３枚ためるとレッドカード、チャンスゲームでイエローカードが消せるという流れを説明する。

チャンスゲームのリストを作る

チャンスゲームの内容を話し合ってリストを作る。電子ゲーム以外の好きなことや生活習慣の改善に役立つことをチャンスゲームにするとよい。

レッドカードの罰則を決める

イエローカード何枚でレッドカードかを決める。レッドカードの処罰や、レッドカードを繰り返したときの処罰は原則通りの厳しさで。

レッドカードの原則

イエローカードを３枚ためたらレッドカードです。

高学年児では１か月間の使用禁止にしてください。ゲーム依存になることを防ぐためです。

幼児・低学年児は、大きくなって約束が守れるようになるまで禁止にしましょう。

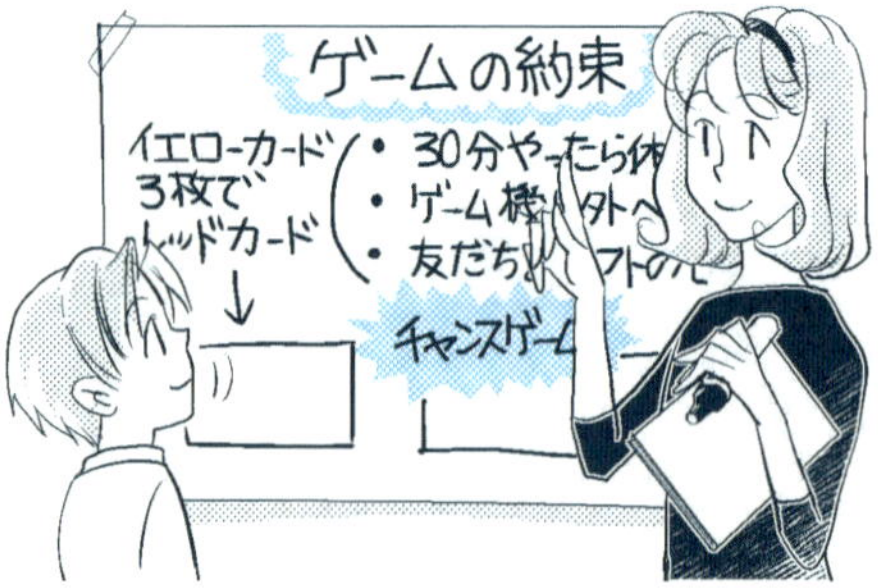

約束、チャンスゲームのリスト、レッドカードの処罰を紙に書き出して部屋に貼り、始める。

約束の期限が来たら、ノートを見直して約束をどうするかを親子で話し合い、新しい約束をつくる。

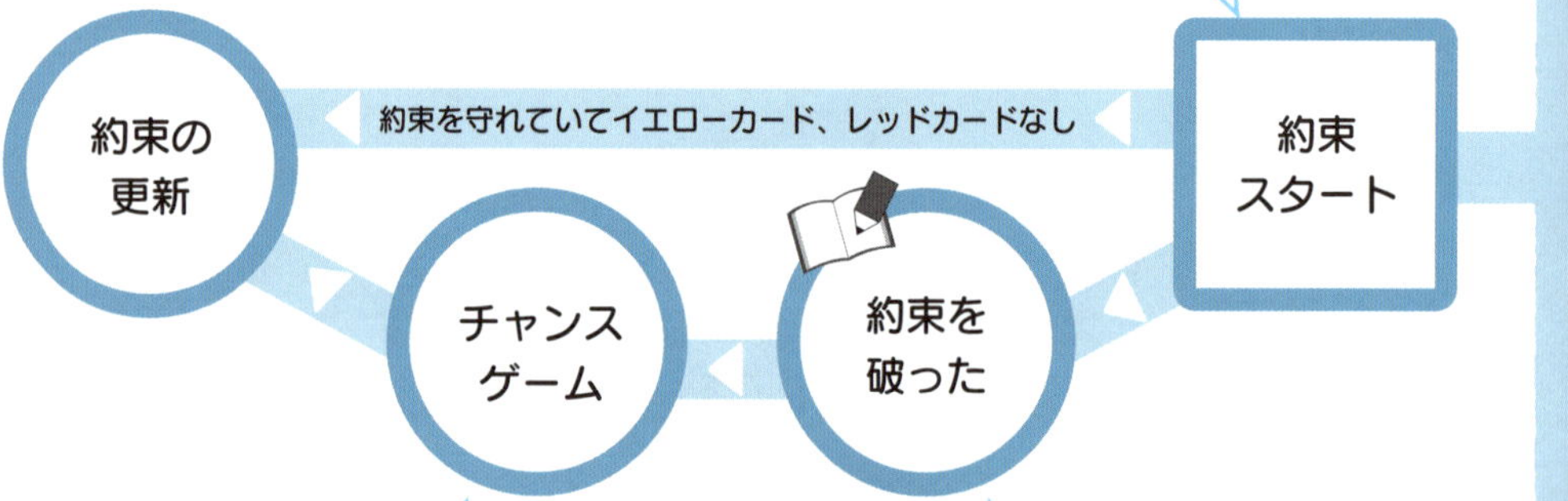

チャンスゲームに挑戦

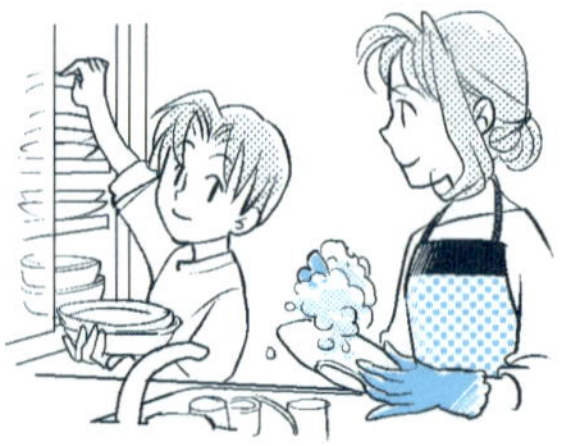

チャンスゲームが成功したらイエローカードを消します。イエローカードが３枚になったときにはレッドカード。

イエローカード１枚

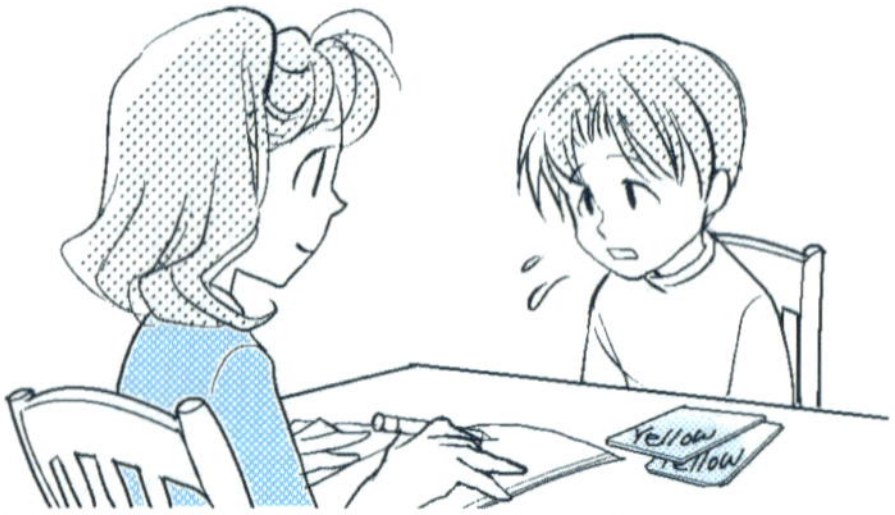

まず親子で話し合い、なぜ約束を破ったか、どうしたら約束を守れるかなどを話し合い、記録をノートに残す。守りやすい約束に変えることも可。

コラム

子どもが電子ゲームにハマるわけ

「○○しちゃダメ！」「きちんとしなさい」「おとなしくしなさい」現代の子どもの生活は、禁止と規制だらけです。子どもは本来、失敗を重ねて成長していきます。しかし、学校でも、スポーツでも、地域でも、家庭でも、失敗しないように規制され、「おまえはダメだ！」と叱られます。

唯一、電子ゲームの世界だけは、子どもは何度失敗しても認められ、叱られません。いくらでもやり直しがきき、次々と新しい発見があり、自分の力を存分に発揮できると思い込んでしまいます。さらに思春期になっても、失敗が許される電子ゲームの世界は、生きていく上での困難や辛さを癒やす場でもあり、同時に成功体験を味わえる場でもあります。だから、子どもは電子ゲームが好きなのです。

かつては、子どもだけの自由な遊びの世界が、これらの役割を果たしていました。それは、子どもの心身の発達に良い刺激を与え、健全に育つための大事な役割を果たしていたのです。子どもには、電子ゲーム以外の失敗が認められ、達成感が味わえる現実世界の場が必要です。電子ゲームに代わる心身の発達によりよい環境をつくることは大人の役目です。

子どもの社会的能力を育てる思春期からのスマホ・ネット契約書づくり

スマホ・ネットは、普段の使い方やトラブルの対応を親と子でしっかり考えないと、安全に責任を持って使えません。社会の迷惑になるだけです。正しい使い方を契約書としてまとめることで、親と子の会話を生み出し、子どもの社会的能力を育てます。

・対象となる子ども

スマホを欲しがっている、またはスマホやケータイをすでに持っている11歳～18歳。パソコンでインターネット利用をする、ネット接続できる音楽プレーヤーや携帯型ゲーム機でネットを盛んに利用している子どもも対象です。スマホ・ネットの話が普通にできる程度の親子関係があることが取り組みの前提条件になります。

・目的

①契約書を作ることで、親子の会話が生まれます。禁止や規制が目的ではありません
②子どもが、失敗を繰り返しながら、最終的に自分をコントロールできるようになること
③失敗が決定的なトラブルになるのを回避すること

・進め方

親と子で会話をしながら契約書を作ります。ワークシートを利用することで、子ども自身が自分の考えや状態を確認できるようにしています。

スマホ・ケータイを未購入の場合には、契約書の案がまとまったところで店頭に行き、利用目的に沿った機能制限、フィルタリング設定などを確認して購入します。

契約違反時の取り組み

その1 イエローカード

契約違反をしたときには、違反内容に応じて決めた枚数のイエローカードが出るようにします。まず、①なぜ契約違反をしたのか、②どうしたら契約を守れるか、③親が協力できることはないかを話し合い、復活のための課題〝チャンスゲーム〟に挑戦します。

その2 チャンスゲーム

①1週間、毎日夕食後に家族と話す時間を30分つくる
②1週間、毎日23：00までに寝る
③「スマホを使用して気付いたこと」をテーマに2000文字の小論文を書く
④家族と将来の夢について時間をとってゆっくり語り合う

など、挑戦中のスマホ使用をどうするかは話し合って決めてください。

課題をクリアすれば、イエローカードを消せます。

その3 レッドカード

1か月間没収し使用禁止にするか、フィルタリングアプリなどで通話機能だけに機能を限定します。レッドカードを3か月以内に2回繰り返し出したらスマホを解約してください。

スマホ・ネット契約書の作り方

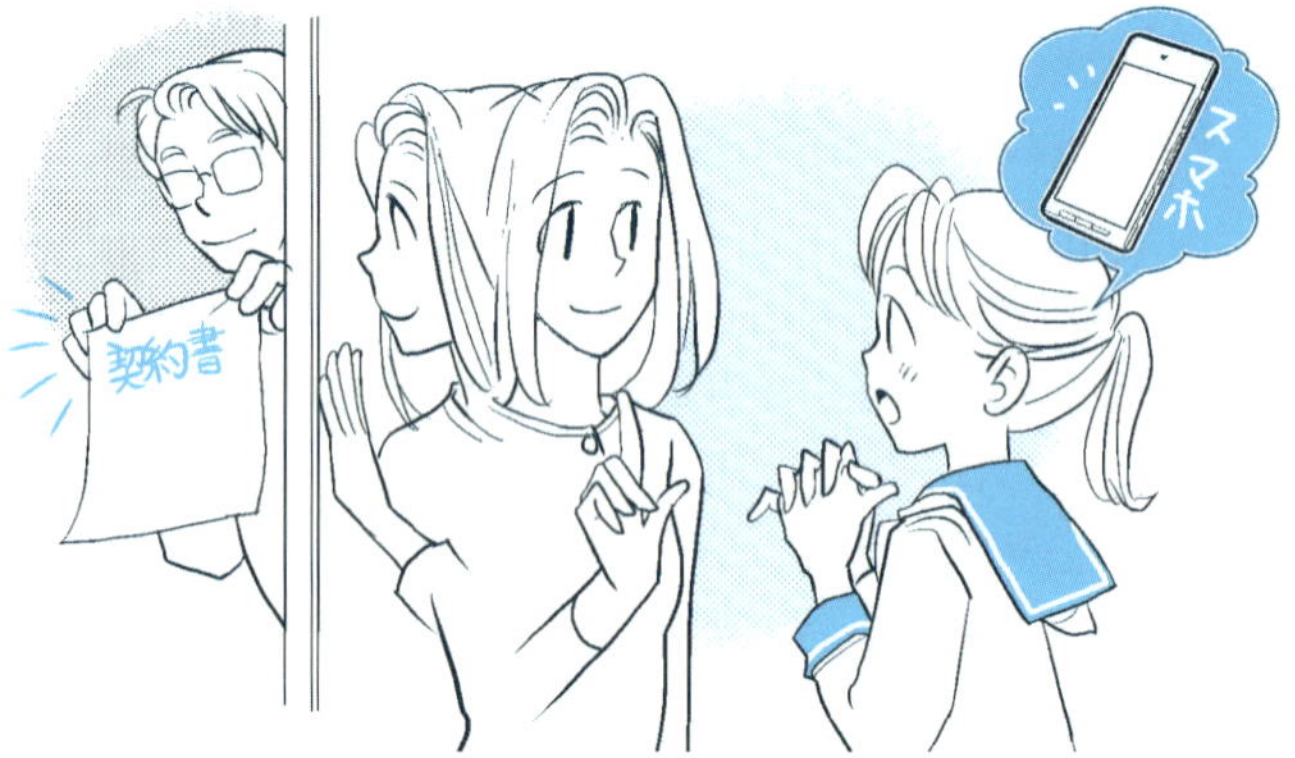

「スマホが欲しい」と言われたら話し合いを始めましょう。

契約書作りを提案

スマホ・ネットの使い方について親の心配や不安を伝え「契約書」を作ることを提案。

スマホ・ネット社会のリスクを学ぶ

スマホ社会のリスクを学ぶ。親子で本書の2～4章を読み合い、話し合うとよい。

社会や将来について語り合う

親子でスマホ社会をどう思うかを語り合う。

POINT

これからの時代、自分がどんな大人になっていこうと考えているかなどを聞く。親が子どもと同じ年頃のころ、どんなことを考えていたかを話し、そこから語り合うのもよい。

スマホ・ネット使用能力チェック	1点：わからない　2点：全くできてない 3点：あまりできてない　4点：まあまあできている 5点：よくできている	本人 点数	保護者 点数
①スマホ・ネットの使用目的がはっきりしている			
②スマホ・ネットの危険性をよくわかっている			
③自分の気持ちや考えを言葉や文章で人に伝えられる			
④テレビ・ゲーム等電子メディア機器の使用時間を自己管理できる			
⑤感情的になっても自分の行動を抑えられる			
⑥自分に批判的な意見を喜んで聞き入れることができる			
⑦将来の自分のために、今やるべきことがわかっている			
⑧スマホ・ネットでやっていることは全部保護者に見せられる			
⑨何が起きたら保護者に相談すべきかを理解しており、実行できる			
⑩自分のためになる約束を自分でつくり、それを守ることができる			

使用目的シートを作る

「スマホ・ネット使用目的シート」（p.194）を子どもに渡し、スマホ・ネットの用途や使いたい機能、使用する理由、リスクを考えて書かせる。

POINT
書いている間、親は口出ししないこと。

使用能力チェック

使用能力チェックを読み1～5点で本人の点数を記入し、保護者から見た点数も記入する。本人点数が3点以下の項目は「どうすればできるか」を話し合い、本人と保護者で2点以上差がある項目は「なぜ食い違うのか」を話し合う。

使用目的を話し合い絞り込む

「スマホ・ネット使用目的シート」をもとに、親子で利用目的、理由を検討して、本当に必要な利用範囲に絞り込む。

ID・機能制限フィルタリング

使用目的やリスクを考えて、スマホのＩＤ管理、機能制限、フィルタリングを活用してできるだけ安全になる設定を親子で検討する。使用するアプリも使用目的に応じて同じように検討する。

スマホ・ネット契約項目例

1．スマホの所有権と管理責任は保護者に有り、利用料金は全額保護者が払う。
2．スマホの使用目的は別紙に決めた範囲とする（p.196 に使用目的）。
3．スマホの使用禁止事項は別紙に決めたとおりとする（p.196 に禁止事項）。
4．アプリの購入は保護者が認めたものだけで、インストールは保護者が行う。
5．使用時間は 6：00 ～ 22：00 とする。
6．自宅での使用はリビングに限り、自分の部屋に持ち込まない。
7．使用者は、保護者の要求があれば、スマホの利用状況を全て見せる。
8．使用者は誰が見ても意味、意図が正しく伝わる情報発信を心がける。
9．相手に意味、意図がうまく伝わっていないときは、会って話すか電話で伝える。
10．ネット上だけの友人は保護者が認めた相手のみにする。
11．写真、動画は写っている人のプライバシーを考え公開される場に掲示しない。
12．スマホに頼りすぎず、直接的な人間関係、今現実の行動を優先する。
13．少しでも困った、問題があると感じたときは、すぐに保護者に相談する。

契約書作成

契約項目、イエローカードの基準、レッドカードの基準と処罰、使用目的、禁止事項をまとめて契約書を作る。契約更新期限も決めておく（最初は様子を見る意味で 1 か月が妥当）。**ここまで進めてからスマホの購入を行う。**

レッドカードの処罰を決める

レッドカードの処罰、レッドカードを繰り返したときの処罰は原則通りの厳しさで。

イエローカード チャンスゲームを決める

イエローカード、レッドカード、チャンスゲームの説明（p.174・189）を親子で読んで理解する。契約違反の内容によるイエローカード枚数、チャンスゲームを決める。

POINT
チャンスゲームはその都度決めてもよい。

契約項目の検討

絞り込んだ使用目的、考えられるリスクをもとに、契約項目、使用目的、禁止事項を検討する。契約項目は上の「スマホ・ネット契約項目例」を、使用目的、禁止事項は p.196 を参考に。

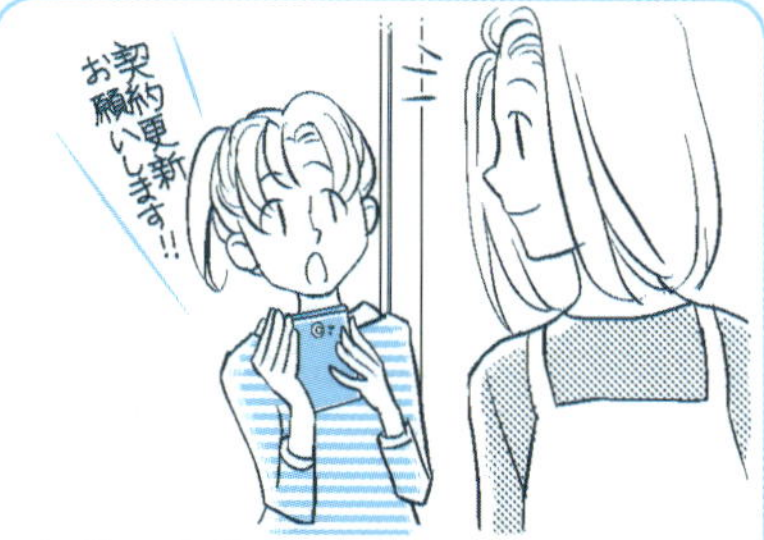

契約更新期限が来たら、契約内容、使用目的、機能制限などを再度親子で話し合い、次の契約書を作る。

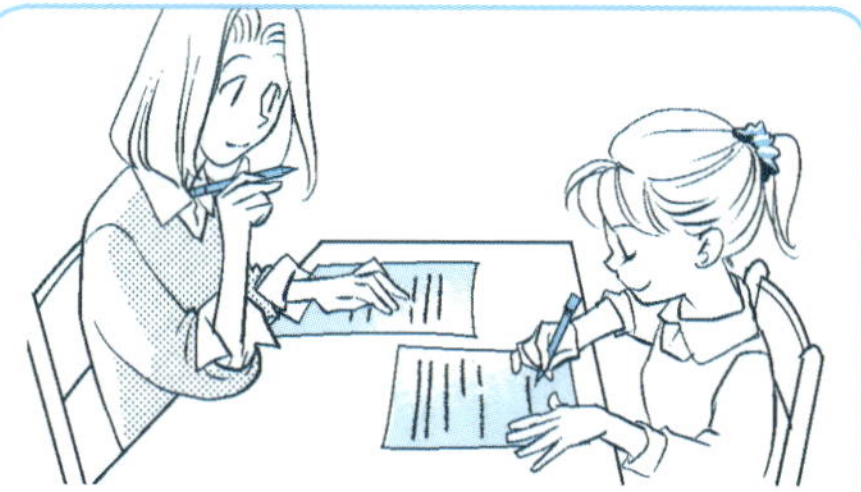

子どもも親もお互いに、契約内容に十分納得した上で契約書に、日付、更新期限の日付を入れて、それぞれが署名する。その日から使用開始。

契約の更新

チャンスゲーム！

契約違反

契約スタート

チャンスゲームを親子で相談して、挑戦するか否かを決める。チャンスゲームに成功したらイエローカード１枚が消える。

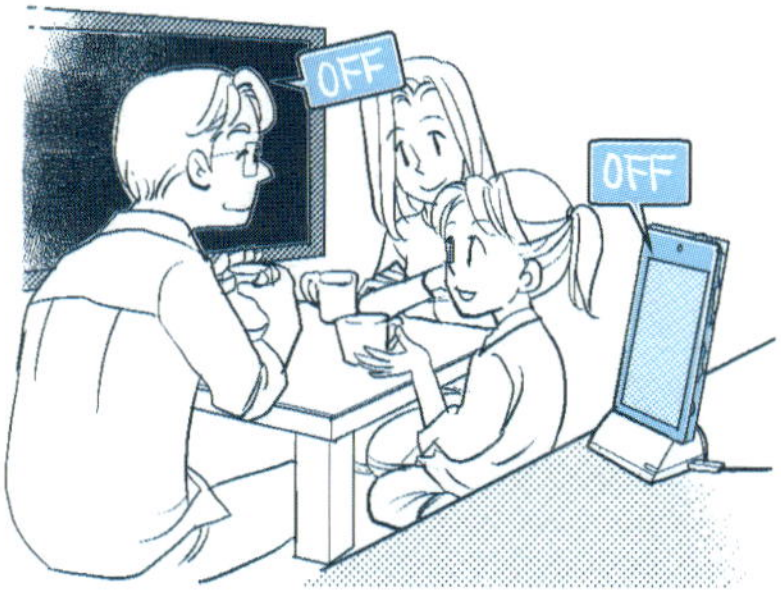

違反内容に応じた枚数のイエローカードを出す。なぜ契約を破ったか、何を改善すれば契約を守れるか、親が協力できることがないかを話し合う。

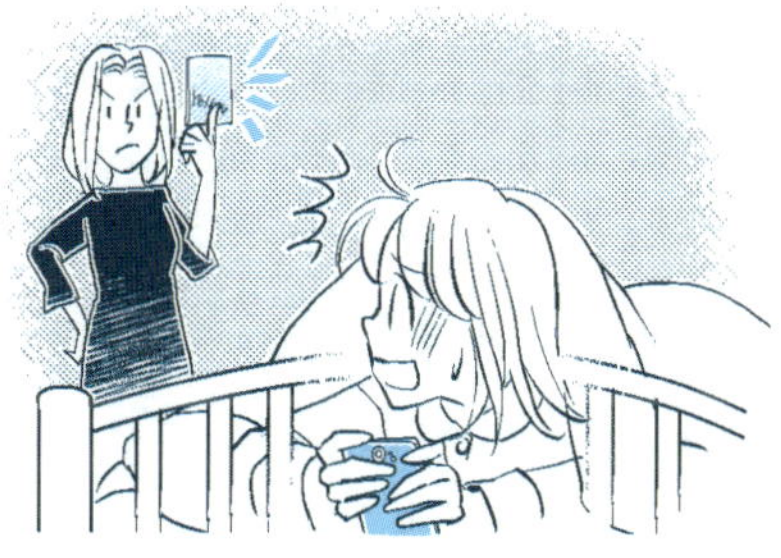

シート1

スマホ・ネット使用目的シート

使いたい スマホ・ネット機器		
使いたい 用途や機能	使いたい理由	使ったときの危険
使いたい用途や機能を全部やったときの１か月のスマホ・ネット代金		円

スマホ・ネット使用能力チェック	1点：わからない　2点：全くできてない 3点：あまりできてない　4点：まあまあできている 5点：よくできている	本人 点数	保護者 点数
①スマホ・ネットの使用目的がはっきりしている			
②スマホ・ネットの危険性をよくわかっている			
③自分の気持ちや考えを言葉や文章で人に伝えられる			
④テレビ・ゲーム等電子メディア機器の使用時間を自己管理できる			
⑤感情的になっても自分の行動を抑えられる			
⑥自分に批判的な意見を喜んで聞き入れることができる			
⑦将来の自分のために、今やるべきことがわかっている			
⑧スマホ・ネットでやっていることは全部保護者に見せられる			
⑨何が起きたら保護者に相談すべきかを理解しており、実行できる			
⑩自分のためになる約束を自分でつくり、それを守ることができる			

※シートはコピーしてご使用ください。

○契約書例

スマホ・ネット使用契約書

1. スマホの所有権、管理責任は　保護者 [A] にあり、使用者（　B　）は　スマホを [A] から借用し、[A] の認めた範囲で使用することとする。
   a. [A] は、機能制限パスワード、管理上必要なパスワードを管理する。必要な操作がある場合は [A] に操作してもらう。
2. スマホの使用目的はシート１に決めた範囲とする。
   a. 使用目的を追加変更する場合は、[A] と（　B　）で協議する。
   b. 新規アプリのインストールは [A] が行う。
3. スマホの使用時間は平日、休日とも ＿＿：＿＿～＿＿：＿＿ までとする。
   a. 友人、知人には使用時間制限のことを伝えておく。
4. 自宅での使用、充電はリビングに限り、使用時間外はリビングの所定の場所に置く。
5. （　B　）は、[A] の要求があれば、スマホの使用状況を全て見せる。
   a. [A] に見せられないような使い方、情報発信はしない。
   b. プライバシー保護のためパスワードロックは掛けてよいが、パスワードは [A] に伝えること。
6. スマホでの情報発信は、誤解を生みやすく、際限なく広がり、未来にわたって消去不能のものと心がけて行う。
   a. 誰が見ても意味、意図が正しく伝わるように意識し、誰に見られても恥ずかしくなく気遣いが行き届いた発信をする。
   b. 写真、動画では自分および写っている人のプライバシーに配慮する。
7. 食事中、勉強中、自転車運転中、人と接しているときなど不適切な場面で使用しない。
8. 迷惑メールや、意味不明の料金請求など少しでも困った、問題があると感じたときは、すぐに [A] に相談する。
9. 使用禁止事項を行った場合、（　B　）は処罰を受ける。
   - イエローカード１枚の場合、[A] と（　B　）で改めて契約書の内容を両者で確認し、イエローカード１枚の回収条件を [A] と（　B　）で話し合って決め実施する。回収条件を満たしたらイエローカード１枚はなくなる。
   - イエローカード３枚累積またはレッドカードの場合、１か月の使用停止とする。使用停止中は通話専用携帯を使用する。

   a. ３か月以内に使用停止を２回繰り返したときは解約する。以後、契約終了期間まで通話専用携帯を使用する。
   b. （　B　）が上記の処罰に従わないとき、[A] は強制的な端末使用停止を行う。
10. 上記の契約は（　B　）と [A] で協議の上、変更することができる。

スマホ・ネット使用契約を結んでも、スマホに頼り過ぎず、直接的な人間関係、今現実の行動を優先する

契約期間　＿＿年＿＿月＿＿日から＿＿年＿＿月＿＿日
契約対象スマホ　＿＿＿＿＿＿＿＿＿＿.
保護者A　＿＿＿＿＿＿＿＿＿＿.
使用者B　＿＿＿＿＿＿＿＿＿＿.

参考資料　○使用目的（例）・禁止事項（例）

使用目的（例）

使用目的	使用機能	制約事項
家族、友人との連絡	電話、メール、メッセージ、デコメ	ネット上だけの知り合いとは電話、メール、メッセージをしない
	ＬＩＮＥ	ネット上だけの知り合いとは友人にならない 保護者がログインできるように他端末ログインを許可にしておく ただし、保護者は使用者の許可を得てログインする
音楽を聞く	音楽プレーヤー	iTunes は自宅ＰＣのみで使用
情報検索	safari	年齢制限15歳以下視聴禁止制限
写真、動画	カメラ	プライバシーに注意 人に送る場合は写っている人全員の承諾が必要
標準機能のうち以下のもの	マップ、カレンダー、時計、メモ、リマインダー、計算機、コンパス、ボイスメモ、天気	
ゲーム、動画サイトについて	現状では使用不可	スマホで使用する妥当な理由が見つかり、使用時間の自己管理が５点（よくできている）になるまで使用不可。

禁止事項（例）

禁止事項	処罰	備考
契約項目１～７の違反	イエローカード1	契約項目を話し合いで変更することはできる
契約違反を隠す	レッドカード	
目的外の使用	イエローカード1	新たな用途がある場合は契約内容を事前に変更する
契約外のスマホ、音楽プレーヤー等の所持、使用	イエローカード1	現在所有しているiPod touch は保護者に譲渡する
ネット上だけでの知り合いをつくらない	イエローカード1	事前相談があり保護者が認める場合は例外
人の誹謗《ひぼう》中傷、いじめ	レッドカード	目撃した場合は保護者に相談
音楽、動画、アプリ等の違法ダウンロード、他人のパスワードでのアクセスなどの違法行為	イエローカード1	何が違法行為であるか学んでおくこと
写真、動画のネット上への公開	イエローカード1	画像掲示板、動画サイトに写真、動画を投稿しない　事前相談があり保護者が認める場合は例外
ゲーム、動画サイトの使用	イエローカード2	目的外使用の中でも厳重注意項目

メディア・ネット依存度が高い子どもへの対応

ゲームやネットの話をしようとすると、不機嫌になる、暴力的な言動が出るなどで会話ができなくなる場合、さらに親子の会話そのものがほとんどない、家族のいるところに出てこないといった場合の対応です。

・取り組みの目的

ゲームやネットの世界が、お子さんの居場所として大事なものになっています。唯一の居場所になってしまっているのかもしれません。誰でも「居場所を奪われる」と感じたら抵抗します。この取り組みの目的は、子どもにとって、ゲームやネット以外の温かなもうひとつの居場所に家庭をつくりかえることです。

お子さんに対する直接的な取り組みを一旦脇に置いて、何か新しい取り組みを始めましょう。

①親自身から始める

親の気持ちが安定していることが大切です。自分が癒やされ、リラックスし、楽しめるようなことを始めましょう。

・絵を描いてみる。飾ってみる。

・絵本を声に出して読む。
・お菓子づくりを楽しむ。
・新しいちょっと手の込んだ料理に挑戦する。
・部屋に好きな音楽を流す。
・近所を散歩する。
・ストレッチやヨガで体をほぐす。
・家庭菜園、ガーデニング。

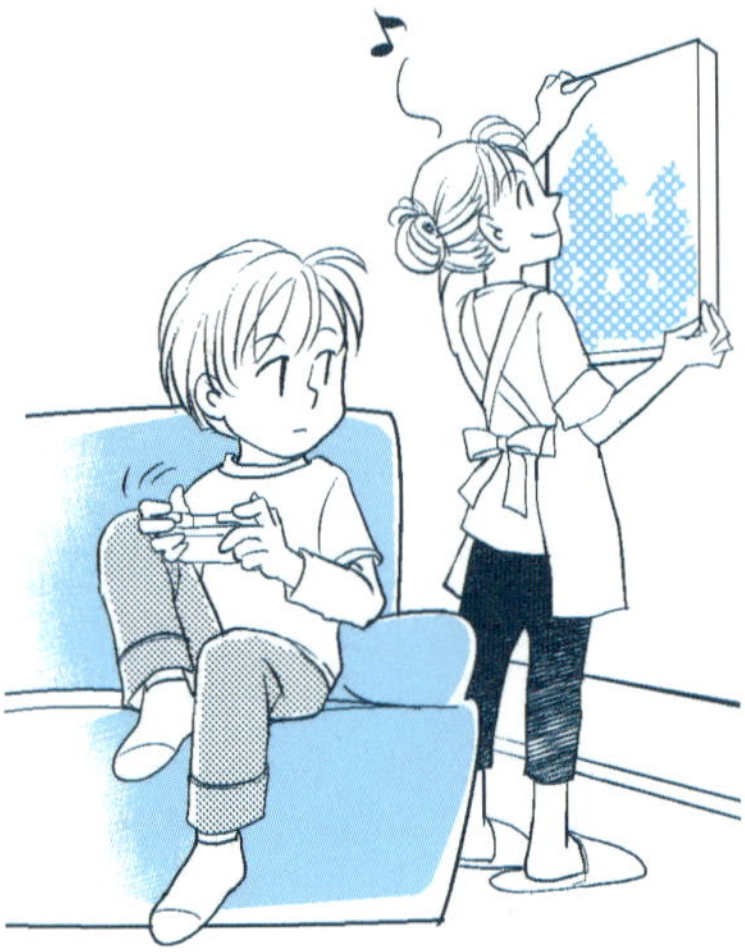

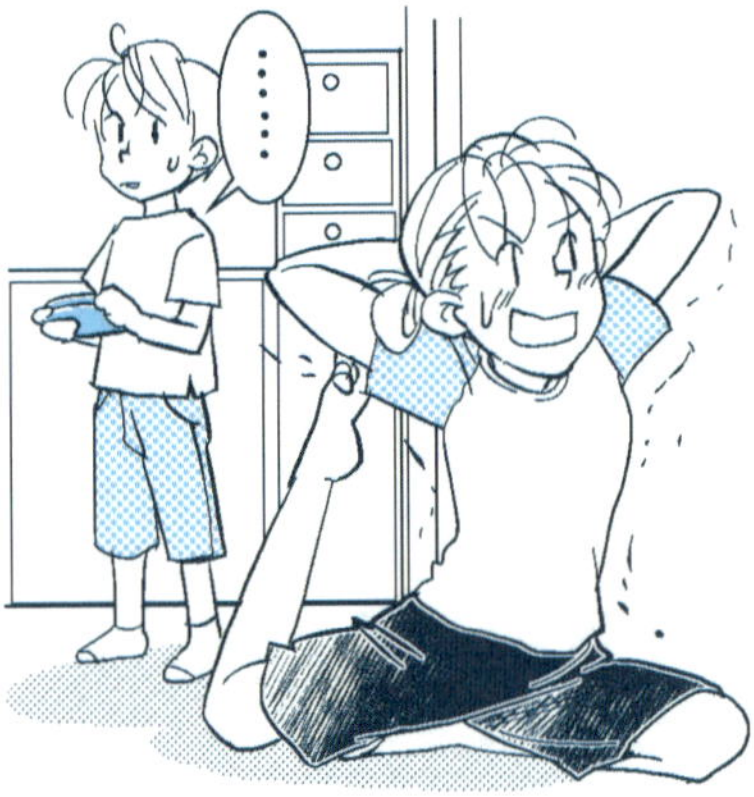

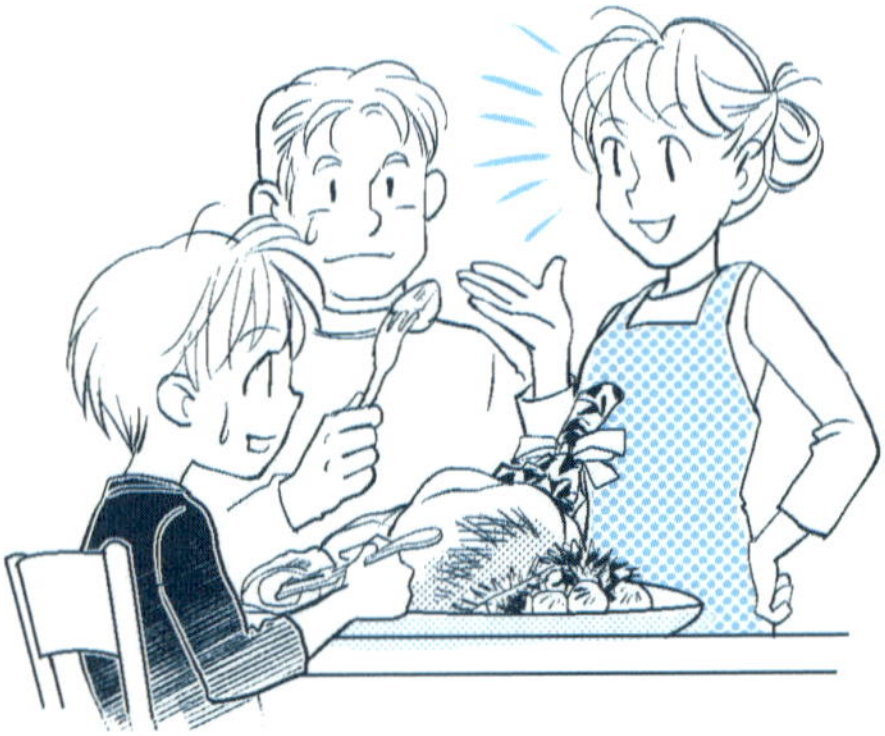

②家族を巻き込んで一緒に楽しむ

・家族で絵画を描いてみる。お互いに作品を見て感想を言い合う。
・家族とお互いに好きな絵本を読み聞かせし合う。
・家族でボードゲーム（将棋、オセロ、人生ゲーム、モノポリーなど）やカードゲーム（トランプ、UNO、花札など）をする。
・家族のティータイムをつくり、おしゃべりをする。
・家族と一緒に料理やお菓子をつくり、一緒に食べる。
・家族と一緒に楽器を演奏する、歌う。
・家族と一緒にダンスやストレッチ。
・家族と一緒に家庭菜園、ガーデニング。

依存状態のお子さんも誘ってみましょう。嫌がって来なくてもがっかりする必要はありません。時間はかかります。断り方に変化がないかを見ておきましょう。楽しそうな家庭の雰囲気が気になり始めているかもしれません。そのうち一緒にやってくれることが見つかるかもしれません。あきらめず、でも強制せずです。

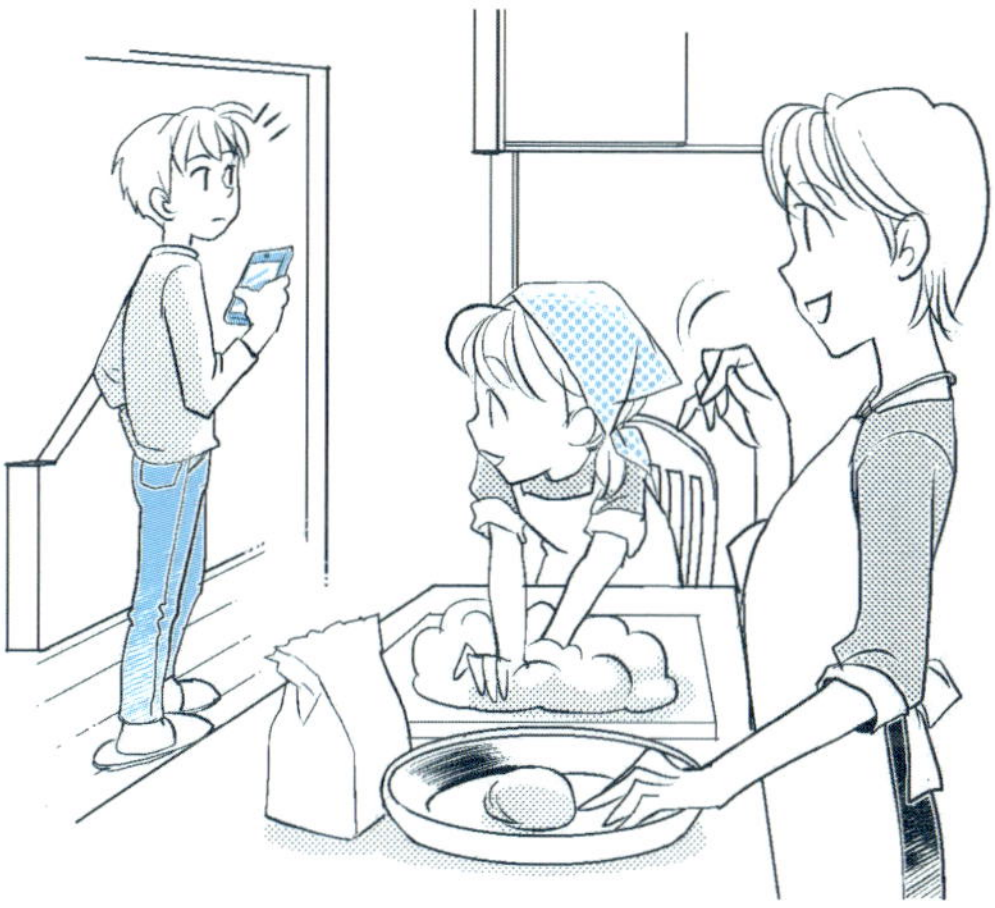

③家族の会話を楽しむ

家族で楽しむ時間が増えると、話をする機会も増えるでしょう。「今度の休みは何をする？」「夏野菜は何を植えようか」「旅行に行きたいね」こんな話題が出て来たときに、誰かの一方的な考えで決めるのではなく、家族で少し長めに話し合う時間を持ってみましょう。家族の会話にも練習は必要です。

家族の誰もが自分の意見をちゃんと言えて、お互いの意見を大切にする話し合いになるように、あなたが進行役をやってみましょう。結論を出すことを目指すのではなく、思いつくことをいろいろ出し合い、あれこれ意見を交わすことを楽しむのです。

このような会話の中に、依存状態のお子さんも入ってくるようになったら、ずいぶん家庭の雰囲気も変わり、お子さんの心も温まっているのでしょう。

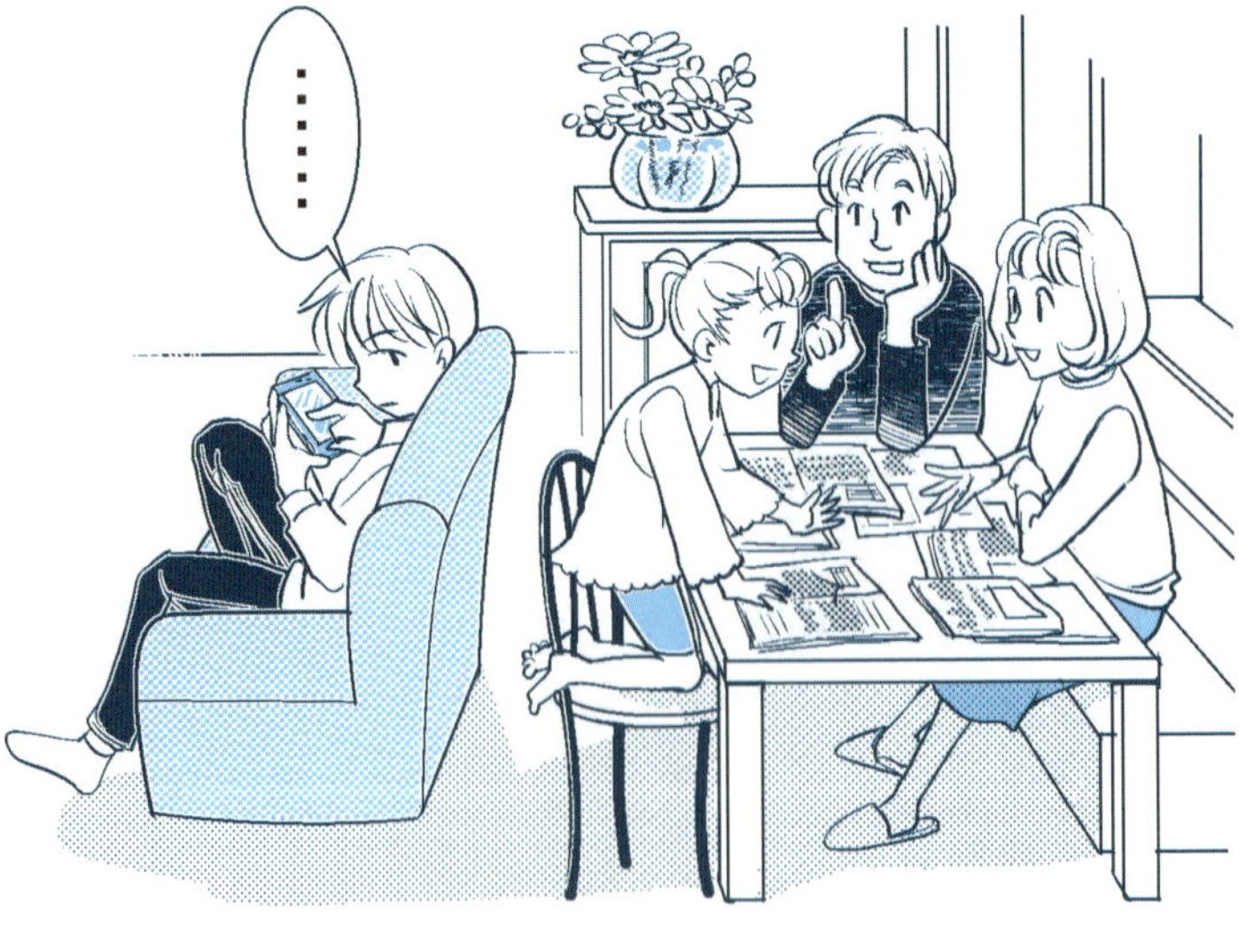

3 デジタルデトックスのすすめ

デジタルデトックスとは

「デトックス」とは、毒素を体から追い出すことです。スマホなどが生活に浸透し、いつの間にか自分の中に「デジタル」という毒が蓄積していることに気付いたアメリカの人々が言い始めた言葉です。スマホを手放し、ネット環境から自分を切り離して、デジタル機器のない時間を過ごします。

スマホ、タブレット、ノートパソコンの電源を切って見えない場所にしまい、パソコンやテレビの電源プラグを抜いてしまうだけです。BGMを流すCDプレーヤーはセーフでしょう。ただ、本当はしーんとした静寂、風や虫の音など自然の音を楽しむほうが味があります。

最初の数時間はイライラしたり、不安を感じたりするかもしれません。しかし、まる1日たつころには自分をせかす小道具が無いことを心地よく感じ始めるはずです。

子どものメディア依存対策の前に、一度、まわりの大人の解毒（デトックス）にチャレンジしてみてはいかがですか。

家族で取り組むデジタルデトックス

デジタルデトックスを行い、わくわくする楽しい時間を家族で過ごしてみましょう。非日常を楽しむ気持ちでチャレンジしてみませんか。

①キャンドルナイト

夕食の準備ができたら、デジタル機器をOFFにするだけでなく、照明もキャンドルにします。食事をゆっくり楽しみ、家族とおしゃべりしましょう。翌日、特に時間の制約がないなら、目覚ましもかけず朝の光で自然に目が覚めるようにしてそのまま眠りにつきます。気持ちのよい朝を迎えられるでしょう。

②スマホを持たずに外出

思い切って1日スマホを持たずに出かけてみましょう。なんだか心許《こころもと》ない不安な感じが

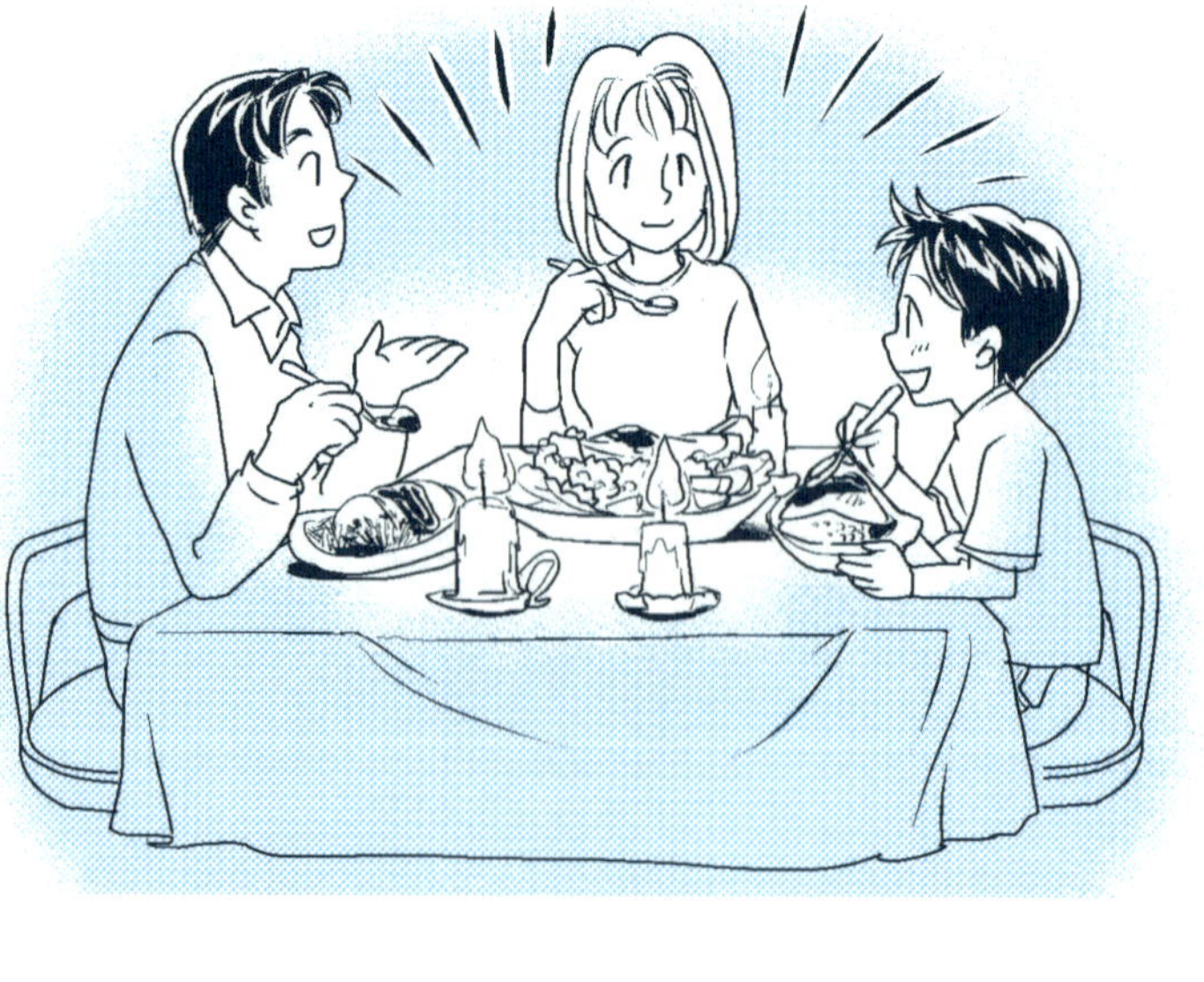

するかもしれません。が、それがデジタル毒の作用です。スマホなしで誰かと待ち合わせ、ちょっとどきどきしながら待つのも悪くないでしょう。

③家族で散歩

スマホを持たずに、近所を1日かけて散歩してみましょう。お弁当を持っていくのもよいでしょう。いつもは車で通り過ぎている近所の道をゆっくり散歩していると、いろいろな発見があります。子どもたちのほうが、近所の道には詳しいかもしれません。景色のよい所やちょっと休める場所があったら、お弁当を食べましょう。家族にとっては、テーマパークと変わらないくらい楽しい1日になるかもしれません。

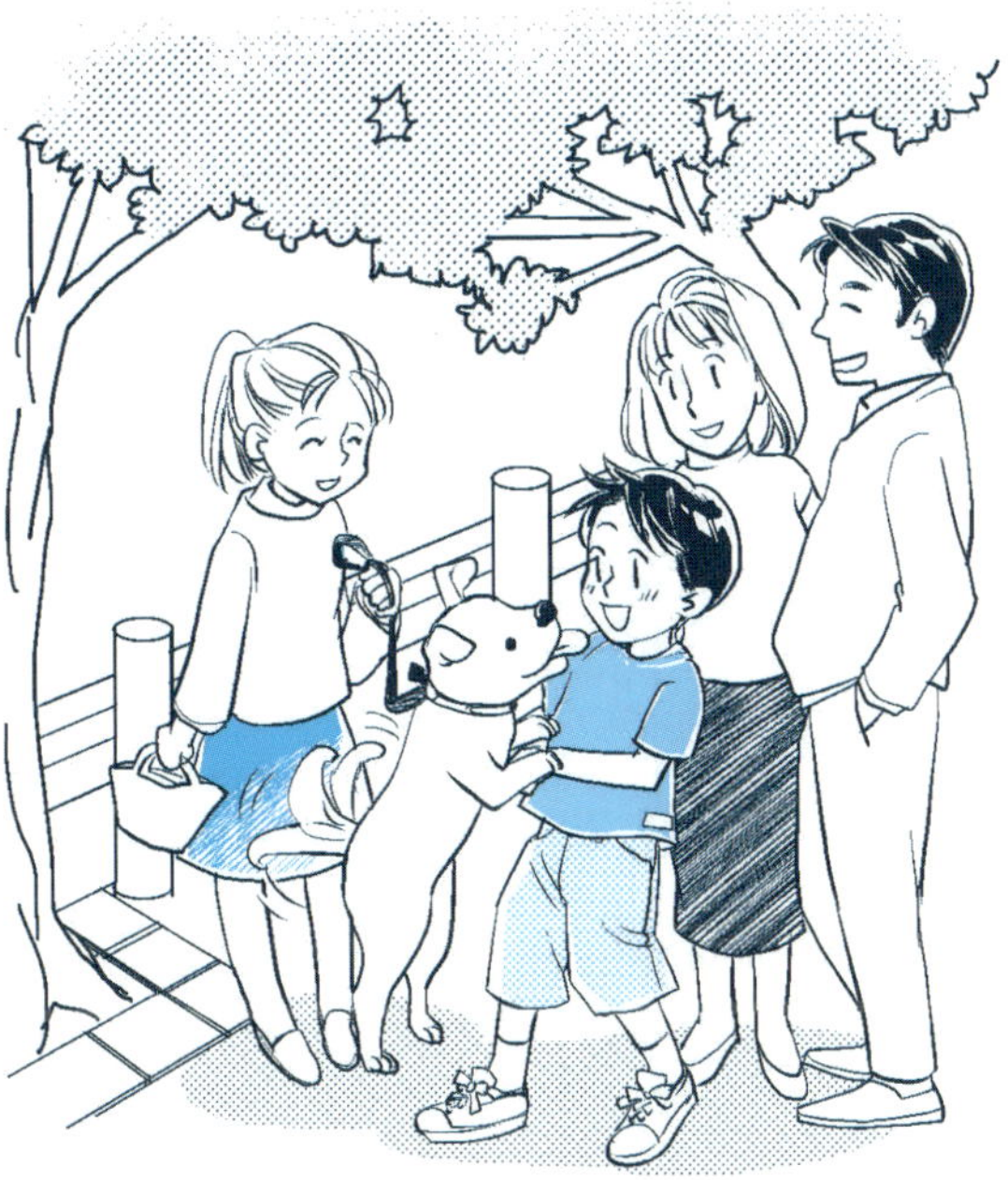

日常生活に取り入れるデジタルデトックス

家族とのデジタルデトックスで、スマホやネットのない時間の心地よさを味わったら、それを日常生活に取り入れます。1人で試してみてもよいですし、家族と相談して家族みんなで取り組んでもよいです。

自分や家族の1日を振り返って、起きてから寝るまで何をしているか、その中でテレビ、ビデオを含めた映像メディアに触れている時間に色を塗るなどしてみましょう。かなり長い時間接触していることが見えてきます。

ここは必要ない、という時間を見つけて、スマホやネットから離れてみましょう。例えばやってみたかったけど、時間がなくてできなかったことをやってみましょう。

・サイクリングやキャッチボールなど屋外に出て体を動かす
・新聞・本を読む
・家族と一緒にいるときは、スマホにさわらずに話をする
・日曜日はスマホOFFの日にして楽器を楽しむ
・地域のボランティア活動に参加する
・21：00を過ぎたらスマホもテレビも見ずに読書をする

デジタルデトックスに挑戦

メディア機器使用振り返りシート

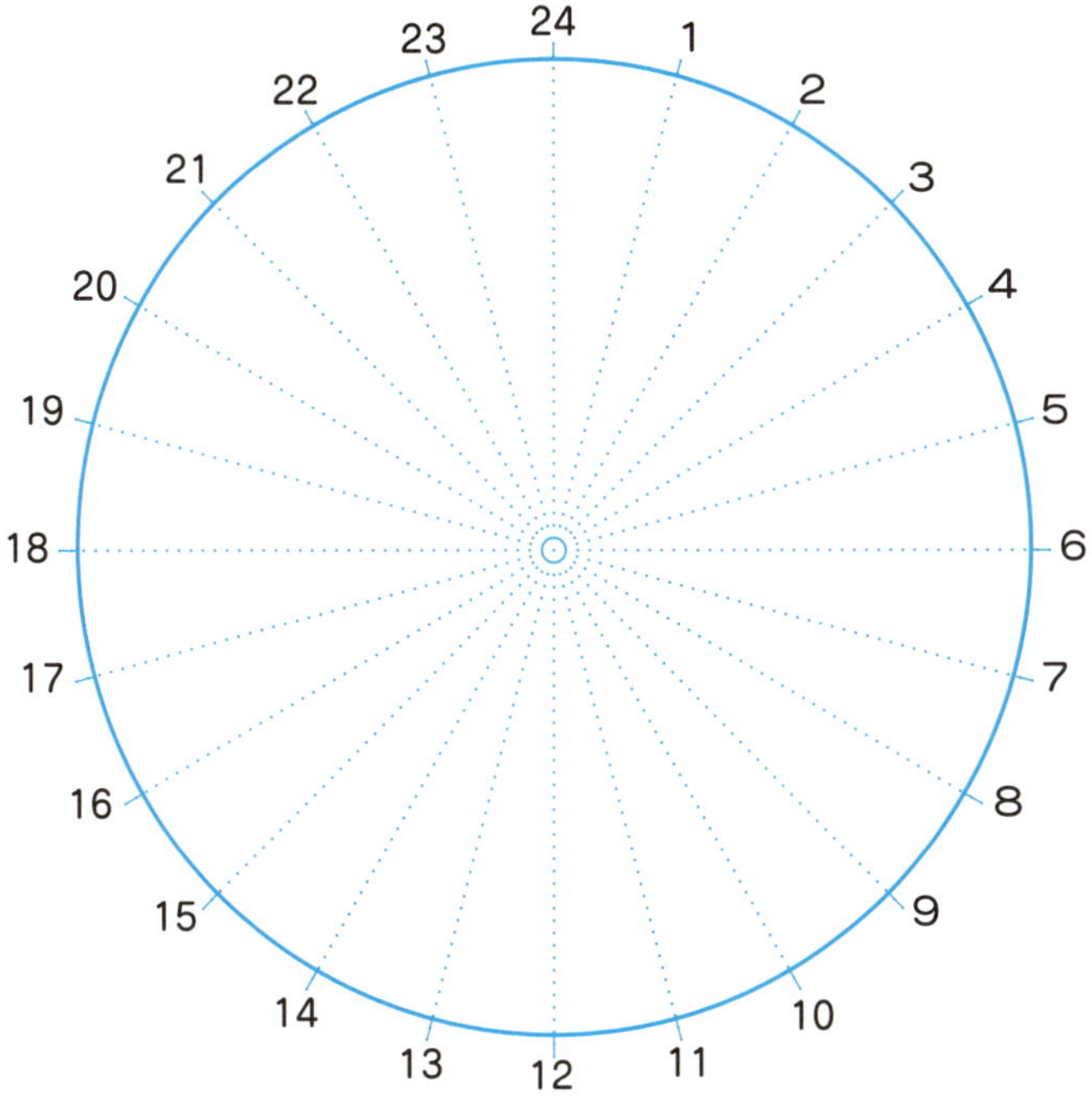

電子機器·メディア機器とは

テレビ・DVD・ゲーム機・携帯電話・スマートフォン・パソコン・タブレット端末など

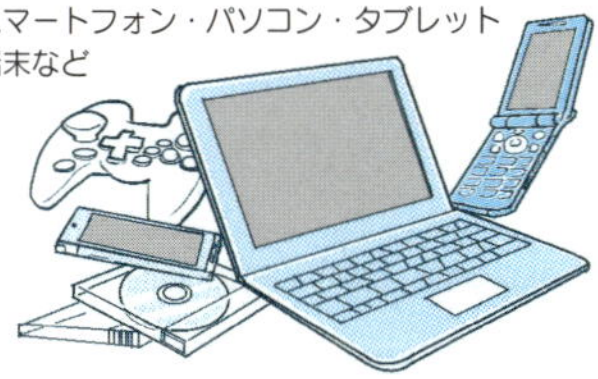

memo

気づいたことや気になることを書き出してみましょう。

※シートはコピーしてご使用ください。

コラム

はやる「スマホ断ち」、そして「デジタルデトックスツアー」

欧米では今、「つながりっぱなしの日常から自分を解き放て」と様々な動きが始まっています。

アメリカで2012年から始まった「電話の山」ゲームもそのひとつです。レストランなどで食事をするときに全員が携帯電話やタブレット端末をひとつのテーブルに置いておきます。食事中に見に行かざるを得なくなった者が皆の食事代を払う、というゲームです。誕生パーティなどの会合を携帯電話持ち込み禁止にしたり、入り口で預かったりしてしまうことなども多くなっています。

さらに、ホテル滞在中に、デジタル機器からのデトックス（解毒）を売りにするホテルも登場し、旅行会社は、「1週間～1か月ほど完全にネットから離れて大自然や地域の文化、スポーツを楽しむデジタルデトックスツアー」というプランを売り出しています。料金は高めでも、チェックイン時にスマホやタブレット端末をフロントに預けて、心穏やかに読書や散策を楽しむというこうしたホテルやツアーが人気上昇中で、ネット化の流れにも見直しが始まったようです。

第8章

学校・地域ぐるみの制度づくりを

1 小学校、中学校でのメディアコントロール

テレビ、DVD、テレビゲームなど電子映像メディア機器への長時間接触が日本の子どもたちの心身の発達の遅れや歪《ゆが》みにつながっていることを憂慮した私たちNPO法人こどもとメディアは、2002年から「アウトメディア大作戦」「ノーテレビ・ノーゲーム運動」などメディア漬けの生活を見直す啓発活動を始めました。10年余りが経過した現在、全国の数多くの小中学校がこうした活動に取り組むようになって生活リズムの確立、自宅学習の習慣化に大きな成果が見られるようになっています。

しかし、その一方でテレビやゲームにわが子をどう向き合わせるかは、個々の家庭の親の判断で学校にいちいち指図されたくない、という

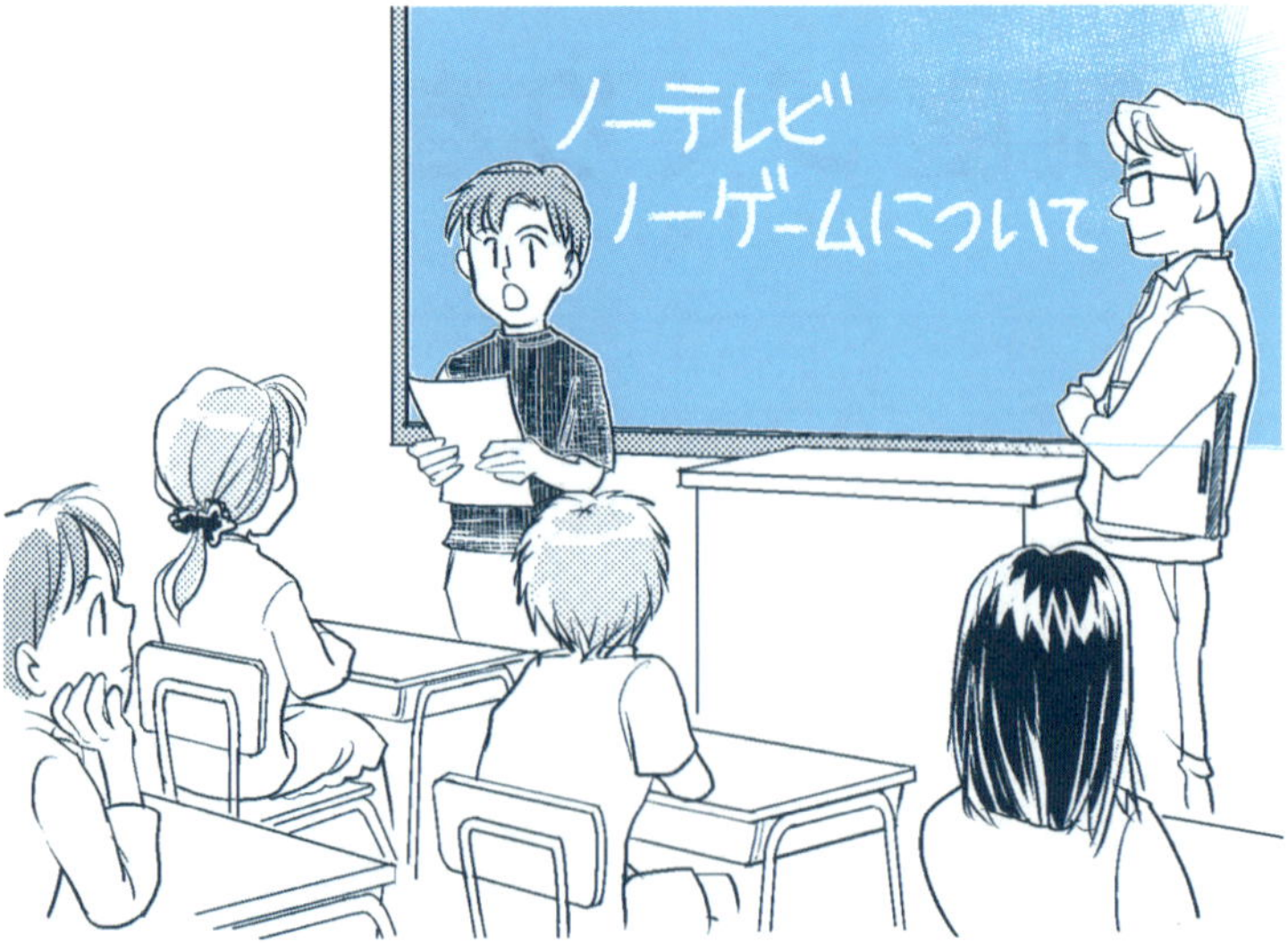

一部の親の意見に押されて、学校ぐるみや地域ぐるみの取り組みに二の足を踏んでいるところも少なくありませんでした。

ところが、これまで本書で述べてきたようにスマホ社会、ネット時代になって子どもともとメディア機器の良い関係を築くことは、子ども自身の未来はもちろん日本社会の未来をも左右する重要な課題となっています。小中学校でのメディアについての学習や「ノーテレビ・ノーゲームデー」など一度メディアから離れてみるといった活動の必要性がこれまで以上に高まっているのです。

福岡県教育委員会は、毎年県内全ての小中学校、特別支援学校がメディアについての学習を実施するための予算をここ5年確保し続けています。また島根県松江市教育委員会は、4年前から市内の小中学校のメディア教育を担当する事務局を設けて、常勤2人、非常勤6人の体制で活動を続けています。

こうした活動が全国に広がることを期待したいと思います。

2 中学校、高校での実践モデル「スマホ・ネット使用・持込許可制度」

なぜ制度にするのか

スマホ、特にＬＩＮＥが普及してから、中学校・高校でのトラブルの頻度が桁違いに高くなりました。これは、ＬＩＮＥそのものの問題というより、本書で述べてきたスマホ社会の弊害がはっきりと現れてきていると見るべきです。

深夜までグループチャットやネットゲームがやめられず、クラスの大半の生徒が居眠りしていたり、体調を崩して休む生徒が続出したりと、故意ではないにしろ授業が成立しないケースが発生しています。生徒のネット上の愚行により、学校評価が堕《お》ち指定校推薦枠に影響が出たり、部活動が活動自粛を余儀なくされたりと学校活動へ大きなダメージを与える事件がありました。ネットトラブルにより、転校する、退学になる、犯罪経歴が付く、ネット上での人権侵害が止まらない、自らの命を絶つといった、生徒個人への絶望的ダメージも起きています。

生徒たちをこれらの危険から守り、教育を受ける権利を守るために、適切な制度をつくり運用することは、学校としてやるべき重要なことです。

中高生に起きているスマホ・ネットトラブル

1. 人間関係のトラブル

メールやLINEでの、友だちの悪口や誤解を生む言葉がきっかけで関係が悪くなる。攻撃的なやりとりに発展し、親友が最も嫌な相手になったり、他校生との暴力事件になったりしたことも。

2. ネットいじめ

①メールで一方的に「死ね」「消えろ」「キモイ」などの言葉を送りつける。
②ブログや掲示板などに個人名が特定できたり類推できるような誹謗中傷を書き込む。
③LINEなどで人間関係がこじれると特定個人を集中的に攻撃したり意図的なメンバーはずしをする

3. 写真・動画の悪用

①軽い気持ちで撮影した写真や動画を友だち同士で面白半分に回すうちに、外部に流出し悪用されたり炎上の原因になったりする。
②恋人や仲間など信頼している相手に送った個人的な写真・動画（裸や非行行動など）が、関係が悪くなったときにネットに流出し、脅かしやいじめの材料にされたり深刻な人権侵害につながったりする。

4. 人間関係のストレスで生活に影響

LINE、SNSを通じて100人以上の「友だち」と24時間つながっている状態にあるため、返信のタイミングをいつも気にしなければならないこと、自分に対する評価や仲間外れになることへの不安がストレスになり、睡眠時間や学校生活に影響が出る。

5. 個人情報の露出

写真、動画、名前、住所、学校名、個人の秘密などの個人情報を気軽にネット上にさらすことで消去・回収が困難となり、ストーカー行為などの被害にあう。ネット上に残った非行行動の記録が就職や進学に悪影響をもたらすこともある。

6. 性暴力被害

SNS、掲示板を通じて知り合った相手を信頼し、裸の写真を送ってネット上で公開されたり、直接会って性的暴行を受けたりといった被害にあう。

7. ネット詐欺や恐喝、高額請求などの金銭的トラブル

広告や勧誘メールからネット詐欺や恐喝の被害にあったり、ゲームなどにハマって課金アイテムに手を出し、高額請求を受けることもある。

制度の中では、保護者の責任と学校の責任の境界線を明確にすることも大切です。それが、保護者と学校の不要な対立を予防し、両者で協力して子どもを守っていく体制をつくります。在校生全員を対象とした「制度」とすることで、任意参加の啓発活動では越えられない「聞いてほしい保護者が来てくれない」という壁を越えることができます。

本制度は、生徒を単に規制することが目的ではありません。制度を運用する過程で生徒と保護者が学び、力を付けていくことを目指します。つまり、ネットリテラシー教育の実践の場と考え、子どもの社会的能力の向上を意図して運用することで、スマホ社会の健全な市民を育てることができます。これは、スマホ社会の学校に求められる重要な役割です。

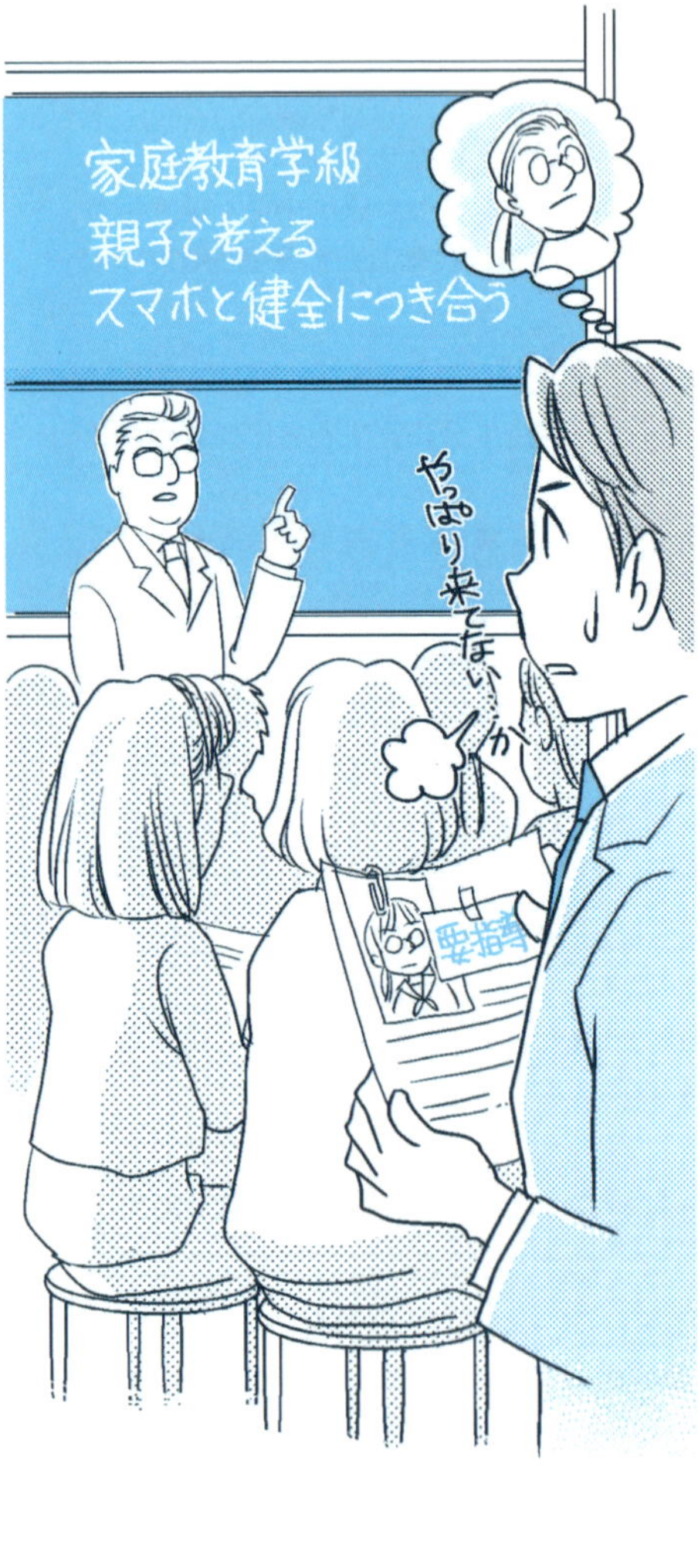
家庭教育学級
親子で考える
スマホと健全につき合う
やっぱり来てないか
要指導

文部科学省の生徒指導方針にも合致

私たちが提案するこの制度は、文部科学省が提唱している生徒指導の定義「一人一人の児童生徒の個性の伸長を図りながら、同時に社会的な資質や能力・態度を育成し、さらに将来において社会的に自己実現ができるような資質・態度を形成していくための指導・援助であり、個々の児童生徒の自己指導能力の育成を目指すもの」にも合致しています。

また文部科学省は、「積極的生徒指導」として

①児童生徒に自己存在感を与えること
②共感的な人間関係を育成すること
③自己決定の場を与え自己の可能性の開発を援助すること

の3点に留意した生徒指導を、あらゆる教育の場面に取り入れることを推奨していますが、本制度は、生徒の日常生活の中で大きな要素を占めるスマホ・ネットに関して、積極的生徒指導を実践する仕組みでもあります。

加えて文部科学省は、家庭教育支援において学校を重要拠点と位置付けています。この制度は、多くの家庭で問題となるテーマに対して、学校が積極的に行う家庭教育支援そのものなのです。

制度づくりのポイント

①生徒、保護者も入った委員会形式で

この制度づくりでは、学校側が一方的に決めるのではなく、当事者である生徒の代表者数名、保護者の代表者数名を入れた委員会形式で進める方法が最も適しています。生徒の代表は、全校生徒の意見を代表して発言できるように、事前に生徒会などで話し合いをする段階を踏みます。

②学校持込機器だけでなく生徒のスマホ・ネット使用全般を対象にする

問題は学校の時間外に起きます。しかしその影響は学校に及ぶのです。ですから、家庭で使用するパソコンやゲーム機などのネット機器も全て制度の対象とします。

③生徒の安全、健康、学ぶ権利を守る全校共通規則をつくる

深夜に及ぶネット機器の長時間使用は、ほかの生徒に影響が及び授業妨害行為に当たることを強調し、夜間の使用時間制限を保護者管理の必須項目にします。機密性の高い個人情報、画像、動画等の公表の禁止、いじめ・誹謗《ひぼう》中傷になる書き込みの禁止など、トラブルの要因となる行為の禁止を全校共通規則に入れましょう。

全校共通規則　例

1．生徒は保護者と相談して使用しない時間を決め、使用許可書に記載する。

2．生徒は以下に該当するメッセージ、画像、動画等の情報をネット上に流さない。

①公序良俗に反するような情報、犯罪となる情報
②いじめ、誹謗《ひぼう》中傷など人権侵害になる情報
③本人や他者の公開すべきでない個人情報

3．2に該当する情報をすでに流している場合には速やかに削除する。

4．生徒は保護者から要請があった場合には、全ての情報を保護者に公開する。

5．生徒は保護者の管理下でフィルタリング、機能制限などの安全対策を設定する。

6．持込許可機器以外を学校に持ち込まない。発覚した場合は下校時まで預かる。

7．持込許可機器でも学校滞在中は電源を切り使用禁止。マナーモードも不可。使用が発覚した場合は下校時まで預かる。

④保護者が子どもを指導することをサポート

許可の前に、家庭で保護者と子どもの会話の機会をつくってもらい、子どもが自分の能力や使い方を振り返ると同時に、親が実態を知ることが大切です。これには、「スマホ・ネット使用目的シート」（194ページ）を活用してください。保護者には子どもの能力と保護者が管理すべき範囲をはっきり意識してもらい、子どものネット上の行動に意識が向くようにします。

◎スマホ・ネット使用目的シート

スマホ・ネット使用目的シート

使いたい スマホ・ネット機器		
使いたい 用途や機能	使いたい理由	使ったときの危険
使いたい用途や機能を全部やったときの１か月のスマホ・ネット代金		円

スマホ・ネット使用能力チェック　1点：わからない　2点：全くできてない　3点：あまりできてない　4点：まあまあできている　5点：よくできている	本人点数	保護者点数
①スマホ・ネットの使用目的がはっきりしている		
②スマホ・ネットの危険性をよくわかっている		
③自分の気持ちや考えを言葉や文章で人に伝えられる		
④テレビ・ゲーム等電子メディア機器の使用時間を自己管理できる		
⑤感情的になっても自分の行動を抑えられる		
⑥自分に批判的な意見を喜んで聞き入れることができる		
⑦将来の自分のために、今やるべきことがわかっている		
⑧スマホ・ネットでやっていることは全部保護者に見せられる		
⑨何が起きたら保護者に相談すべきかを理解しており、実行できる		
⑩自分のためになる約束を自分でつくり、それを守ることができる		

⑤生徒の成長、自律を促す

規則違反は生徒の自律に向けた成長のチャンスと考え、学校と保護者が協力して生徒を指導します。ですから、即「処罰」とせず、まず「注意」をします。

注意をするとき

a　生徒が全校共通規則に違反していることが発覚した場合

b　クラス、学年、全校でネットトラブルの予兆がある場合

そして、「注意」と同時に、「宿題」を出します。「宿題」は、生徒の「スマホ・ネット」の使い方や生活を見直し、自律のためにどうすればよいかを保護者と話し合う内容にします。「注意」が累積すると「処罰」になりますが、「宿題」をやり遂げると「注意」は累積せずに消えます。

このようにすることで、小さな規則違反でも見逃さず細かく「注意」することができます。「宿題」を通して生徒の成長と自律が促され、保護者の意識を高め、大きなトラブルを未然に防ぐことにつながります。

宿題の例

※テーマを出し生徒に小論文を書かせる。保護者は小論文に対する感想を書き捺印の上、期限までに提出する。提出があれば「注意」は消える。

1．テーマ「プライバシーを守るとはどういうことか」
2．テーマ「友人との関係づくりで大切なこと」
3．テーマ「今、自分がやるべきこと」

⑥一斉「注意」でトラブルを予防

「長時間使用の蔓延《まんえん》」「ネット上での乱暴な言葉の横行」「危険な個人情報の露出」など、多数の生徒が関わってネットの使用状況が悪化している場合には、「クラス単位」「学年単位」「全校単位」で一斉に「注意」を発することを制度に入れておきます。これでネットトラブルの予防対策ができます。

このときは、全員に「宿題」のチャンスを与えます。宿題の内容を、起きている問題に関わるものとすることで、生徒の実情を確認し保護者への注意喚起を行うことができます。

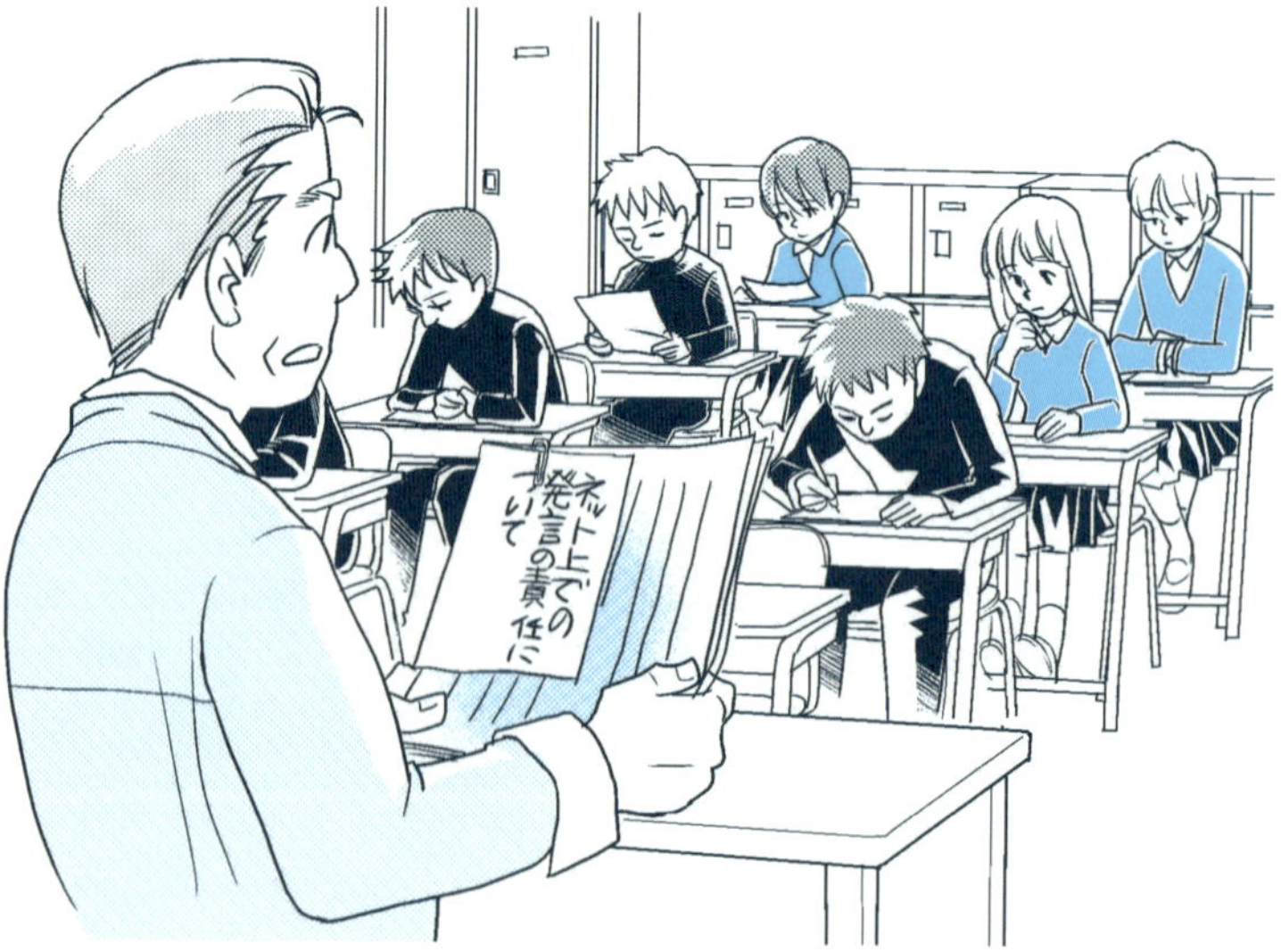

⑦「処罰」は家庭との連携で

「注意」を累積（3回程度）すると「処罰」になります。「処罰」では、保護者と担任または生徒指導担当者が直接話し合いをします。

例えば、「ネット機器の1か月間使用停止」といった措置を保護者に依頼できるような制度にしておきます。もし連絡用として所持させる必要があれば、ネットが使用できない通話専用の携帯電話を持たせるといった対応でもよいでしょう。

「処罰」を短期間（3か月以内）に2回繰り返したら「許可取り消し」にします。取り消しの場合も保護者と話し合って、保護者が責任を持って使用できない状態にする確約をとります。

⑧保護者とのトラブルを予防する

これまでの携帯電話使用の生徒指導では、機器の没収、使用制限などを行った際に、保護者と学校側でしばしばトラブルが起きています。制度の説明をきちんと行い、使用許可を出す時点で、保護者と生徒の誓約の署名をとっておく必要があります。

これによって、家庭と学校の責任の分担が明確になり、トラブルになりそうなときにも、そこに立ち返って話し合いをすることができます。

⑨変更申請

各家庭のスマホ・ネットの利用状況は変わりやすいので、簡単な変更申請の方法を制度に組み込んでおきます。

⑩毎年、更新する

許可書の有効期限は1年として毎年更新しましょう。毎年、生徒と保護者が使用方法、使用能力を見直すことで、生徒のネットリテラシーが育っているかを確認できます。また、新たな機器やサービスが次々と普及していきますので、制度が変化についていけるように制度の更新も必要です。

以上のポイントを押さえながら、付録A―1「スマホ・ネット使用・持込許可制度について」（224ページ）、付録B「スマホ・ネット使用・持込許可書」（227ページ）を参考に、学校の実情に応じた許可制度をつくってください。

制度の運用手順

①新1年生は入学説明会で、その他の場合は保護者懇談会などで制度づくりを説明

説明会に合わせて、保護者、生徒に向けた専門家による講演会を企画するのもよいでしょう。説明会・講演会の参加をスマホ・ネット使用・持込の許可の条件に加える方法もあります。

②説明会で保護者に以下の資料を配布

・スマホ・ネット機器の使用・持込許可制度について（224～226ページ付録A－1～A－3）
・スマホ・ネット使用目的シート（194ページ シート1）
・スマホ・ネット機器使用・持込許可書（227ページ付録B）

③家庭でやること

「スマホ・ネット使用目的シート」を用いて子どもの使い方や能力を見極めつつ、親子で話し合ってもらい、許可書の確認項目にチェックの上、署名、捺印して提出してもらう。

使用・持込許可を申し出なかった家庭で使用・持込の事実が発覚した場合には、保護者呼び出しの上、許可手続きをとってもらう。

④規則違反には厳格に制度を運用する

⑤トラブルの予兆が見えたとき

必要に応じて「クラス単位」、「学年単位」、「全校単位」の一斉注意を行う。

〈ネットパトロールが有効に機能します〉

私たちの提案するこの制度を採用した学校では、ネットパトロールから上がってくる情報を効果的に指導に結びつけることができます。

例えば、生徒の深夜に及ぶ情報書き込みが続いていたり、個人情報が露出していることが見つかった場合に、学校全体に「注意」を発するといった効果的な対応ができます。ネットパトロールを実施している県や市町村では、この制度との併用を強くお勧めします。

地域全体での取り組みを

高等学校や私立中学と違い、公立中学校では近隣校との兼ね合いを考えて、単独での取り組みに躊躇することもあろうかと思います。しかし、スマホ・ネットのトラブルは近隣の学校にまたがって起きていますので、地域内中学校の連携が重要です。

そこで、市町村の教育委員会や生徒指導部会が主導して、地域の中学校で共通に制度作りに取り組むことをお勧めします。その場合は、最低限の要件のみ教育委員会等から提示し、制度の細かい内容の決定は各学校での取り組みに任せ、生徒や保護者の話し合いが起きる仕組みにしてください。ネットリテラシー教育の一環と考えることが重要です。

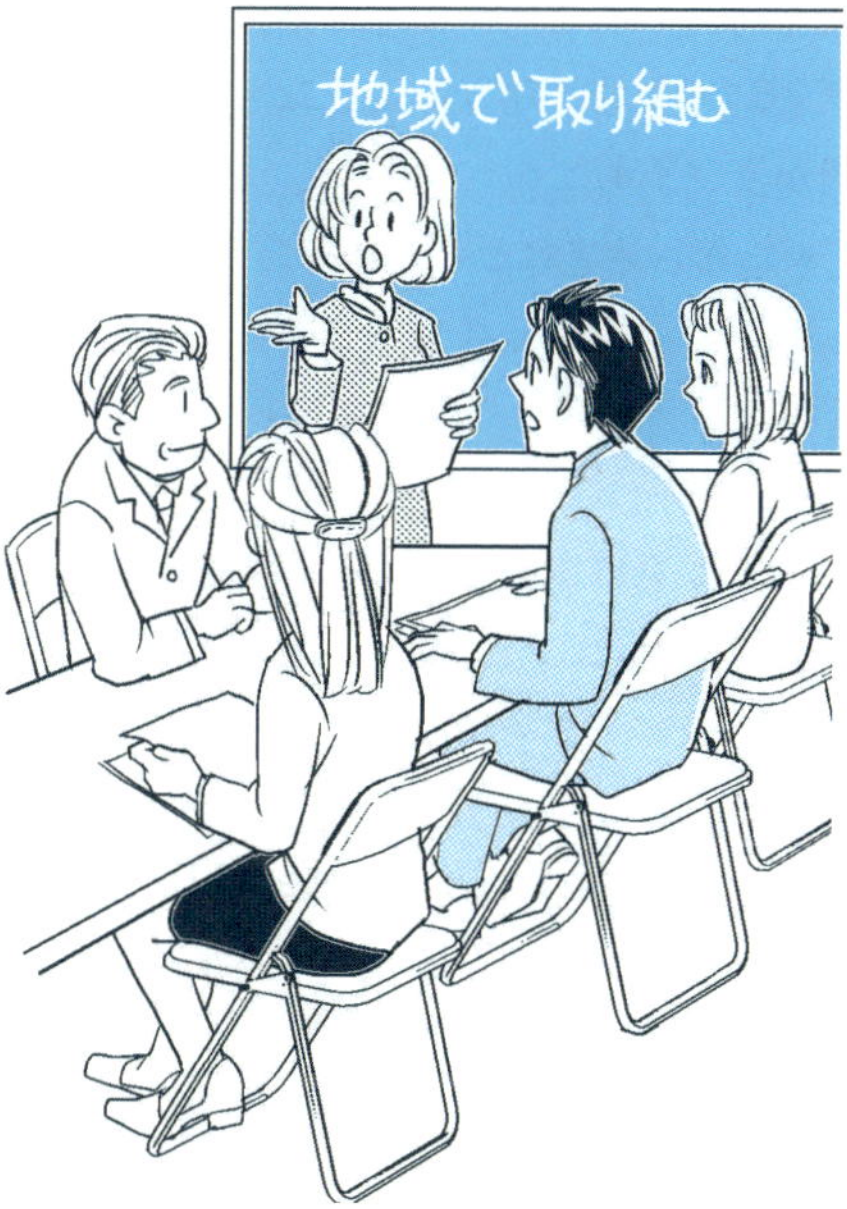

付録Ａ－１　スマホ・ネット機器の使用・持込許可制度について

スマホ・ネット機器の使用・持込許可制度について

〇〇年〇月〇日

保護者各位

〇〇高等学校　校長　〇〇〇〇

(時節の挨拶)

さて、近年、スマートフォン（スマホ）等のインターネット機器の進化、普及により、様々なトラブルが多発しています。本校においても例外ではなく、生徒のちょっとした行為から深刻な事件が容易に起きる危険性があります。その場合、関係した生徒には生涯に渡って悪影響を及ぼす致命的な被害が生じます。事件によっては学校運営に困難が生じ、本校生徒全体の学習活動や課外活動に支障が起きることも考えられます。また、深夜に及ぶ長時間の使用は、生徒の健康や学業成績に悪影響が起きることはもちろん、クラス全体の授業の進捗にまで影響が及びます。

本校在校生が、深刻なネット関連トラブルに巻き込まれることを予防し、健康で充実した学校生活を送れるように、以下に説明するスマホ・ネット機器の使用・持込許可制度を実施いたします。

この制度は、単なる規制・禁止ではなく、生徒のスマホ・ネット機器の使用状況や使用能力を保護者が正しく把握し、家庭内で必要な話し合いをするようになっています。規則違反があった場合には、「注意」と「宿題」によって生徒の文章力、思考力を伸ばし、また家庭で改めて話し合いをする仕組みにしています。トラブルの予兆がある場合には、予防的な対策としてクラス単位、学年単位、全校単位で「注意」を行うことがあります。

本制度の趣旨をご理解いただき、制度運用にご協力いただけるようお願い申し上げます。

付録A－2

■「注意」「宿題」「処罰」について

①以下の場合に学校から生徒に「注意」が行われます。
　a）生徒が全校共通規則に違反していることが発覚した場合
　b）クラス、学年、全校でネットトラブルの予兆がある場合
　　予兆とは「長時間使用の蔓延」「ネット上での乱暴な言葉の横行」「危険な個人情報の露出」など、多数の生徒が関わってネットの使用状況が悪化している場合です。
②「注意」はa）の場合は生徒個別に、b）はホームルーム、学年集会等で行われます。
③「宿題」は生徒の意志でやる、やらないを決めることができます。
④「宿題」の形式は小論文でテーマは状況に応じて学校側で決めます。
⑤保護者は生徒の書いた小論文を読み、生徒と話し合いをした上で感想を記入します。
⑥保護者の感想の書かれた「宿題」が期限までに提出されれば「注意」は消えます。
⑦「注意」が消えることなく3回累積すると「処罰」になります。
⑧「処罰」は、「呼び出し」または「電話」で保護者と生徒指導担当者が話し合い、ネット機器等の使用制限を決めます。使用制限の内容は文書にして学校側と保護者に残します。
⑨3か月以内に2回目の処罰になった場合は使用許可を取り消します。

■全校共通規則

1．生徒は保護者と相談して深夜から朝までの使用しない時間を決め、使用許可書に記載する。特別な事情が無い限り22：00～翌朝6：00を不使用時間として推奨する。
2．生徒は以下に該当するメッセージ、画像、動画等の情報をネット上に流さない。
　①公序良俗に反するような情報、犯罪となる情報
　②いじめ、誹謗中傷など人権侵害になる情報
　③本人や他者の公開すべきでない個人情報
3．2に該当する情報をすでに流している場合には速やかに削除する。
4．生徒は保護者から要請があった場合には、すべての情報を保護者に公開する。
5．生徒は保護者の管理下でフィルタリング、機能制限などの安全対策を設定する。
6．持込許可機器以外を学校に持ち込まない。発覚した場合は下校時まで預かる。
7．持込許可機器でも学校滞在中は電源を切り使用禁止。マナーモードも不可。使用が発覚した場合は下校時まで預かる。

付録A－3

■使用・持込許可書発行について

各家庭で以下の手順で取り組んでください。現状の正しい認識と親子の会話がネットトラブルの予防には非常に重要です。

①お子さんが使用したい（している）ネット機器の確認
パソコンやスマホだけでなく、音楽プレーヤー、ゲーム機も高度なネット機器です

②「スマホ・ネット使用目的シート」をお子さんに記入してもらう

③お子さんが「スマホ・ネット使用能力チェック」の本人得点を記入

④保護者が「目的シート」や普段の会話から「使用能力チェック」の保護者得点を記入

⑤「目的シート」「使用能力チェック」を見ながら使用目的やリスク、使用能力について話し合う。使用能力チェックで、本人得点が3点以下のもの、本人と保護者で差が2点以上あるものについては、特に重点的に話し合う

⑥全校共通規則について話し合い、わが家の規則として必要なこと（使用時間、夜間の機器の保管場所、課金支払について等）を決める

⑦持込機器と持ち込む目的を親子で話し合って決める

⑧使用許可書のチェック項目を親子で確認の上記入し、生徒、保護者ともに署名して提出

付録B　スマホ・ネット機器使用・持込許可書

スマホ・ネット機器使用・持込許可書

1．使用許可機器

2．持込許可機器

3．持込理由

4．許可に関する確認事項

※下記項目の内容を確認し、同意する場合は□に○を付けてください。

□ 保護者は説明会等で使用・持込許可制度の説明を受け目的・主旨を理解している。

□ 保護者は「スマホ・ネット使用目的シート」を用いて生徒の許可機器の使用目的、使用能力を把握し、生徒と話し合っている。

□ 保護者と生徒で使用上の約束を話し合い、全校共通基本項目に同意し、家庭の規則を決めている。

夜間不使用時間帯　　　：　　から　翌　　　：　　まで

□ 保護者は「注意」「宿題」「処罰」の仕組みを理解し以下の取り組みに協力する

・「宿題」の提出期限までに生徒との話し合いおよび保護者の感想の記入、提出

・「処罰」に対して適切な使用許可機器の解約を含む使用制限

□ 持込許可外の機器の校内持ち込み、持込許可機器の校内使用が発覚した場合、学校側が下校時まで預かることに同意する。

保護者、生徒は確認項目に間違いがないことを誓約し、学校より表記の機器の使用および持ち込みの許可を受けます。

保護者氏名　　　　　　　　　　　　印

生徒氏名　　　　　　　　　　　　(本人自筆)

許可期間　　　年　　月　　日 ～　　　年　　月　　日

○○○立○○高等学校　校長　○○○○　　　印

3 中学校・高校での実践事例

全国各地の中学校・高校で、生徒自身がスマホ・ネット機器との関わり方を考え、自分たちでルールを作る動きが起きています。これらは生徒の自律性を高める素晴らしい取り組みであり、今後さらに広がっていくことを期待します。

ただ、これらの取り組みが、生徒同士のルールづくりの範囲にとどまっていると、生徒はルールを守る意識を継続することは難しく、なし崩しにゆるんでいきます。また、「家庭でルールをつくる」といった家庭の責任に帰結する取り組みもあるでしょう。この場合は、教育力のある家庭に効力が限定されます。

スマホ社会の学校への浸透は、これからますます本格化します。

すべての生徒が、学校生活や家庭生活の中で実践的にネットリテラシーを身につけなければ、スマホ社会の弊害が強く現れることになるでしょう。それを防ぐには、生徒の学習権・生活権の保障の観点を持ち、生徒指導効果が維持される制度化が不可欠なのです。

生徒のネット利用に関する制度をすでに実施している事例、生徒の学習権・生活権の観点からＰＴＡが宣言を発した事例を紹介します。

学校の制度として2004年から運用

~さいたま市　私立大宮開成中学・高等学校~

埼玉県さいたま市にある私立大宮開成中学・高等学校では、スマホや携帯電話、パソコンなどの使用についてのルールが決められています。その最大のポイントは使用時間で、中学生は夜9時まで、高校生は夜10時までです。

2013年からは、スマホやケータイを学校に持ってくるには、「携帯電話所持許可証」が必要となりました。そして2013年度新入生の入学時オリエンテーションでは本人と保護者同席の上で、前述使用時間だけでなく、家庭での置き場所やフィルタリングなど具体的な注意事項も説明されました（232ページ「ソーシャルメディアの使用について」）。

単に注意事項として伝えるだけではなく、「携帯電話所持許可申請書」（234ページ）に、家庭で必ず実施してもらう項目と実施が望ましいことにチェックを入れるようになっています。保護者の管理責任、フィルタリングの設定、夜間の使用制限の3点が必須項目に入っています。いずれも学習権・生活権の保障のために必須の項目です。保護者はこれらの項目をはっきり認識した上で親子間の約束をし、そのことを学校に誓約するようになっています。さらに生徒指導の手順を明確に保護者に伝えています。学校と家庭の責任範囲を切り分けています。

許可の範囲が「学校への持ち込み」ではなく、「所持」に対する許可であることも重要です。持込許可では単に学校の範囲内でしか効力が生じませんが、所持許可ならば放課後の生活にまで効力が及びます。そのようにしなければ、学習権・生活権が保障されないと考えてのことです。

同校で携帯・パソコンのルールが設定されたのは２００４年。深夜までの使用で睡眠不足になり、学業にも支障が出る生徒が現れたことを心配した教師主導の対策として始まりました。現在では、生徒本人も保護者も、同校にはそうした〝スマホルール〟があることを承知の上で入学してきており、生徒たちも「ルールのせいで深夜までＬＩＮＥができないと理由づけができる」などと肯定的だといいます。

制度導入前

眠い…
でも返信しなきゃ
スマホルール制定
〇×中学校
・22時以降は使用禁止

制度導入後

おやすみなさい
OFF

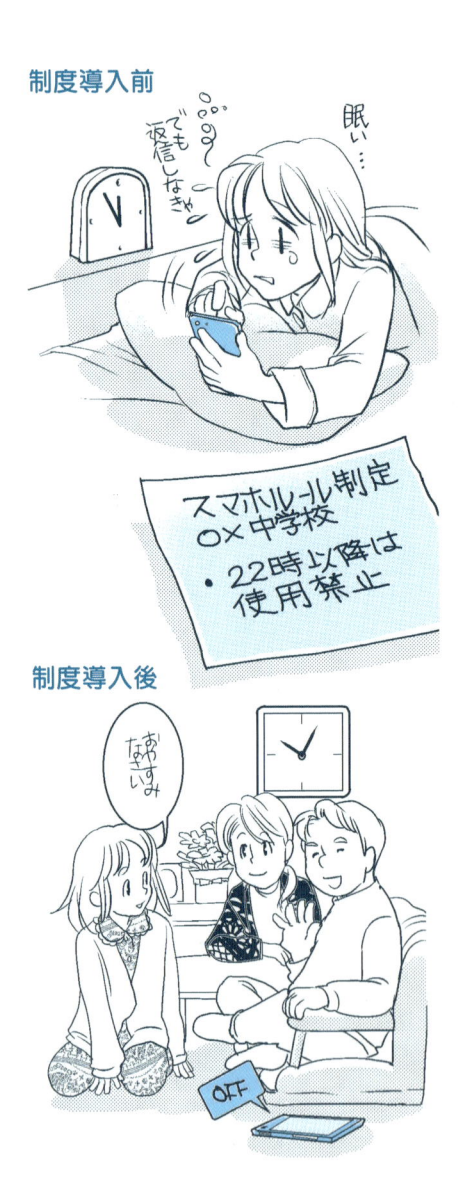

PTA発「学習権・生活権を守るスマホ宣言」
~福岡県　うきは市立吉井中学校~

福岡県うきは市の吉井中学校PTAでは2013年、家庭内でのスマホ・ネットをめぐる親子のいさかい、学校で頻発するネットに起因するトラブルなどを受けて対策を検討しました。NPO子どもとメディアのインストラクターを招いた学習会のあと、緊急総会を開いて対策をまとめ、資料のように、子どもの生活権・学習権を守ることを念頭に置いた「スマホに係る吉井中家庭教育宣言」（236ページ）を出しました。

これは、保護者を中心としてつくられ保護者に向けて出された宣言ですが、吉井中学校生徒会はこの宣言を受け、2014年1月生徒自ら各家庭でどの程度守られているか実態調査を行いました。宣言の浸透状況や効果がどの程度あったかの検証を行ったのです。

その結果、夜10時以降もLINEなどのネット利用をしている生徒が62％から50％に減少するなど宣言の効果が出始めていることが明らかになりました。このような調査を通して生徒自身が状況を把握する過程で、スマホ・ネットの利用に対する生徒一人ひとりの意識が向上し、ネットトラブルや親子のいさかいが減っていくことが期待されます。

ブログの本文に書いていなくても、プリクラをブログに添付したときにプリクラ画像に学校名や自分の名前の書き込みをしていると、学校や個人が特定されてしまいますので、気を付けてください。もちろん制服を着用した写真は学校や個人が特定されてしまいますので、注意が必要です。

ブログなど自分の情報が他の人に分かる形で書かれていた場合は、将来にわたって参考情報として見られたり、コピーされて悪用されたりする場合もあります。入学や就職の面接官は事前にブログやFacebookをチェックしていますので、掲載された個人情報は進学や就職など、進路に不利益になるかもしれないことを認識してください。

4. 自分以外の情報はきちんと許可・確認を取る

他人の情報を載せる際には、他人をインターネット上の危険にさらしてしまう可能性があることを十分理解する必要があります。日記１行・写真１枚を載せるだけでも必ず許可を取りましょう。

友人のことで間違った内容を書いてしまった場合は、それを認め、素早く削除、訂正をしてください。そして、削除・訂正をしたことを明示の上、直接謝りましょう。

ただし、インターネットに書き込みをした情報は完全に削除できないことを考えると、不確実なことは決して書かないようにしましょう。

5. ソーシャルメディアの使用において、注意し、守るべき点

① いつ・いかなるときも他人を誹謗中傷してはいけません。
② 画像の添付は、肖像権・プライバシーの侵害に抵触する恐れがあります。
③ 携帯・PC などの使用は、中学生は夜 9：00 まで／高校生は夜 10：00 までです。
④ 携帯のフィルタリングサービスは義務です。
⑤ プロフ・ブログにおいて、実名・学校名を使用した際には、指導（場合によっては懲戒処分）の対象になります。
⑥トラブルにあった際には、必ず担任の先生に報告・相談をしてください。

ソーシャルメディアを使用する場合には、上記のことを念頭に置いて、自分だけでなく他人に危険が及んだり、不利益を破ったりすることがないように十分注意してください。

参考資料　私立大宮開成中学・高等学校「ソーシャルメディアの使用について」

ソーシャルメディアの使用について

1．本校生徒のソーシャルメディアの使用について

インターネットにアクセス可能で、情報交換が可能なブログ（アメブロなど）・プロフ・wiki・mixi・Facebook・Twitter・LINE・comm・YouTubeなど、本校でもソーシャルメディアを利用する生徒が増えてきています。それぞれ便利なサービスではありますが、扱い方を間違えると予期せぬトラブルに巻き込まれる可能性があります。

そこで、本校の生徒が早めに問題に気付き、トラブルに巻き込まれないようにするために、ソーシャルメディアを使用する際の学校としての基本的な考え方を提示します。

2．ソーシャルメディアの注意事項

インターネットは世界中の様々な利用者に開かれています。しかし、扱い方を間違えてしまうと、危険な状況に陥る場合があります。また、被害者としてだけでなく、本人が知らないうちに加害者になっている場合もあります。

インターネット上に書き込まれた情報やアップした動画は、完全に削除することは難しく、自分が何気なく書いた情報が、誰かにコピーされて拡がっている可能性もあります。たとえ、公開を限定したとしても、本人が知らないうちに情報が出回っていることもあります。明日、新聞や雑誌に載っても大丈夫な情報なのか、10 年後誰かに見られても大丈夫な情報なのか、自問自答して情報を載せてください。インターネット上に書いた情報は削除してもログ（足あとなど）が残ることを十分に認識してくださ。

また、他人のアカウントでログインしたり、他人の情報やデータを無断で使用したりする行為も決してしないでください。

3．個人情報の扱いに気を付ける

学校名（最寄駅や地理名称などで学校名が特定できるもの・行事の名称及び開催日なども含む）・個人名・住所・年齢・性別・電話番号・メールアドレスなどの記載をしないようにしましょう。

また、キーワード２つ以上で学校名が特定されるものも記載をしないでください。

例）大宮　私立　青ネクタイ　など

学校独自の名称・用語も大宮開成と認識されてしまいますので、気を付けましょう。

例）芝川グラウンド・清心館・各コース名称・各ステージ名称　など

キ
リ
ト
リ

携　帯　電　話　所　持　許　可　申　請　書

申請日　平成　　　年　　　月　　　日

大宮開成中学・高等学校

校長　○○○○　様

大宮開成中学・高等学校「携帯電話所持規定」を遵守し、校内においては緊急時以外は一切使用させないことを家庭でも約定させましたので、携帯電話所持の許可をお願いいいたします。

中・高　　　年　　　組　　　番

生徒氏名

本人携帯電話番号

保護者氏名　　　　　　　　　印

携帯会社名・機種名・色

ご家庭で必ず実施していただくこと（□にレ印を付けてください）

□　契約者を保護者にしている。

□　携帯電話にフィルタリングサービスを実施している。

□　中学生は夜９：00／高校生は夜10：00以降は一切使用しない。

ご家庭で実施が望ましいこと（□にレ印を付けてください）

□　利用明細書を請求し、保護者が通信履歴を把握している。

□　保護者がソーシャルメディアの使用・種類を把握している。

□　学習時間中に携帯電話の置く場所を決めている。（場所：　　　　　　　　）

「携帯電話所持規定」

原則

・学校に入る前に電源を切り、鞄の中にしまうこと。

・緊急の場合は、担任の先生の目の前で使用すること。

・国際興業バス内（大宮～学校間）では、使用しないこと。

・中学生は夜９：00／高校生は夜10：00以降は一切使用しないこと。

違反した場合

・１回目：担任指導（指導後、放課後返却）

・２回目：生徒指導部３日間預かり

・３回目：生徒指導部長指導（保護者同席のもと面談を行い、面談後返却）

・４回目：学校内への持ち込み禁止

校長	教頭	生徒指導部長	学年主任 一貫部主任	コース主任 ステージ主任	学年指導部	学級担任

参考資料　私立大宮開成中学・高等学校「携帯電話使用に関するルール」・「携帯電話所持許可申請書

保護者の皆様へ

本校における携帯電話使用に関するルール

生徒指導部

今、携帯電話やスマートフォンなど、携帯型端末は子どもたちの必須アイテムのひとつになりつつあります。それに伴い、子どもたちのインターネット利用率は急激に高まっています。

総務省の調べによると、携帯電話の所持率は、中学生が51.6%・高校生が98.1%にのぼり、そのうち、スマートフォンの占める割合は、中学生が25.3%・高校生が55.9%となっています。携帯電話を所有する中学生の75.3%・高校生の95.4%がインターネットを利用し、携帯電話のインターネット利用時間は平均97.1分で、35.1%が2時間以上利用しているという調査結果が出ています。

また、高校生が友人と連絡を取る方法として、メール・電話に加えて「Twitter」「mixi」「LINE」「Skype」などのSNS・ソーシャルアプリを介して行っています。

このようにスマートフォンが普及してきた結果、メールやアプリを夜遅くまでやりとりしていて朝起きられない子どもたち、インターネットで傷つけられ悩んでいる子どもたちが増えています。インターネット上のトラブルの経験については、中学生が34.9%・高校生が63.1%に上るそうです。

携帯電話は便利な面もありますが、使い方を一歩間違えば相手を死においやる危険な面もあります。インターネットに一度書き込まれると、それは全世界に公開され、削除が困難になります。他人の名前が分かるように書き込み、誹謗・中傷・いじめなどの書き込みは人権侵害であり、犯罪行為です。このようなことが判明した場合は学校としても厳しく対応します。本校では、携帯電話の持ち込みなどについて検討を重ねた結果、下記のようなルールを定めています。

本校における携帯電話使用に関するルール　校内への持ち込みは許可制です。

①校内では使用しない。　②校内では電源を切る。　③携帯電話は鞄の中にいれておく。

上記ルールを守れなかった場合は

1回目は、担任から本人に注意して返却します。
2回目は、生徒指導部で3日間預かり注意して本人に返却します。
3回目は、保護者を召還し厳重注意の後、保護者に返却します。
4回目以降は、同上の後、校内への持ち込みを禁止します。

使用時間制限について、

夜10時以降、携帯電話（パソコン）による、電話・メール及びアプリ利用の禁止。

保護者が子どもの携帯や利用アプリについてきちんと把握することが、携帯トラブル回避の第1歩です。
保護者と子どもが一緒に携帯電話の危険性を学び、使用する際のルールを作ることが大切だと思います。子どもの携帯電話の管理を子どもに任せず、フィルタリングサービスを必ず実施し、使用料金や使用時間など家庭でしっかりと話し合って決めてください。

本校では上記のように、家庭学習時間を確保するために、夜10時以降の使用禁止を唱えています。
この件に関して、ご家庭でのご協力をお願いすると同時に、目に余る場合は学校にご連絡ください。
子どもたちが健全に成長するために、携帯電話やパソコンの過度の使用をさせないよう、家庭と学校の連携を深めて行きたいと考えております。

スマホに係る吉井中家庭教育宣言

現在、中高生の情報ツールは、メールからＬＩＮＥトークに移っています。このＬＩＮＥトークは、既読機能、グループ機能があり、「ＬＩＮＥにはまった睡眠不足」「誤解による人間関係の悪化」「閉鎖的ネット空間におけるいじめ」「個人情報の流出」などトラブルが続出しているのが現実です。

この社会現象は、吉井中の生徒達にもあてはまることがアンケートの結果から明らかになりました。このようなスマホ時代の脅威に対する予防策や対応策を考えることは、喫緊の課題であります。

本日の学習会や臨時総会では、スマホ時代の脅威について学び、家庭での対応について協議を重ねることができました。

私たちは、ここに決意を新たにし、子ども一人一人の学習権や生活権を守るため、次の決議事項を、家庭において親子で確認することを宣言します。

決議

一、スマホ等の通信機器（ＬＩＮＥ）によるコミュニケーションを極力さけるようにする。

※スマホによる対話が誤解を生むことを子ども同士に共通理解させることで、ＬＩＮＥによる人間関係の悪化から子どもを守る

参考資料　うきは市立吉井中学校「スマホに係る吉井中家庭教育宣言」

一、スマホ等の通信機器（ＬＩＮＥ）の自宅での使用はリビングに限定し、夜十時から朝六時までは、保護者に預けるようにする。
※既読にしない、書き込まない時間を子ども同士に共通理解させることで、ＬＩＮＥにはまった睡眠不足から子どもを守る
一、通信内容は、いつでも親が確認できるようにする。
※親が見ていることを子ども同士に共通理解させることで、ネット空間におけるいじめから子どもを守る
一、食事中、人と話している最中、勉強時間中、自転車の運転中は使用しないようにする。
※使用のルールを子ども同士に共通理解させることで、子どもの家庭での生活権や学習権を守る

平成二十五年十一月十六日

吉井中学校ＰＴＡ臨時総会

ケータイ・スマホは夜9時まで！ 地域ぐるみ21校のチャレンジ
～愛知県刈谷市～

愛知県刈谷市の小中学校21校では、２０１４年４月から（一部は3月から）ケータイ・スマホに関して地域ぐるみの取り組みが始まっています。その内容は、①必要のないケータイ・スマホは持たせない ②契約の際に親子で約束を ③夜9時以降ケータイ・スマホは保護者が預かる というもので、刈谷市児童生徒愛護会（市教育委員会、市内各学校、警察、民生委員など）の呼びかけで、市内の全ての小中学校で保護者への働きかけが行われました（次ページ資料参照）。

保護者は契約者責任を意識して！

この取り組みを主導したのは刈谷市立雁が音中学校の大橋普支俊校長です。大橋校長は「学校でのケータイ・スマホのトラブルを防ぎ子どもたちの生活リズムや学習時間を守るには保護者の皆さんに改めて契約者としての管理責任、監督責任を自覚してもらって、その責任を果たしてもらう必要がある」と話します。子どもにケータイ・スマホを買い与えるだけでほとんどの親が管理責任を果たしていない状況をなんとかしなければ、と思ったのが動機だといいます。他人の家に電話して〝夜分遅くにすみません〟と言う必要がない夜9時までが使ってよい時間帯というマナーも改めて教えたい。と取り組みの成果に期待しています。

保護者各位

刈谷市立雁が音中学校
PTA 会　　　長　〇〇　〇〇
PTA 生活委員長　〇〇　〇〇
校　　　　　長　大橋　普支俊

携帯電話やスマートフォン等の安全な使用のお願い

前略

さて、最近、自分専用の携帯電話やスマートフォンを所持する子どもたちが増えてきました。先日調査をしたところ、1年生 39.1%、2年生 60%、3年生 53.9%の生徒が所持をしていました。携帯電話やスマートフォンは本来便利なものですが、使い方を誤ると様々な問題が発生します。本校でも、メールや無料通話アプリソフト（LINE）などを使ってのいじめやトラブル、犯罪に巻き込まれるといった事例が起きています。また、生徒の中には、メール返信に気を取られて、自分の勉強に集中できなくなったり、誘いが断れなかったりする者もいます。

つきましては、別添（裏面参照）の通り、刈谷市 PTA 連絡協議会並びに刈谷市児童生徒愛護会より、「携帯電話の安全な使用のお願い」という依頼がありました。本校の現状からしても、刈谷市内の全ての小中学校が取り組むこの運動に賛同し、下記のような取り組みをしていきたいと考えています。

これまでにも、学校から携帯電話やスマートフォンの安全な使い方については呼びかけて頂いていましたが、なかなか成果が上がりませんでした。この機会に全家庭が協力して組織的に運動を展開することによって成果を上げたいという思いからお願いをしているところでございます。子どもたちの健全育成のため、ご理解とご協力をいただきますようよろしくお願い申し上げます。

記

1、期日　　平成 26 年3月～

2、具体的な取り組み

〇必要のない携帯電話やスマートフォン等を持たせない。
（実態調査の結果、中学生の半数弱の生徒は持っていない）

〇携帯電話やスマートフォン等を契約する際には、親子で約束をしっかり結び、必ずフィルタリングサービスを受ける（解除しない）。

〇夜9時以降、お子さんから携帯電話やスマートフォン等を預かる（保護者の目の届く場所に置く）。

終章

やはり〝リアル〟の充実を

第2章で紹介したように、子ども・若者のメディア依存、ネット依存には多様なキッカケや背景があります。文字通り千差万別の個々のケースを見ていると、一見何の共通性もないかに見えます。しかし、逆方向から、つまりメディア依存やネット依存から脱出したケースを検証してみると、かなりはっきりとひとつのことが見えてくるのです。

それは、〝リアル〟つまり現実の生活が充実し、ナマ身の人間同士の関わり合いが楽しいと感じられるようになると、ネット漬けの生活から次第に抜け出すケースが多いということです。

筆者は、数年前まで中学時代に不登校やひきこもりを経験した生徒が大部分を占める長野県の「さくら国際高等学校」の校長を勤めていました（現在は名誉校長）。生徒たちは入学してしばらくたつと、中学校時代は自室にひきこもり、1日10時間から20時間もネット漬けの生活をしていたのがウソのように毎日学校に通ってきます。

「今は、学校に来て友だちとしゃべることがネットより楽しいんで…」（高3男子）

「今のリアルの友だちは安心できる。一緒に出かけたり…」（高2女子）
「僕自身ネット大好きなんですけど、ネットの向こうにいる人って信じられないんですよ。現実世界の友だちみたいに心を開いて話すってことはなかったんで…、やっぱり現実世界でしゃべってる方が面白い」（高3男子）

卒業式で生徒たちは口々に3年間の友だちや教師との体験活動や授業の素晴らしさ、そして仲間や、教師との出会いへの感謝を語ります。「卒業証書はただの紙切れだとこれまで思っていましたが、こんなに重たいものだったとは…」と絶句した生徒もいました。

こうした生徒たちの様子を眺め、生徒たちの話を聞いていると、〝リアル〟の生活が充実したものであったら、たとえネットに触れる時間が多少長くなってもネット依存に陥ることはまずないだろうと思えるのです。

もう一度、第2章のメディア依存、ネット依存の入り口を思い出してください。学校の授業や部活がつまらなかったり、友だち関係が楽しくなかったり溶け込めなかったり…といったことをきっかけにメディア依存、ネット依存への道へ落ち込む、あるいは逃げ込むケースは珍しくありません。家族関係の〝リアル〟が冷たかったり不満が多かったりという場合も同様です。子どもたちはメディアの世界に逃避したり、ネットの世界に温もりを求めたりするのです。

こう考えてくると、中高生のネット依存51万8000人という数字が、違う重たさで私たちに迫ってきます。子どもたちが育つ地域社会にも、子どもたちが学ぶ学校にも、そして子どもたちが憩う場であるはずの家庭にも、子どもたちにとっての〝リアルの充実〟を感じたり、味わったりできる場や機会が失われてしまっている事実を、この数字は私たちに突きつけているのです。つまり、子ども・若者のメディア依存・ネット依存の本質的な解決策は、子どもたちがのびのびと育つ生育環境、生き生きと学べる学校を取り戻すことに尽きるといっていいのでしょう。

私たちは2012年、韓国のネット依存症治療キャンプ「インターネット レスキュースクール」2か所を視察してきました（キャンプの概要は第5章参照）。11泊12日の第1日目、2日目はメディア機器から切り離されて暗い顔で言葉少なにうつむいていた男子中学生たちが、11日目、最終日になると顔に生気がみなぎり、目は生き生きと輝いてネット依存状態との決別を語っていたのが印象的でした。

言葉とからだを使って仲間とのスポーツ、音楽、ロッククライミング、海でのボート漕ぎ、そしてボランティア活動などネットなしの集団生活で子どもたちはすっかり変身を遂げていました。ネットなしでも、いやネットなしだからこそ中学生たちは人間本来の姿を取り戻せたのでしょう。まさに〝リアルの充実〟の威力を感じさせられた時間でした。

二つの試行プログラム

私たちＮＰＯ子どもとメディアは、２０１３年度文部科学省の委託事業としてメディア依存対策に関する二つの新しいプログラムの試行を実施しました。

そのひとつは、文部科学省スポーツ青少年局の委託事業で、中高生のネット教育プログラム「ＳＳＰ（Smart Student Program）」です。このプログラムは1回2時限、３日間のワークショップを通してコミュニケーションのあり方やメディアとの向き合い方を考えてみようというもので、福岡県筑紫野市立筑山中学校の1、2年生10クラスを対象に実施しました。（実施報告はＮＰＯ子どもとメディアＨＰ参照　http://www16.ocn.ne.jp/~k-media/）この「ＳＳＰ」は２０１４年度福岡県新社会推進部青少年課の事業に採用され県内の中学・高校数校で実施されることになっています。

もうひとつは、文部科学省初等中等教育局の委託事業で、メディア依存状態の子どもがいる家庭の保護者を対象にした依存対策プログラム「ＤＲＥＡＭ」です。このプログラムはレクチャーと表現活動ワークショップなどを3か月間に8回実施し、保護者が家庭に変化を起こす土台をつくることを目指すものですが、地元紙に関連記事が掲載された途端、申し込みが殺到してその日のうちに定員が一杯になるという関心の高さでした。（実施報告はＮＰＯ子どもとメディアＨＰ参照http://www16.ocn.ne.jp/~k-media/）

これら二つの試行プログラムの報告も兼ねて私たちは２０１４年2月22、23日第７回子どもとメディア全国フォーラムを開催しました。テーマは、「スマホ社会の子どもたち―その危険と可能性―」。ところがこのフォーラムにも全国から高い関心が集まり、申し込み締切りの１か月も前に満員礼止めの大盛況で、結局キャンセル待ちが66名も出るというＮＰＯ主催の全国フォーラムとしては異例の事態となりました。子どもとスマホやネット依存との関わりが社会的に強い関心事であることを改めて確信することとなったのです。本書がそうした関心に少しでも応えるものになっていることを心から願っています。

おわりに

「本はまだか」「いつ出るの」とあちこちから催促の言葉を受け続け、予定より大幅に遅れてようやく出版にこぎつけることになりました。

まずはＮＰＯ発行の書籍の出版を快く引き受けてくださった少年写真新聞社、

野本雅央編集部長に心からの感謝を申し上げます。少年写真新聞社には、古川妹さんを中心に乳幼児を持つ保護者へのアンケートについての集計・分析などに多大なご協力を頂きました。重ねてお礼を申し上げます。そして、根気よく執筆者3名のわがままにつき合ってくださり、読みやすい本にするために数多くのアイデアを出していただいた編集担当の大石里美さんには本当にお世話になりました。言葉には尽くせないほどの感謝の気持ちでいっぱいです。

本書の執筆に際しては、韓国情報化振興院ネット中毒対応センターのコ・ヨンサムセンター長に多大なご協力をいただきました。また日本小児科医会常任理事の内海裕美さん、韓国での取材などで通訳を担当していただいたホン・ユミ（洪有美）さんにも大変お世話になりました。最後になりましたが心からのお礼を申し上げます。

大雪が消え残る春まだ遠い信州にて　三月三十一日

著者を代表して　清川 輝基

編著者

清川 輝基（きよかわ　てるもと）

1942年生まれ。1964年東京大学教育学部教育行政学科卒業。
同年NHKに入局。社会報道番組ディレクターとして「ニュースセンター９時」などを担当。19時ニュース編集責任者、報道局次長、NHK長野放送局長、NHK放送文化研究所研究主幹などを歴任。その間慶應義塾大学メディア・コミュニケーション研究所講師も勤める。元さくら国際高等学校校長。

NPO法人チャイルドライン支援センター初代代表理事
NPO法人子どもとメディア代表理事
日本小児科医会「子どもとメディア対策委員会」特別委員

NPO法人子どもとメディア　http://www16.ocn.ne.jp/~k-media/

1999年、子ども劇場福岡県センターの呼びかけで子どもとメディア研究会として発足、市民共同型の調査研究プロジェクトとして活動後、2004年10月、ＮＰＯ法人子どもとメディアとして設立。子どもたちがメディアの洪水に流されることなく、主体的に向き合う力を育み、子どもとメディアの“新しい関係”を創り出すことをめざして、調査研究に取り組み、社会的提言を行う。医療・福祉・教育・メディアなどの専門研究者、幼稚園・保育園・学校など教育現場、地域活動団体、新聞・放送などマスコミ関係者など会員も幅広い。

執筆者

古野 陽一（ふるの　よういち）

1961年生まれ。九州大学工学部電子工学科卒。在学中にITベンチャーを起業しIT技術者経験30年以上。第二子誕生の1996年から子ども・子育て関係の市民活動を開始。当時ビデオ漬けで育ちに悪影響が出ていた第一子がアウトメディアの取り組みで劇的に改善。そこから子どもとメディアの問題に取り組み始めた。二男一女の父親。

NPO法人子どもとメディア専務理事、株式会社喜楽学舎代表取締役など。

山田 眞理子（やまだ　まりこ）

1951年生まれ。1979年 京都大学大学院教育学研究科修士・博士課程修了。
短期大学教員として30数年、保育者養成に努める。還暦を機に職を辞し、子どもの心に寄り添う保育者のための学びの場として「子どもと保育研究所ぷろほ」を立ち上げ、現在理事長兼所長。

NPO法人子どもとメディア代表理事
NPO法人チャイルドラインもしもしキモチ　代表理事

協力

赤池悦子
伊藤理恵
大橋普支俊（愛知県刈谷市雁が音中学校）
千石　剛（学校法人開成学園 大宮開成中学校・高等学校）
笠　一生（福岡県うきは市立吉井中学校）
※50音順

参考文献

清川輝基・内海裕美共著『メディア漬けで壊れる子どもたち』少年写真新聞社刊、2009年
清川輝基著『人間になれない子どもたち』枻出版社刊、2003年
有田秀穂著『脳内物質のシステム神経生理学』中外医学社刊、2006年
Child Research Net 連載ブログ「普段着の小児科医」西焼津クリニック　林 隆博 著
「ドーパミンと側坐核の情動コントロール回路」「前頭前野の不安回路と薬物依存症」

ネットに奪われる子どもたち
～スマホ社会とメディア依存への対応～

2014年5月30日　初版第1刷 発行
2015年6月18日　初版第4刷 発行

編著者　清川 輝基
著　者　古野 陽一・山田 眞理子
発行人　松本 恒
発行所　株式会社　少年写真新聞社
〒102-8232　東京都千代田区九段南4-7-16
市ヶ谷KTビルⅠ
TEL 03-3264-2624　FAX 03-5276-7785
URL http://www.schoolpress.co.jp/
印刷所　大日本印刷株式会社

ISBN978-4-87981-487-6 C0037

スタッフ　編集：大石 里美　DTP：木村 麻紀　校正：石井 理抄子　表紙デザイン・イラスト：高宮 麻紀
編集長：野本 雅央